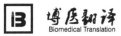

U0326066

生物医学

论文翻译与写作

TRANSLATION AND WRITING OF
BIOMEDICAL RESEARCH PAPER

主编 刘佳利 许芸 彭丹
副主编 罗梦园 刘晶 黎蓉 刘莹

湖南大学出版社·长沙

图书在版编目（CIP）数据

生物医学论文翻译与写作/刘佳利，许芸，彭丹主编. —长沙：湖南大学出版社，2022.3（2022.7 重印）

ISBN 978-7-5667-2448-9

Ⅰ.①生… Ⅱ.①刘… ②许… ③彭… Ⅲ.①生物医学工程—论文—英语—翻译 ②生物医学工程—论文—英语—写作 Ⅳ.①R318

中国版本图书馆 CIP 数据核字（2022）第 009234 号

生物医学论文翻译与写作

SHENGWU YIXUE LUNWEN FANYI YU XIEZUO

主　　编：刘佳利　许芸　彭丹
责任编辑：贾志萍　　　　　　　　　　责任校对：雷英
印　　装：长沙超峰印刷有限公司
开　　本：787 mm×1092 mm　1/16　　　印　张：19　字　数：383 千字
版　　次：2022 年 3 月第 1 版　　　　　印　次：2022 年 7 月第 2 次印刷
书　　号：ISBN 978-7-5667-2448-9
定　　价：68.00 元

出　版　人：李文邦
出版发行：湖南大学出版社
社　　址：湖南·长沙·岳麓山　　　　　邮　编：410082
电　　话：0731-88822559（营销部），88821174（编辑室），88821006（出版部）
传　　真：0731-88822264（总编室）
网　　址：http://www.hnupress.com
电子邮箱：pressjzp@163.com

序　言

　　目前，SCI 论文发表数量的多少，已成为衡量国内大部分科研机构、医院、医学院校乃至个人学术水平高低的标准之一。国内医学界工作者虽然都有很好的研究课题和样本数据，但由于不熟悉 SCI 写作体系、英语翻译水平欠佳、资料数据表述欠妥等，导致在向 SCI 类期刊投稿时，屡投屡被拒。授人以鱼不如授人以渔，本书的撰写旨在总结编写团队过去十多年在生物医学学术论文发表领域的经验，以帮助医学界工作者更快、更高质量地在国外期刊上发表自己的研究成果，不被 SCI 写作规则及语言要求所累。

　　《生物医学论文翻译与写作》全书共有十三章。其中第一、二章介绍了生物医学论文的基本概念、常见类型、格式、语言要求以及生物医学论文与其他科技论文的异同点。第三章讲述了文献检索对于生物医学论文翻译与写作的重要性，着重介绍了常见医学文献检索数据库及检索技巧。第四章至第十章，重点讲解生物医学论文翻译与写作的各个部分，涵盖标题、摘要、关键词、前言、方法、结果、讨论、图表内容翻译和参考文献引用，并指出各个部分翻译与写作时的注意事项，以帮助读者在写作实践中越过"雷区"。第十一章选取了生物医学论文翻译与写作过程中的一些难点来分析，包括医学翻译语言特点和翻译技巧等。第十二章总结了生物医学论文翻译与写作中各个部分常用的词语及句型。最后一章介绍了目前常用的一些翻译软件和计算机辅助翻译工具的使用方法，以供读者参考。在编写的过程中，我们力求本书体现以下三个方面的特点。

1. 针对性。从内容上看，本书结合 SCI 论文发表策略、语言要求和写作中的常见问题等，专注于提供生物医学论文方面的翻译和写作指导。

2. 系统性。全书共十三章，系统阐述了生物医学论文前期的参考文献检索，以及论文标题、摘要、关键词、前言、方法、结果、讨论、图表内容翻译和参考文献引用等方面的知识。有一定科研基础的医学界工作者，可根据自己在论文翻译与写作过程中遇到的问题翻阅本书对应章节以参考。

3. 实用性。编写中，我们尽可能少地讲述概念性内容，针对每个部分均选取 SCI 已发表论文段落作为实例分析，并告诉读者在生物医学论文翻译与写作过程中应遵循哪些原则、注意哪些事项；通过分析论文中各个部分的语言特点以及实例讲解，尽可能地协助医学界工作者在论文翻译过程中更好地进行语言表述，使其论文的内容、语言、写作风格和格式符合 SCI 论文发表级别要求。

由于编者水平和经验有限，本书中错误和疏漏之处在所难免，恳请专家、同行和广大读者多提宝贵意见，以便我们今后对本书加以修订和完善。

目　次

第一章　生物医学论文概述

第一节　生物医学论文及其常见类型

一、生物医学论文

生物医学论文是指医学科学技术领域中的学术论文,是对生物医学科学中的新的理论、技术、经验和成果等,用恰当的方式、严谨的科学态度、准确的语言加以介绍和表达的专业性论述文章;或是对生物医学研究中产生的现象或问题进行科学分析、综合的研究和阐述,并将其总结和创新的原始研究成果以一定格式的文字形式表达出来的书面报告。撰写一篇生物医学论文有什么要求呢?经长期从事生物医学论文的翻译与写作,归纳出如下四大原则。

一是科学性原则。无论是医学论文,还是其他的科技论文,第一要求都是内容必须要符合科学性。要求所提供的文章实事求是,客观真实,保证数据准确,引文准确,用词准确,以及论点客观准确;科研设计做到严谨、周密、合理,并排除影响结果的各种干扰因素;实验方法先进和正确,设必要的对照组,采用随机双盲对照法;实验的结果或临床观察结果要忠于事实和原始资料,实验数据精确可靠,获得数据必须进行统计学处理;论点、论据、论证有客观性和充分说服力,不能主观臆测,甚至弄虚作假,要经得起他人重复和实验验证;结论要有充分论据,要精确、恰当,切不可空谈或抽象推理。撰写论文时要求论文中介绍的方法、结果、结论等都是客观存在的,不带有个人偏见,且不主观臆断,用科学的逻辑思维方式和深层次的专业理论知识,使论文结构严谨,层次分明,论据得当。

二是实用性原则。一篇好的医学论文,需要有一定的实际价值。生物医学论文只有具备了科学研究价值和社会价值,才算得上是一篇实用的论文。而生物医学论文实用性的最好体现就是能给人类健康生活带来价值或能指导临床实践。

三是新颖性原则。一篇文章的创新度很大程度决定了该文章的可用价值。创新,就是要和已发表文献的见解和观点的内容有区别,有新的发现或发明,要敢于突破。没有创新性的研究只是简单重复,对医学科研发展并没有任何实质上的帮助。但创新并不是基于主观臆断和凭空猜想,作者必须要以专业的理论知识为基础,对研究对象进行周密的观察、分析,在综合前人认识的基础上,发现他人过去未发现的问题和机制,并加以研究。

四是规范性原则。一篇好的医学论文,必须要遵循一定的规范,才会结构分明,具有逻辑性,避免被读者误解。因此文字表达要求准确、简练,要使用规范化的文字和语句。国际上不同的期刊都有规定的写作规范和体例要求,具有相对固定的格式,并趋于统一化、规范化。诸如语言文字的表达、技术细节、文献著录、名词术语、数字符号、计量单位等都具有一定的规范。

SCI(Science Citation Index)是美国于1961年创办的引文数据库。SCI(科学引文索引)、EI(工程索引)、ISTP(科技会议录索引)是世界著名的三大科技文献检索系统,是国际公认的进行科学统计与科学评价的主要检索工具,其中以SCI最为重要。SCI涉及科技领域的150多个学科,其中以基础科学为主。由于SCI对其收录的期刊采用了多种严格而科学的定量和定性筛选方法,因而它所收载的期刊集中了各学科高质量的优秀论文,全面反映了世界上最重要、最具影响力的研究成果。一般把SCI所收录的期刊简称为SCI期刊,而在SCI期刊中发表的论文称为SCI论文。

二、生物医学论文的常见类型

生物医学论文根据不同的分类标准,有不同的分类方法,但它们的基本形式存在诸多相似之处,且因反映的具体内容和论述方法不同,在选材、布局及表现手法上也各异。

(1)按照研究方法分类

按研究方法的不同可分为实验性研究、调查性研究、观察性研究和理论性研究。

①实验性研究:以实验手段获得科学资料,人为地采取干预措施,而收集到结果的分析性研究的研究方法。实验性研究需要一定的设备和条件,在实验环境中进行研究工作。实验研究应用最普遍的对象是动物,但由于动物与人体存在差异,实验结果必然有一定的局限性。所以,只有通过后期的人体实验与临床观察的补充性研究,才能获得满意的科研成果。

②调查性研究:使用调查方法获取信息资料的研究,一般分为回顾性调查和前瞻性调查。回顾性调查是由结果探索病因的研究方法,在疾病发生之后去追溯假定的病因。前瞻性调查是指就某一可疑致病因素是否与某病的发生有联系所进行的追踪调查。

③观察性研究:在自然状态下对研究对象的特征进行观察、记录,并对结果进行描述和对比分析与研究。

④理论性研究:从已有的经验事实材料中发现普遍原理,从这些原理出发推导出结论的研究。

（2）按照研究内容分类

按研究内容的不同可分为基础医学论文、临床医学论文和预防医学论文。

①基础医学论文：属于基础理论研究范围者较多，包括实验室研究和现场调查研究等，少数属于技术交流范围，即介绍实验技术，有关仪器设计、制造及使用等。

②临床医学论文：多为应用研究范围，可分为诊断、医疗、护理等方面。有理论研究核心技术报告，但属回顾性总结分析的论文较多。

③预防医学论文：多为应用研究范围，可分为卫生保健、防疫、流行病学调查等。

目前生物医学论文最常用且实用的分类标准是根据其研究的内容和对象的不同进行分类，大致可以分为：实验研究、病例（理）讨论、病例报告、临床分析、疗效观察、文献综述和调查报告。

①实验研究：一般为病因、病理、生理、生化、药理、生物、寄生虫和流行病等实验研究。主要分为以下四种。

a. 对各种动物进行药理、毒理实验，外科手术实验。

b. 针对某种疾病的病原或病因的体外实验。

c. 某些药物的抗癌、抗菌、抗寄生虫实验。

d. 消毒、杀虫和灭菌的实验。

②病例（理）讨论：临床病例讨论主要是对某些疑难、复杂、易于误诊误治的病例，在诊断和治疗方面进行集体讨论，以求得正确的诊断和有效的治疗。临床病理讨论则以对少见或疑难疾病的病理检查、诊断及相关讨论为主。

③病例报告：多为临床工作者对特殊或罕见病例进行的总结描述报道。该类论文是第一手的医学资料报道，有助于医疗人员进一步掌握罕见疾病或病情的特点和本质并进行交流。

④临床分析：对临床上某种疾病病例的病因、临床表现、分型、治疗方法和疗效观察等进行分析、讨论，总结经验教训，并提出新建议、新见解，以提高临床疗效。一般通过这类临床分析报告得出的结论都有助于应对该种疾病的治疗，但一定要确保样本量足够大，不能以偏概全，要以事实为主。

⑤疗效观察：指使用某种新药、新疗法治疗某种疾病，对疗法、效果、剂量、疗程及不良反应等进行观察、研究，或设立对照组对新旧药物或疗法的疗效进行比较，对比疗效的高低、疗法的优劣、不良反应的种类及程度，并对是否适于推广应用提出评价意见。这一类体裁的医学论文针对的是某种新药或新疗法，由于对该药或该疗法的治疗效果并没有确切掌握，所以通过对新药或新疗法的试用，观察并研究，最终确定能否推广使用。所以在撰写这种论文的过程中，要注意对使用新药或新疗法的患者进行实时的观察研究，确保得到新药或新疗法的确切反馈。

⑥文献综述:是指作者针对某研究领域,对大量既往文献中的方法、主要结果和结论进行归纳整理、分析提炼而写成的论文。它是对该领域研究成果的提炼、综合和思考,阐明其研究进展,揭示其发展趋势,使读者了解研究的现状,辨明文献中各种关系、矛盾、差距及不一致之处,建议解决问题的后续步骤,从而揭示有关问题的新动态、新趋势、新水平、新原理和新技术等,为后续研究寻找出发点、立足点和突破口。Meta 分析和网状 Meta 分析也属于文献综述,是指使用统计学方法,在严格实验设计的基础上,对同类课题的不同研究结果进行综合性总结分析。

⑦调查报告:在一定范围的人群里,不施加人工处理因素,对某一疾病(传染病、流行病、职业病、地方病等)的发病情况、发病因素、病理、防治方法及其效果进行流行病学调查研究,给予评价,并对防治方案等提出建议。

第二节　生物医学论文的基本格式

国际医学期刊编辑委员会(The International Committee of Medical Journal Editors, ICMJE)公布的《向生物医学期刊投稿的统一要求》(*The Uniform Requirements for Manuscripts Submitted to Biomedical Journals*)中,规定生物医学论文格式应包括标题(title)、作者署名(authorship)、摘要(abstract)、关键词(key words)、前言(introduction)、材料和方法(materials and methods)、结果(results)、讨论(discussion)、致谢(acknowledgement)、参考文献(references)、插图、插图说明、表格、照片和特殊说明等部分。其中标题、作者署名、摘要、关键词、前言、材料和方法、结果、讨论、参考文献是必不可少的,它们是论文的主干。当然,不同体裁的论文其具体书写格式也不尽相同,主要变化体现在主干部分的组成上有一些出入。不同的期刊在格式要求上也有细微区别。

1. 标题

标题也叫题目,是用具体、简洁的文字对论文的主要内容和中心思想的高度概括。标题的撰写要求做到准确、简洁、清晰和严谨,尽量达到主题明确、便于检索、简明扼要等要求。标题一般不超过 20 个单词,题名中应避免使用标点符号、极不常见的缩略词、首字母缩写字、字符、代号以及公式等。标题的含义应与论文的内容相吻合,并具体、准确地反映论文的基本观点和重要论题。标题中用词必须考虑有助于选定关键词和编制题录、索引等的文献使用;当不足以概括论文内容时,可加副标题(subtitle or running title)。副标题是对主标题限定的补充和说明,或突出论文某方面的内容。副标题通常放在主标题之下,体现论文研究的范围和角度。一般副标题不要超过 50 个字符(计空格)。

2. 作者署名

《生物医学杂志投稿的统一要求》对作者署名的资格做了详细的说明:"论文的所有作者都应具备作者的资格,每位作者都应参加足够的研究工作,能够就论文的内容向公众负责。"并规定"作者的资格应建立在是否实际参与以下工作基础上:①课题的构思与设计或数据资料的分析和解释;②文稿的起草或对学术内容做重大修改;③文稿的最终定稿且达到出版标准。以上三项必须全部具备方可成为作者。仅仅筹集基金或收集资料者不应当成为作者"。作者人数不宜过多,一般不超过 6 人。作者的排序应由合作者共同确定,按贡献大小依次排序。指导、协作、审阅者名字可列入致谢中。通讯作者应提供其详细的工作单位、地址、邮政编码等,以方便联系。

3. 摘要

摘要是科研论文主要内容的简短、扼要且连贯的重述,也是整篇论文的精髓和灵魂。其作用是使读者以最短的时间掌握论文最重要的信息,吸引读者进一步阅读全文和引用,从而扩大论文的影响和价值。因此撰写摘要时需将论文本身最新的、最具特色的内容表达出来,重点是结果和结论。不同期刊对摘要的长度要求有所不同,部分期刊会规定摘要字数限制。如《美国医学会杂志》(*The Journal of the American Medical Association*,JAMA)规定摘要字数不超过350 个单词。《美国医学杂志》(*American Journal of Medical Science*,AJMS)则规定摘要字数不宜超过 250 个单词。一般情况下,结构式摘要字数不宜超过250 个单词,非结构式摘要字数不宜超过 150 个单词。"非结构式摘要"在内容上和字数要求上与"结构式摘要"并无差别,只是不用副标题也不分四要素,而且段落上的区别也不明显。医药卫生期刊应用的摘要大致可分为四种类型,即指示性摘要、评论性摘要、结构式摘要和报道性摘要。

①指示性摘要:一般认为,它是对信息摘要的高度概括和浓缩。一般只提示论文的主题,不介绍方法、材料、数据和结果等具体内容,字数一般在 100 个单词左右。综述性论文应用指示性摘要较多,而基础研究和临床研究论文应用较少。

②评论性摘要:评论性摘要的内容侧重于评论和讨论。这种摘要要求从实际出发,对研究内容和结果进行评价和说明。评论性摘要在医药卫生期刊中不常见,偶然见于某些论证性和评论性论文。

③结构式摘要:四要素或四层次结构式摘要。其内容包括目的(说明论文要解决的问题,一般采用 aim、objective 或 purpose)、方法(说明研究设计、研究性质、研究对象、选择标准、随机分组方法、干预措施、处理手段、统计分析等,一般采用 materials and methods)、结果(主要说明研究中所获得的客观结果或与研究结论有关的重要结果,一般采用 results)、结论(说明主要结论,包括理论意义、直接或可能的临床应用意义,一般采用 conclusion)。

④报道性摘要:包括研究背景、目的、研究过程、结果、结论以及对未来的展

望。字数在 300 个单词左右。简要介绍研究背景和目的，重点介绍研究过程、结果及结论。

4. 关键词

关键词，也称索引词或主题词，是表达科技论文主题内容极重要的词、词组或短语，一般选用 3～8 个。关键词包括主题词和自由词两类：主题词是专门为文献的标引或检索而从自然语言的主要词汇中挑选出来，并加以规范化的词或词组；自由词则是未规范的即还未被收入主题词表中的词或词组。关键词可从标题、摘要和全文内容中选择，目前多从《医学索引》（*Index Medicus*）中的《医学主题词表》（*Medical Subject Heading*，MeSH）中选择；中医药关键词可参照《中医药主题词表》。关键词之间用";"隔开。中外文关键词同时标引时，顺序、含义要对应，数量要一致。

5. 前言

作为正文的引子，前言也叫引言，是整篇论文的引论部分，需要以简短的篇幅来介绍论文的写作背景、目的及缘起，提出研究要求的现实情况，介绍相关领域内前人所做的工作和研究的概况，说明该研究与前人工作的关系、当前的研究热点、存在的问题及作者的工作意义，并引出论文的主题给读者以引导。前言只起引导作用，可以说明研究的设计，但不要涉及研究的数据、结果和结论，少与摘要和正文重复。前言的根本目的是向读者说明该研究的来龙去脉，从而吸引读者对论文产生兴趣，对正文起到提纲挈领和引导读者阅读兴趣的作用。前言一般可以包括以下五项内容中的全部或其中几项：①介绍某研究领域的背景、意义、发展状况、目前的水平等；②对相关领域的文献进行回顾和综述，包括前人的研究成果、已经解决的问题，并适当加以评价或比较；③指出前人尚未解决的问题、留下的技术空白，也可以提出新问题，解决这些新问题的新方法、新思路，从而引出自己研究课题的立题依据；④说明自己研究课题的目的，即明确地告诉读者为什么要进行这项研究。

6. 材料和方法

材料和方法是科学研究的基本条件和手段，也是判断论文科学性、先进性的主要依据，写作时按研究设计的逻辑顺序依次具体说明。根据实验研究和临床研究等不同类型，标题可拟定为对象和方法、病例和方法、临床资料等。材料包括实验动物的名称、品种、数量、来源、年龄、性别、分组标准与方法，微生物或细胞的种、型、株、系、培养条件和实验室条件，实验仪器名称、生产厂家、型号，实验药品和试剂的名称、成分、规格、纯度、批号、浓度、剂量、给药方法、途径、用药总量。方法包括实验方法与实验步骤、观察方法和统计学处理方法。

7. 结果

结果是论文价值所在，是研究成果的结晶。结果的内容按实验所得到的事实材料进行安排，可分段、分节，可加小标题。解释客观结果，不要外加作者的评价、分析和推理。结果要具有真实性,不可将不符合主观设想的数据或其他结果随意删除。在报道医学研究成果时,要充分利用图表,这样有利于对数据的归纳、总结、比较并节省版面。图表往往能最清楚地反映论文的结果,客观地展示作者的研究成果,产生形象直观的作用,增加读者的阅读兴趣。

8. 讨论

讨论是论文的重要主体部分,是作者对所进行的研究中得到的资料进行归纳、概括和探讨。一次理想而有效的“讨论”应该回答四个方面的基本问题。它们是:①在研究中,你的观察意味着什么? ②在研究中,你能得出什么结论? ③如何扩大应用你的实验结果? ④你的研究有什么短处或缺陷?讨论中应尽力避免与引言、结果、他人论述及教科书的内容重复;敢于标新立异,不要怕自己的结果或结论与他人不一致,切忌求同避异;应坚持实事求是,探求其学术价值。讨论不应面面俱到,主题不明,论述含糊其词,文献堆砌、牵强附会或离题千里;亦不可啰唆冗长,不知所云。

9. 参考文献

参考文献是指撰写论文中引用的公开发表的出版物、专利及其他有关资料。引用参考文献要求:尽量选用最新最主要的文献资料,或在权威性及专业性杂志上发表的论文;内部讲义及未公开发表的作品不宜作为参考文献著录;必须是作者亲自阅读的文献,不可照搬别人论文上引用而自己并没有查阅的参考文献;参考文献标注与著录项目应保持一致且按照参考文献在文中出现的先后顺序,在正文相应处的右上角标注引文顺序角码,角码的序号应与文末列出的参考文献序号一致;同一篇文献,不管引用多少次,其角码应相同。参考文献要精选,一般以 20~40 篇为宜。

生物医学论文引用的参考文献主要来自医学专著和期刊。专著著录通用格式为“[序号]作者.书名.版本.出版地:出版单位,出版年.”,而期刊中析出文献著录通用格式为“[序号]作者.文题.刊名.出版年,卷号(期号):起页-止页.”。一般作者姓写全称,名为缩写,文献作者不超过 3 位时,应全部列出,超过 3 位者,可列出前三位,后面用等,姓名间用逗号分开。期刊名通常用标准的缩写。并且,在论文的写作中可以采用编辑 Endnote 软件的方式或者直接去期刊首页查找相对应的 Endnote 格式(也就是参考文献的相应格式)来对文章里的参考文献进行编辑。

10. 致谢

致谢是论文的附加部分,但并非每本杂志都要求论文中有致谢内容。致谢对象包括:研究对象(如接受调查或检测的患者);资助研究工作的基金会、合同单位、企业、组织或个人;协助完成研究工作的但不是作者的同事;为研究工作提供便利条件的组织或个人;在研究工作中提出建议的人;给予转载和引用权的资料、图片、文献、研究思想和设想的所有者;审阅或修改文章者。对提供资助的机构予以感谢,应写明研究基金来源和资助期限,注名基金号码(grant number)。致谢词要简洁诚恳,避免冗长烦琐的语句。

11. 附录(appendix)

附录是论文主干的补充项目,包括图、表、照片以及一些特殊说明,目前较少用。有些附录排在全文之后,用小字列出,以补充与正文有关的资料、判断结果的详细标准,以及论文写成后的新进展等。目前,多数期刊均采用脚注形式,它位于首页的下方,以小字列出,主要用于注明研究基金来源、作者工作单位及所在城市、邮编等。

生物医学论文中的图包括非统计图和统计图。有些非统计图只需要在原图上标注图题加以说明即可,另外有一些非统计图在论文中起示意和说明作用,这时在图中有时附文字加以说明。这里非统计图在基础医学中应用较多。图包括五个要素:①图题,简明扼要、清楚准确表达图的内容;②纵、横坐标及计量单位,横坐标相当于主语,纵坐标相当于谓语,坐标上应标明相应的刻度,刻度间的距离应根据问题的需要,长短适宜、协调美观;③标目,纵、横坐标标目要居中排列,计量单位符号写在其后的"/"后,其中纵坐标标目要从下往上写;④图例,用以说明不同的线条、颜色和图形所表示的不同事物,其位置可放在图的右上角或左上角;⑤必要的文字说明,若有图注或说明,应置于图题的下方。

生物医学论文中的表格基本上都是统计表。统计表是可以表示确切统计量的资料。如需要对结果做详细报道,宜采用表格。统计表也便于统计学处理的表达,所以应用广泛。表格包括五个部分:①表序和表题,表序表示表的序数,表题应简单清楚,表序和表题之间要有空格;②横坐标标目与计量单位符号,横坐标标目位于表的左侧,说明横行各项的含义,好比是一个句子中的主语,纵坐标标目位于表的上端,说明各纵栏统计指标的含义,相当于一个句子中的谓语,有时候还设有总标目;③线条,一般采用三线式表,由顶线、标目线和底线这三条横线组成框架,两侧应是开口的,顶线与标目线之间是表头,标目线与底线之间是表身,表头左上角不用斜线,据纵坐标标目分层需要,表头可用短线分隔,最多不超过两层;④统计数据和显著性检验结果,表身主要填写数据;⑤注释,脚注符号或字母的说明、显著性检验结果、标注的文字说明全部放在底线以下,注释要简洁明了。

第二章　生物医学论文与其他科技论文的异同点

　　生物医学是综合医学、生命科学和生物学的理论和方法而发展起来的前沿交叉学科,基本任务是运用生物学及工程技术手段来研究和解决生命科学,特别是医学中的有关问题。生物医学论文是生物或医学科学工作者经过精心的研究之后,将原始的、创造性的、真实的成果,经过系统分析和全面总结,最后以一定格式的文字形式表达出来的书面报告。国际上,不同期刊都有能反映其特点和风格的写作规范和体例要求。生物医学论文也必须按照一定的格式和要求来进行写作,诸如语言文字的表达、技术细节、文献著录、名词术语、数字符号、计量单位等都具有一定的规范。撰写医学 SCI 论文是进行国际科学交流的重要方式,也是使国际同行了解我们的主要渠道。发表 SCI 论文,可以向世界显示我国基础研究的实力,提高我国在世界科学界的地位。并且发表 SCI 论文的多少和论文被引用率的高低,是国际上通用的评价基础研究成果水平的标准,也是医学界工作者招聘、提升、考核、评奖的重要指标。

　　科技论文的定义繁多。简单来说,科技论文是一种对创造性的科研成果进行理论分析和总结的科技写作文体;具体地说,科技论文是报道自然科学研究和技术开发创新工作成果的论说文章,它是通过运用概念、判断推理、证明或反驳等逻辑分析手段来分析表达自然科学理论和技术开发研究成果的。其特点是讲求科学性和准确性、学术性或理论性、创新性与独创性、规范性与人工语言符号(图表、照片、公式、化学等)的应用。科技论文是创造性科学技术研究工作成果的科学论述,是理论性、实验性或观察性新知识的科学记录;是已知原理应用于实际中取得新进展、新成功的科学总结;是进行科学技术交流的主要载体,是获得科技信息、促进科学技术发展的重要途径。

第一节　生物医学论文的语言文体特征

一、生物医学论文的语言特征

　　生物医学英语论文是一种英语应用文体,在语言上有其独有的特征和要求,最突出的语言特点可归纳为三个方面：简明性、准确性和规范性。Day 在 *How to Write and Publish a Scientific Paper* 一书中，分别在不同章节中论述了这些语言特点，指出掌握这些语言特点的重要性并给予较具体的写作指导原则。

1. 简明性

生物医学英语论文语言的基本特点。Day 认为，"科技论文写作的主要特点是简明性"。科技论文写作就是将某种明确的信息传递给读者，传递这个信息的语言应尽可能简明扼要。医学论文属科技论文，其主旨就是论述医学理论研究和医疗技术开发研究中有创新和有价值的成果，是实用文体的一种。这种实用性医学论文写作语言有别于文学性写作语言，它不采用散文、诗歌、小说等体裁的文学语言，不追求华丽的辞藻或抒情的语句，不使用比喻、夸张、排比、拟人等修辞手法。科技论文写作应遵循"信息优先，优雅最后"的原则，作者只需要尽可能简明地陈述事实就好了。简明扼要是科技论文语言的最基本特点和最高境界，这种简明性能使生物医学英语论文畅达明快、思路清晰，容易被理解和接受。

以下英文摘要例子体现了简明性这一基本语言特点。

This study aimed to investigate the role of miR-138 in human coronary artery endothelial cell（HCAEC）injury and inflammatory response and the involvement of the PI3K/Akt/eNOS signaling pathway. Oxidized low density lipoprotein (OX-LDL)-induced HCAEC injury models were established and assigned to blank, miR-138 mimic, miR-138 inhibitor, LY294002（an inhibitor of the PI3K/Akt/eNOS pathway）, miR-138 inhibitor＋LY294002, and negative control（NC）groups. qRT-PCR and Western blotting were performed to detect the miR-138, PI3K, Akt, and eNOS levels and the protein expressions of PI3K, Akt, eNOS, p-Akt, p-eNOS, Bcl-2, Bax and caspase-3. ELISAs were employed to measure the expressions of TNF-α, IL-4, IL-6, IL-8, IL-10 and nitric oxide（NO）and the activities of lactate dehydrogenase（LDH）and eNOS. MTT and flow cytometry were performed to assess the proliferation and apoptosis of HCAECs. Compared to the blank group, PI3K, Akt and eNOS were down-regulated in the miR-138 mimic and LY294002 groups but were up-regulated in the miR-138 inhibitor group. The miR-138 mimic and LY294002 groups showed decreased concentrations of TNF-α, IL-6, IL-8 and NO and reduced activities of LDH and eNOS, while opposite trends were observed in the miR-138 inhibitor group. The concentrations of IL-4 and

IL-10 increased in the miR-138 mimic and LY294002 groups but decreased in the miR-138 inhibitor group. The miR-138 mimic and LY294002 groups had significantly increased cell proliferation and decreased cell apoptosis compared to the blank group. These findings indicate that up-regulation of miR-138 alleviates HCAEC injury and inflammatory response by inhibiting the PI3K/Akt/eNOS signaling pathway. 〔Li J B, Wang H Y, Yao Y, et al. Overexpression of microRNA-138 alleviates human coronary artery endothelial cell injury and inflammatory response by inhibiting the PI3K/Akt/eNOS pathway [J]. Journal of Cellular & Molecular Medicine, 2017.〕

这个摘要简短精练,作者高效地运用英语文字,简明扼要地将论文主体部分 IMRaD(introduction, materials and methods, results and discussion)中的研究目的、材料和方法、结果、讨论分别用一两句话加以概括,只用 10 个句子就分别把四个部分的主要内容交代得清清楚楚,毫无冗词赘句。第一句用信号词 "aimed to"说明研究相关的目的,第二句介绍分组情况,第三到第五句中动词 "performed"和"employed"表明所使用的方法,第六到第九句说明结果,第十句以信号词短语"These findings indicate that"开头,表明作者最终得出的结论。

2. 准确性

掌握准确严谨的时态。在生物医学英语论文各大部分,英语时态的准确运用是很重要的,它无疑是确保医学论文质量和准确性的一个重要环节。Day 指出:"恰当的时态运用源于严谨的科学道德观念。"一篇科技论文如果已被有效地发表它便是已知科技知识,所以,如果作者引用已发表文章,就应该遵循科学道德原则,以尊重科学的态度对待,所用时态应该是陈述已知事实和真理的现在时,而表达作者自己的研究发现时应用过去时,因为此研究发现只有在发表后才会成为被科技界接受的科技知识和真理。

生物医学英语论文中时态的不恰当使用,会导致读者无法分辨论文中作者的研究发现和已被接受的医学知识或真理,从而产生误会。生物医学英语论文的时态通常交替使用现在时和过去时,但作为科技论文的一种,它是有一些约定俗成的规则和规律的。Day 指出科技论文时态使用的总体原则:"当你涉及已被发表的论文或已被科技界接受的科技知识和真理时,你应该用现在时,当你所指的是自己的研究结果,就应该用过去时。"一般应用原则是:当描述作者自己在本篇论文中展示的工作时,多用过去时态,因此论文的"摘要""材料和方法""结果"部分多用过去时;当描述他人的工作时,通常用现在时或现在完成时,如论文的"前言"部分就多用一般现在时描述;在论文的"讨论"部分,则没有严格要求,可以根据实际情况和语境采用多种时态；在描述一般现象、原理或者众人已知的理论常识时，多采用一般现在时。

3. 规范性

掌握清晰规范的常用表达法。生物医学英语论文写作的显著的语言特征：标准化和规范性。在科技论文中，科研内容的创新是首要的，传达科研信息和表达科研成果的语言并不需要太多的创意，而是要力求简明、准确和规范。正如读者已习惯于科技论文标准的结构格式 IMRaD 一样，他们也习惯于读到标准规范的语言表达法，因为它们以规范的语言形式使思想内容得以清晰表达，帮助读者迅速捕捉和理解作者要表达的意思。

其实，生物医学英语论文使用的语言还必须具有其他特点，如学术性、专业性等，但这里只侧重阐释生物医学英语论文的最基本语言特点，并将其归纳为简明性、准确性和规范性这三方面语言特征。

二、生物医学论文的文体特征

科技英语已发展成为一种重要的英语语体，20 世纪 80 年代以来引起了国际上广泛的注意和研究。由于缺乏最新信息交流，我国语言界对包括医学英语在内的科技英语语言特征的概括仍停留在传统观念上，即认为被动语态和名词化的大量使用是科技英语显著的句法和词法特征，因此我国科技期刊文章的英译很大程度沿袭大量使用被动语态和名词化的传统。殊不知，当今国际生物医学论文写作的趋势恰恰相反。

被动语态是科技英语的一大句法特点，这是因为采用被动语态可以避免提及有关的动作执行者，使论述显得客观。例如："The melanoma tissues and adjacent normal tissues were obtained from 45 melanoma patients. qRT-PCR was conducted to quantify the expression of miR-21 and the gene mRNA expressions."传统观念认为科技英语在词法方面的显著特点是名词化，即广泛使用表示动作或状态的抽象名词或起名词功用的非限定动词。然而当前医学英语的倾向是倡导动词优势，用相应动词代替名词，以达到重点突出、言简意明的效果。

例如：在中国，乳腺癌的治疗取得了显著成效。

原译文：Significant achievement in the treatment of breast cancer has been made in China.

改正译文：Treatment of breast cancer has been significantly achieved in China.

医学论文有着严谨性的特征，属于较为正式的文体，所以在选择词汇的时候，如遇到可以表达同一意义的词时，应优先选择使用文体较为正式的词。同时,当今国外医学论文写作倡导措辞简练,尽可能使用短小、常用的本族词或短语。医学论文写作中表述的准确性很重要,有些词乍看起来意思相同,但仔细琢磨,就会发现它们之间有细微的差别。所以在选词时一定要斟酌一番。如"effect"和"influence"两词都译为"影响",但"influence"一词指自然力的作用,或指对人的思想和行为的潜移默化的影响,即"感化力"和"支配力",因此不宜用于科技文章中。而我国的许多医学期刊上常见该词被用来指"影响"和"作用"。英译中常被误用的词还有"patient"和"case","sacrifice"和"kill","male/female"等。"case"一词指病例,不能指患者;"将实验动物杀死"用"kill"一词,而不用委婉语"sacrifice";"male"和"female"通常指雄性和雌性动物,如雌鼠译为"a female rat",因此"a 38-year-old female patient"中"female"一词带有贬低人性的色彩,应改为"woman"。同样,患有某种病的人不要用一个单个名词表示,如糖尿病患者不要译为"a diabetic",而应译为"a patient with diabetes"或"a diabetic patient"。

第二节　生物医学论文的基本要求

一、生物医学论文的核心要素

医学论文是记录医学发展进步的历史文献。生物医学论文发表后,对医学事业具有应用价值,是一种社会承认的劳动。发表论文的最终目的就是给同行参阅、效仿、应用,推动医学事业向前发展,以取得良好的社会和经济效益。从现代需要的观点出发,医学论文有的能解决防病治病的实际问题,具有实用价值;有的着眼未来,能促进医学科学技巧的发展,具有较高的理论价值和社会价值。进行医学 SCI 论文写作需要注意五大医学因素。

第一大因素:中心突出,揭示思想论文探索性很强的项目总结,其目的是探索未知,特别是提出问题,解决问题,即提出那些前人没有提出的问题,解决前人没有解决的问题。

第二大因素:集锦创新科技创新,只有不断创新,人类社会才会进步,医学也不例外。所谓创新是指提出了前人没有提出的意见,发现了前人没有发现的事实,而不是简单地重复他人的研究工作。

第三大因素:优秀科学论文评判标准的第一个条件是论文的科学水平。论文评价主要是看科学研究和设计方法是否是正确的,是否包含全面、可靠的信息,根据精度和满足统计要求,是否得出科学严谨的结果,得出的结论是否适当和充分等。

第四大因素：发表论文的最终目标是供同行参考、效仿、使用以促进医疗事业的发展。从现代需求看，医学论文应可以解决实际问题，在疾病的预防方面具有实用价值，促进医学科学技术的发展，具有较高的理论价值和社会价值。

第五大因素：易读性是医学论文交流、传播、存储的重要特征。这不仅要求文章结构合理、层次清晰、语言准确，还要求文体风格规范。通常在书写论文摘要的时候，中文字符控制在 350～500 字符之间，而英文摘要一般控制在 300 个单词以内，这是内容的精练，是论文的精华，也是整篇论文的灵魂。同时，作者必须让读者感受到文章的冲击力。

总之，这五大因素是撰写医学论文的核心要素。论文写作要求必须客观、真实地反映事物的本质，反映事物的内部规律，在从感性认识到理性认识的完成过程中，反映医学界工作者研究工作取得的重大成果。

二、生物医学论文的基本要求

生物医学论文是对科研或实际工作中得到的材料进行科学的归纳、分析、推理，形成能反映客观规律的论点的一种文字记载。要写好医学论文，必须明确主题，理顺思路，提出创见，善于质疑，敢于对传统观念重新认识，进行分析比较，从中萌发新的见解、新的定论。

第一，思想上要体现党和国家有关卫生工作的方针、政策，贯彻理论与实践、普及与提高相结合的方针，要反映我国医学科学工作的重大进展，促进国内、外医学界的学术交流。第二，创新性。所谓创，是指医学论文所报道的主要科研后果是前人没有做过或没有发表的"发明""创造"，而不是重复别人的工作；所谓新，是指医学论文所供给的信息是鲜为人知的，非公知公用、非模仿抄袭的，即指医学的钻研性课题，包括根基医学、临床医学和医学边缘学科三个领域。第三，科学性。包括"三严"和"五个体现"两个方面。

此外，还需要注意，生物医学论文各个部分的具体基本要求也不同，因此本节在这里大致介绍一下生物医学论文里主要部分的不同要求，具体可参见后续章节。

标题应简短明了，开门见山，以吸引读者，要能准确地概括论文内容，点明主题，做到文题与内容相符。标题一般不超过 20 个单词。

摘要是论文的缩影，是全文的概括和浓缩，是论文内容不加评论和注释的简短陈述，是一篇有数据有结论的短文。目前医学论文的摘要大多采用结构式摘要的格式，即包括目的、方法、结果、结论四个要素。除了实在无变通外，不使用图表、化学结构式、非公知公用的符号和术语缩略语，略称代号在首次出现时必须加以说明。摘要既要包含论文中的所有信息资料，又必须做简明扼要的叙述，在很短的篇幅内提供尽可能多的学术信息。

关键词是指用以表示论文主题内容的规范名词或术语(或词组)。关键词是数据库收录和检索的标识。一般而言,每篇论文选取 3~8 个关键词;可从标题或摘要中选取能代表论文主题内容的有关词或词组作为关键词。关键词应具有良好的专描性,如:cancer(癌)、carcinoma(癌)、tumor(肿瘤)、cyst(囊肿)四词,经规范化后统一命名为 neoplasm(赘生物、肿瘤),即将自由词转化为主题词。对新兴学科的专业名词和术语,在 MeSH 中尚未被收录的,则可以自由词标记之。

引言是论文的开场白,是读者注意的焦点。其内容主要包括:简明扼要地交代研究的目的和研究范围;待研究的背景和同一领域前人所做的工作,同行们的进展程度,要解决、已解决和尚待解决的问题,引述的参考文献及其与该研究的关系比较,阐述主要研究结果及意义。写作时注意对研究的历史回顾和避免烦琐,不要与摘要雷同,一般教科书中已有的知识在前言中不必叙述,切忌空话套话。

材料和方法应包括:病例来源、一般资料、诊断与排除标准及统计学方法。

结果是论文的核心部分,是将研究过程中观察所得的原始资料或数据经过审查核对、分析、归纳和进行正确统计学处理后得出来的。未经统计学处理的观察记录的数据叫原始数据,是不准确的。统计学处理主要是使原始数据从难以理解变得容易理解,并从原始数据的偶然性中揭示出隐藏在其中的某种必然规律。如能用图表的形式表达会比较直观,应以文字为主,凡文字可以说清的内容不必用图表。

讨论是论文所要报道的中心内容,是将研究结果从感性认识提高到理性认识的阶段。它应该包括:对所得结果进行补充说明或解释;重点说明该项研究的创新性和先进性;对结果进行分析探讨并对可能原因、机制提出见解和阐明观点;将结果与当前国内外研究结论进行比较,提出新的见解并对其理论和实践意义做出评价;提出在调查研究过程中的经验体会;指出该结果的可能误差以及教训。

参考文献是指为撰写或编辑论文中引用的有关图书和期刊资料。引用参考文献是为了说明论文所借鉴内容的科学依据的出处以供读者查阅参考;减少对前人文献的复习以缩减篇幅;对前人成果及著作的认同与尊重。引用参考文献应遵循以下几个原则:权威性、专业性、自阅性、准确性、公开性、紧密性、时限性以及规范性。所引文献 50%~70% 为近 5 年内发表的,特别是当论文所涉及的问题是当前国内外研究的热门课题时,所引用的近 5 年内的文献比例应更高。

第三节　生物医学论文与其他科技论文的异同点

1. 科技论文的特点

科技论文在情报学中又称为原始论文或一次文献,主要有三个特点。

一是学术性:学术性是科技论文的主要特征,它以学术成果为表述对象,以学术见解为论文核心,在科学实验(或试验)的前提下阐述学术成果和学术见解,揭示事物发展、变化的客观规律,探索科技领域中的客观真理,推动科学技术的发展。学术性是否强是衡量科技论文价值的标准。

二是创新性:科技论文必须是作者本人研究的,并在科学理论、方法或实践上获得的新的进展或突破,应体现出与前人不同的新思维、新方法、新成果,以提高国内外学术同行的引文率。

三是科学性:论文的内容必须客观、真实,定性和定量准确,不允许丝毫虚假,要经得起他人的重复和实践检验;论文的表达形式也要具有科学性,论述应清楚明白,不能模棱两可,语言要准确、规范。

2. 生物医学论文的特点

生物医学论文的撰写能够促进医学科学的发展和学术交流,它的质量反映了医疗科研水平,同时也是科学发现、发明的标志。因此,它是将科研与实际工作中所得到的资料进行科学的总结归纳、分析、推理,并形成能够反映客观规律的书面记录形式。

生物医学论文必须要体现真实性、再现性、准确性、逻辑性、公开性和实用性。真实性是指取材可靠,有原始资料和记录,实验结果务必要忠于事实和主题,没有夸大之处,更不能因为实验数据与设计有出入而随意改变程序和操作方法。再现性是指生物医学论文报道都必须经得起他人在任何时间、任何地点、相同条件下的重复,并能得出相同的结果。有的论文虽然发表了,但别人重复不出论文中的结果,这样的论文没有任何的价值。我国医学工作者的论文被寄到国外医学杂志发表时,其杂志社都有严格的审编过程,必要时有相应的机构再现其论文结果,考察其可靠程度,然后再根据情况决定是否发表。准确性是指引用、数据(特别是统计学处理结果)必须保证准确。逻辑性是指必须保证生物医学论文结构严谨、层次清楚、概念明确、判断恰当、推理合乎逻辑,不能出现概念不清、判断不当,更不能因证据不足、论证不力而导致观点不明(因为各个杂志社对生物医学论文格式的要求不尽相同,所以投稿人应当事先了解所想投期刊的"投稿要求"或者"稿约")。公开性是指生物医学论文的作者要持有客观的态度,真实地评价自己和他人的研究成果,切忌片面和言过其实,对实验结果要如实反映,不能任意取舍或者摒弃偶然现象。实用性是指医学作为一门应用学科,其研究和发表论文的最终目的都应该是给同行参阅、效仿、使用，以推动医学事业的发展。从现代实用的观点出发，有的论文能解决防病治病的实际问题，具有很高的应用价值；有的着眼于未来，具有理论价值和社会价值，同时也能推动医学科学技术的发展。

生物医学论文作为科技论文的分支，与科技论文具有很大的相似性。生物医学论文和科技论文都大致体现了思想性、创新性、科学性等核心特点，并不是互相对立的。同时，因为生物医学论文有其独特性，所以两者也会在某些方面有所区别。生物医学论文的直接目的是指导临床实践、解决实际问题并最终促进医学科学的进步发展，而科技论文则着眼于更大方面。两者的根本目的是一致的，都是为了科研事业能繁荣发展，造福于人类社会。

第三章 文献检索对于生物医学论文翻译与写作的重要性

文献检索(information retrieval)是指根据一定需要获取文献的过程。《论语·八佾》中有关于"文""献"的解释。文，典籍也；献，贤也。而近代通常认为文献是指具有历史价值的文章和图书或与某一学科有关的重要图书资料。就当代来说，学者们认为，文献是记录有人类知识和信息的一切载体，主要由四个要素构成：文献内容、载体材料、信息符号、记录方式。随着信息全球化和现代网络技术的发展，文献检索更多是通过计算机检索来完成的。

本章主要介绍了三个方面的内容：①文献相关的基本概念和种类分型；②文献检索基本概念与检索原理；③文献检索一般步骤及检索效果评价。力求从这三个方面简单介绍生物医学论文翻译与写作中最基础的文献检索环节的相关知识，以便读者与译者理解文献检索的重要性、基本概念与基础操作，为写好生物医学论文奠定基础。

第一节 医学文献检索的基本概念与一般步骤

一、文献的概念和类型

1. 医学文献的概念和类型

随着时代的日益进步与发展，人类知识的急剧增加，文献也逐渐开始分门别类，记载一般知识的非专业文献逐渐发展为记载专门知识的专业文献。专门记载医学知识的文献则称为医学文献。医学文献主要指与医学有关的有参考价值的知识、资料，广义上包括一切与医学相关信息的记录，狭义上则主要指各种用于流通的医学资料。医学文献可根据载体形式、内容性质、出版形式等方式进行分类。

（1）按载体形式分类

印刷型（铅印、胶印、油印、复印等），缩微型（胶卷或胶片等），声像型（唱片、录音带、录像带、电影、幻灯片等），机读型（磁带、磁盘或光盘等）。

（2）按内容性质分类

一次文献（primary sources）：又称为原始文献或一级文献，通常是人们直接以自己的生产、科研、社会活动等实践经验为依据生产出来的文献。一次文献是所有文献中数量最大、种类最多、所包括的新鲜内容最多、使用最广、影响最大的文献，且其所记载的知识、信息比较新颖、具体、详尽，因而是文献信息的最主要来源和检索对象，如期刊论文、专利说明、科技报告、会议文献、学位论文等，这些文献具有创新性、实用性和学术性等明显特征。但由于一次文献数量庞大且无序分散在各种期刊、图书、特种文献之中，往往会给人们的查找与利用带来不便。

二次文献（secondary sources）：又称为二级次文献，即检索工具，是对一次文献进行加工整理后产生的一类文献，如目录、题录、简介、索引及文摘等。相比于一次文献，二次文献具有浓缩性、汇集性和系统性。主要作用是提供查找文献信息的线索。

三次文献（tertiary sources）：是指对有关的一次文献、二次文献进行更加广泛深入的分析研究后综合概括而成的产物。主要流程是：首先根据二次文献提供的线索，选出大量一次文献；然后根据一定的需要和目的，对其进行系统化整理、概括性论述以及综合性分析后编写成文献。这类文献常被称为"情报研究"的成果，主要包括综述、词典、年鉴、教科书、专题述评、学科年度总结、百科全书、进展报告、数据手册、进展性出版物以及文献指南等。其特点是对知识信息具有浓缩性、指引性、针对性、参考性等，同时也兼有检索文献的作用。

零次文献（non-printed sources）：又称非出版型文献，主要指被记录在非正规物理载体上的未经任何加工处理的源信息，比如原始素材、书信、论文手稿、笔记、实验记录、会议记录、统计数字乃至各种口头交流的信息、经验等，这些都属于零星的、分散的和无规则的信息。这些零次信息的载体形式就称为零次文献，具有原始性、新颖性、分散性和非检索性等特征。虽然内容较新颖，但不够成熟，导致难以查询。

（3）按出版形式分类

图书（book）：人类用来记录一切成就的主要工具，属于所有出版物中品种最繁、数目最大的一种。主要包括供读者阅读的图书（教科书、专著、论文集、丛书等）和供读者查阅的工具书（目录、索引、文摘、手册、词典、字典、年鉴、百科全书等）。

期刊（journal）：一种定期或不定期的连续出版物，由依法设立的期刊出版单位出版。期刊所含情报量巨大，因此它是情报的主要来源。期刊按内容性质可再细分为学术性期刊、通报性期刊、技术性期刊、普及性期刊、动态性期刊、检索性期刊等。在这里，还需要重点注意两个概念，即期刊影响因子（impact factor）和核心期刊（core journal）。

期刊影响因子，通常简称为 IF 值，是代表期刊影响力大小的一项定量指标,一般是指该期刊近两年的平均被利用率。计算公式为:$IF(k) = (n_{k-1} + n_{k-2})/(N_{k-1} + N_{k-2})$。其中:$k = $某年,$N_{k-1} + N_{k-2}$即为该刊在前两年发表的论文总数,而$n_{k-1}$和$n_{k-2}$则指该刊在$k$年的被引用数量。也就是说,某刊在2016年的影响因子是其2015和2014两年刊载的论文在2016年的被引总数除以该刊在2015和2014这两年的载文总数(可引论文)。

核心期刊,指某学科(或某领域)的核心期刊,通常是该学科所有期刊中学术水平较高的刊物,是进行刊物评价而非具体学术评价的工具。核心期刊具有数量少(一般占期刊总数的5%)、信息量大(占期刊信息量的50%以上)的特点。

特种文献(special document):除图书、期刊以外的,出版形式比较特殊的文献资料。包括:科技报告、学位论文、专利文献、会议文献、技术档案等。

二、医学文献的现状和发展趋势

医学文献,是促进医学科学不断向前发展的知识源泉,推动了医学科学领域的不断创新、技术的不断成熟与发展,是医学技术发展和实践中的重要组成部分。随着当前世界整体医学科学技术的高速发展,计算机、互联网等各种现代化通信设备与技术的广泛使用,医学文献日益向缩微化、声像化、一体化及电子化方面发展。整体来说,目前医学文献的发展呈现以下特点:①数量庞大且增长速度快;②载体多样化,出版类型复杂多样;③学科和内容之间相互渗透、相互交叉,出版较为分散;④新陈代谢频繁,传播迅速;⑤呈现电子化发展趋势;⑥文献发表时滞严重。

三、文献检索的基本概念与原理

1. 文献检索和医学文献检索

(1)信息检索(information retrieval)

信息检索,又称为信息的存储与检索(information storage and retrieval),是用户进行信息查询和获取的主要方式,是查找信息的主要方法和手段。广义上,信息检索是指将信息按一定方式加工、整理、组织和存储起来,再根据用户的特定需求准确找出所需要的相关信息的过程;狭义上指"检索",即信息查询(information search),指从信息存储系统中查找出特定信息的过程。

①信息检索类型按照存储与检索对象可划分为以下三种。

a. 文献检索(document retrieval):以文献为检索对象。

b. 数据检索(data retrieval):以特定的数据为检索对象。

c. 事实检索(fact retrieval):以特定的事项为检索对象。

数据检索和事实检索主要是检索出包含在文献中的信息本身,而文献检索则仅检索出包含所需要信息的文献即可。

②信息检索类型以存储的载体和实现查找的技术手段为标准可分为手工检

索、机械检索与计算机检索。其中发展较为迅速的是计算机检索,即网络信息检索。

③信息检索类型按检索途径可划分为直接检索和间接检索。

医学文献检索是指以科学的方法,利用专门的工具,从大量的医学科技类文献中,迅速、准确并较完整地查找到所需文献的操作过程。

2. 文献检索原理

文献检索,简单地说,就是把检索者的提问标识与存储在检索系统中的文献标识进行比较,两者一致或文献标识包含着需要检索的标识,则把具有该标识特征的文献从检索系统中输出,该文献即为检索初步命中的文献。文献检索包括两个过程:文献的存储和检索。

(1)存储过程

主要是对文献进行标引,形成文献特征的标识,为文献提供有规可循的检索途径的过程。

(2)检索过程

就是根据用户的需求,确定提问概念(主题检索概念),然后选用一定的检索语言,将此提问概念转换成检索语言特征标识,按此到检索系统中去查得文献线索,最后对所查得的文献线索进行逐篇筛选,阅读相关的电子版全文,或通过有关联合目录,查到收藏原文的单位,即可有目的地去申请借阅和复制。

3. 检索语言

检索语言是指在文献的存储和检索过程中共同使用的语言,是根据信息检索的需要创造出来的一种人工语言,是应文献信息的加工、存储和检索的共同需要而编制的,一种在文献检索领域中用来描述文献特征和表达信息检索提问的专门语言。其主要作用如下。

①特征化:标引文献信息内容及其外表特征,保证不同标引人员表征文献的一致性。

②相关性:对内容相同及相关的文献信息加以集中或揭示其相关性。

③有序化:检索使文献信息的存储集中化、系统化、组织化等,便于检索者按照一定的排列次序进行有序化检索。

④一致性:便于将标引用语和检索用语进行相符性比较,保证不同检索人员表述相同文献内容的一致性,以及检索人员与标引人员对相同文献内容表述的一致性。

⑤最高全准率:保证检索者按不同需要检索文献时,都能获得最高查全率和查准率。

此外,按照标识的性质与原理划分检索语言,主要可分为分类检索语言、主题检索语言、代码检索语言三大类型。

分类检索语言指以数字、字母或二者结合作为基本字符,采用字符直接连并以圆点(或其他符号)作为分隔符的书写法,以基本类目作为基本词汇,以类目的从属关系来表达复杂概念的一类检索语言。通俗来说,就是用分类号来表达各种概念,将文献按学科性质进行分类和系统排列。以知识属性来描述和表达信息内容的信息处理方法称为分类法。著名的分类法有《国际十进分类法》《美国国会图书馆分类法》《国际专利分类表》《中国图书馆分类法》等。在我国,最常用的分类法为《中国图书馆分类法》,简称《中图法》;中科院系统的图书馆仍沿用《中国科学院图书馆图书分类法》,简称《科图法》。

主题检索语言指以自然语言的字符为字符,以名词术语为基本词汇,用一组名词术语作为检索标识的一类检索语言。以主题语言来描述和表达信息内容的信息处理方法称为主题法,主题法系统主要包括标题词、元词(单元词)、叙词和关键词等,主要有《汉语主题词表》、《中医药主题词表》、MeSH 等。

代码检索语言是指对事物的某方面特征,用某种代码系统来表示和排列事物概念,从而提供检索的检索语言。一般只就事物的某一特征,用某种代码系统表加以标引和排列。如美国《化学文摘》的化学分子式索引、环系索引等。

四、文献检索的一般步骤及效果评价

检索相关文献(identifying relevant literature)是系统综述的前提。以往发表的综述中,文献检索往往过于简单,以至于其他人无法复制。正确做法是先需要从相关的资源中找出一系列的索引(例如电子目录数据库,主要综述文章的参考文献目录和期刊等);然后对这些文献进行筛选,并获得所有可能与研究相关的全文并制定出最后的纳入/排除标准。另外可以在已查找到论文的参考文献目录中进行二次文献检索,这样检索和获取文献的范围就会越来越全面。

1. 相关的文献索引

系统综述结果的准确性和有效性与文献检索是否全面直接有关。检索策略(检索词和检索的资源)将取决于所拟定的问题。如果所拟定的问题准确清晰,就有了一个良好的开端。

(1)选择相关数据库进行检索

一个数据库不可能涵盖所有期刊发表的文章,因此通常需要检索多个数据库。那么应该如何决定数据库的涵盖面呢?这在很大程度上取决于综述的主题。在这个过程中有时需要求助于图书馆管理员,查询数据库指南。大多数的综述包含在综合的数据库中。例如,Medline 和 Embase,它们涵盖了大多数同种期刊。Medline 数据库是由美国国立医学图书馆编辑出版,是世界上著名的生物医学数据库之一;Embase 是爱思唯尔推出的全球最大、最具权威性的生物医学与药理文献数据库,内容涉及药学、临床医学、基础医学、预防医学、法医学和生物医学工程等,尤其涵盖了欧洲和亚洲的大量医学刊物,Embase 数据库中收录药物方面的文献量大。另外还有许多不同商业软件入口的电子数据库,例如：Ovid、Silver Platter、Knowledge Finder 等。

（2）组合使用电子数据库检索词

医学系统综述文献检索要求同时满足敏感性和特异性。敏感性高是指能将有关的文献检索出来，特异性高是指能将无关的文献剔除。这需要在选择检索词和运用逻辑运算符连接检索词或检索式上下功夫。首先，要根据所研究的问题的人群、干预、结局和研究设计四个方面拟定相关的检索词，然后用"AND""OR""NOT"等逻辑运算符将这些检索词连接成检索式。每一个研究问题在人群、干预、结局和研究设计等各个方面都有很多同义词，用"OR"将同一方面的同义词连接起来检索，会增加检索出相关研究的机会；用"AND"将它们合并，可将无关的文献剔除。文献检索中，不仅要提高敏感性确保相关文献的检出，还要尽量提高特异性以剔除无关的文献，否则检出大量无关文献会增加进一步筛选的困难，影响系统综述的质量。

（3）参考目录和其他资源

当电子生物数据库中的文章和期刊的索引不准确或不完整时，就需要搜索其他的文献资料（如期刊、灰色文献、会刊）。我们可以从已找到的原始论文和综述的参考文献目录中进行二次文献检索。Medicus 和 Excerpta Medica 索引也可以用来手动搜索，还可以用来对主要杂志近期的论文进行检索以发现最新的相关研究，因为这些研究可能尚未被列入电子索引数据库。许多研究的结果以技术报告、论文集或其他形式发表，它们并未被收入主要文献数据库和期刊中，而是在灰色数据库中，例如 SIGLE（System for Information on Grey Literature）、National Technical Information Service（http://www.ntis.gov）、The British National Bibliography for Report Literature（http://www.bl.uk）等。

此外，专门研究机构和专业协会的图书馆，可以提供另一种有用的灰色文献信息来源。博硕士论文的摘要和会刊等可以为正在进行的或已完成的研究提供资料。访问科技会议录索引（Index to Scientific and Technical Proceedings, http://wos.mimas.ac/）、会议论文索引和大型研究图书馆目录等对文献信息检索也非常有帮助。

（4）检索正在进行的研究

大多数临床试验均要求国际注册，在注册网站进行电子检索可获得这些正在进行的研究信息。

（5）搜索网站

许多如前文所述的电子数据库均可通过互联网访问。互联网也可用来搜索研究人员和制造厂商，以及已完成或正在进行的研究。常见的搜索引擎包括百度学术和谷歌学术。

（6）寻求专业意见

文献检索常常需要信息专家的协助。当地图书管理员能够提供这种服务，也可提供系统文献检索的服务。

2. 文献的管理

文献管理软件对管理参考文献有很大的帮助，主要体现在可以节省时间并提高工作效率。常用的软件有 Reference Manager、ProCite 和 EndNote。使用文献管理软件的内置功能很容易发现重复的文献（标题和作者相同的文章被不同的杂志引用或以不同的方式出现）。这类软件的另外一个功能是通过创建用户定义的领域和创建用户定义的字段，从而帮助对文献排序整理和选择。有些灰色文献可能没有直接进入主要的文献数据库。这时，可使用简单的文字处理软件来对这种来源的文献进行管理。另外，对于非电子资源的检索，只能是手工处理，并将这类文献手工输入索引数据库。

3. 选择相关的文献

文献选择的过程包括制定文献的选择标准、筛选所有能满足选择标准的文献、获得完整的报告、获取文献的全文、决定最后的纳入/排除标准。

（1）文献标准

确定纳入和排除标准的时候，首先应该考虑如下几个方面。

①把不同的人群组合在一起可行吗？

②把不同的干预措施组合在一起可行吗？

③什么样的研究设计应包括在纳入/排除标准中？

（2）文献的筛选

通过索引检索出来的文献往往只包含有限的信息，所以任何相关的标题（摘要）均应暂时列为需检索全文的考虑范围。然后由两名评审员各自独立对选出的文献做进一步筛选，并对两名评审员一致同意的文献获取全文。

（3）获取文献的全文

在图书馆能够获取期刊的列表和日期。但是，首先应查询网上免费的可利用的期刊资源（http://www.freemedicaljournals.com），再下载免费的电子期刊。一些高校和科研机构订购了免费的电子期刊，通过这种渠道可以很快获取有关文献的全文。不能通过图书馆和网络获取的文章，可以求助于当地图书管理员，从其他图书馆复印，有时也可以直接写信给作者以获取全文。

（4）文献的进一步选择

在审查了所有初选文献的全文后，再决定最后的纳入/排除标准。在这一阶段，许多不符合要求的文章会被排除。详细介绍排除原因，将其列表作为系统评价的一部分，以此提高综述的质量。

应由两名评审员各自独立评估检索出来的文献。即使预先制定了原则，关于纳入/排除标准的决定有时也会被主观看法影响。如果评审员之间的商讨在试行阶段没有达成一致，那么就需要修改选择原则，有时也需要第三名评审员进行仲裁。

（5）挑选出重复发表的文献

评审员经常会遇到同一研究多次发表的情况，有时这些文章完全重复，而有时可能是论文系列报告，仅仅是参与者数量的增加，或随访时间的延长。因此，对于这种系列报告都应该审查，但只考虑使用样本最大、随访时间最长、报道最完整的文献中的数据。

4. 文献检索的步骤及检索效果评价

（1）文献检索的步骤

①分析研究课题并明确检索要求。

②根据检索要求确定检索工具。

③选择检索方法。

a. 追溯法：通过已知文献后附有的参考文献中提供的线索来查找文献。

b. 常用法：利用各种检索工具来查找文献。它又分为顺查法、倒查法和抽查法。顺查法：按照时间顺序由远及近逐年查找文献的方法，是一般用于重大课题和各学科发展史以及新兴学科等方面的研究课题的全面检索，前提是已知课题开始年代。如查找"有关SARS的文献"，就检索近十年或十五年的文献。倒查法：按照时间顺序由近及远回溯性逐年查找文献的方法。这是科研人员常用的检索方法，适用于一些新课题或有新内容的老课题。或在确认某项成果是否有创新时，也适合采用倒查法。抽查法：针对某学科或某课题研究的特点，根据文献资料发表集中的年代或时期，抽出其中一段时间进行文献检索的方法。多用于写专题调查报告。

c. 循环法：将常用法和追溯法交替使用的一种综合文献检索方法。

d. 浏览法：从本专业期刊或其他类型的原始文献中直接查阅文献资料。

④确定检索途径和检索标识，具体查找文献线索。

a. 文献外表特征的检索途径。文献名称途径：利用书名、刊名、篇名作为检索标识进行文献查检；著者途径：利用已知著者姓名作为检索标识进行文献查检。

b. 文献内容特征的检索途径。分类途径：利用特定分类体系的分类号或分类类目作为检索标识进行文献查检；主题途径：利用从文献中抽出来的或经过人工规范化的、能代表文献主要内容的检索标识或标引词进行检索。

c. 其他途径：利用特定的检索标识进行文献查检。布尔逻辑运算符的优先顺序：（）＞NOT＞AND＞OR。检索词之间可直接使用逻辑运算符，但智能检索除外。位置算符：with表示同字段检索。字段限定符：如 AIDS in ti；py＝2002。截词算符："＊""？"。此外，在检索过程中，一定要注意正确运用逻辑组配运算符："与"（缩检）、"或"（扩检）、"非"。

⑤通过文献线索来获取原始文献。

(2)检索效果的评价

判定一个检索系统的优劣,主要从质量、费用和时间三方面来衡量。

①质量标准。质量标准主要通过查全率与查准率进行评价。查全率与查准率是衡量检索效果重要且常用的指标。需注意的是,查全率与查准率之间存在着矛盾的互逆关系。在同一个系统中,查全率提高,查准率就会降低;而查准率提高,查全率必然降低。

a. 查全率是指系统在进行某一检索时,检索出的相关文献量与系统文献库的相关文献总量之比率。公式为:查全率$(R)=a/(a+c)\times100\%$。

b. 查准率是指系统在进行某一检索时,检索出的相关文献量与检索出的文献总量之比率。公式为:查准率$(P)=a/(a+b)\times100\%$。

	相关文献	非相关文献	总计
被检出文件	a (命中)	b (误检)	$a+b$
未检出文件	c (漏检)	d (正确拒绝)	$c+d$
总计	$a+c$	$b+d$	$a+b+c+d$

②费用标准和时间标准。费用标准,指用户为检索信息所投入的费用。不同的系统检索的费用是不同的,有的按照下载页数收费,有的按照下载篇数收费。在选择检索系统时,检索者应优先选择检索费用较低的系统。时间标准是指花费时间的多少,它包括检索的准备时间、检索过程中的时间以及获取文献的时间等。

第二节　常见医学文献检索数据库及检索技巧

此前,我们已经了解了文献及文献检索的相关基本知识。对于当代的医学科研工作者,掌握最新、最前端的医学科研资料是学习世界各地先进技术、最新发现或发明的最直接的手段,而获取相关医学科研资料最快速的方式便是检索相关的医学数据库。医学信息检索系统是发展和利用均较早、较快的一个领域,各种医学数据库的不断出现和广泛应用,为促进整个人类医学科学研究领域水平的发展起到了关键性的作用,而随着近年来人类科学技术整体水平的不断发展,新的医学技术和研究方向不断涌现,因此,医学数据库的开发与利用得到了日益增加的关注,也呈现出了一些新的特点与形式。

中外各种医学相关数据库数量极其庞大,我们常见的中文数据库主要有中国知网数据库、万方数据库、中国科技期刊数据库、维普数据库等,常见的外文数据库主要有 PubMed、Medline、Embase、Springer 等。接下来,本书将就其中几种中国医学科研工作者常用的数据库检索进行简单介绍,主要是从该数据库的基本介绍和检索技巧方面着手进行阐述(均以至 2017 年时版本和数据为例)。

一、中国知网数据库

1. 数据库简介

中国知识基础设施工程(China National Knowledge Infrastructure,CNKI)是以实现全社会知识资源传播共享与增值利用为目标的信息化建设项目,由清华大学、清华同方发起,始建于 1999 年 6 月。被科技部等五部委确立为"国家级重点新产品重中之重项目",由清华同方光盘股份有限公司、清华大学光盘国家工程研究中心、中国学术期刊(光盘版)电子杂志社、清华同方教育技术研究所联合承担,是目前世界上全文信息量最大的"数字图书馆",涵盖了我国学术期刊、学位论文、会议、报纸、年鉴、图书、专利、标准等公共知识信息资源,用户遍及我国和欧美、东南亚、澳大利亚等国家和地区,实现了我国知识信息资源在互联网条件下的社会化共享与国际化传播。CNKI 的网址为:http://www.cnki.net/index.htm.

CNKI 主要涵盖了《中国期刊全文数据库》(CJFD)、《中国优秀博硕士学位论文全文数据库》(CDMD)、《中国重要会议论文全文数据库》(CPCD)、《中国重要报纸全文数据库》(CCND)等两百多个数据库。以下为主要数据库的简介。

①《中国期刊全文数据库》,是目前世界上最大的连续动态更新的全文数据库,收录国内 8000 多种重要期刊,内容覆盖自然科学、工程技术、农业、哲学、医学、人文社科等各个领域。其中核心期刊收全率达到 99%,内容收录完整率在 99%,出版时间不迟于纸本出版后 2 个月。

②《中国优秀博硕士学位论文全文数据库》,是目前国内相关资源较完备、连续更新的中国博、硕士学位论文数据库,至 2007 年 11 月底,累积学位论文全文文献达 57 万余篇。其中科技类博士论文 5 万余篇,硕士论文 32 万余篇,完整率占公开发表论文的 90%,211 院校学位论文收录率达到 100%,收录时间不迟于学位论文发表后的 4 个月。

③《中国重要会议论文全文数据库》,收录了 1999 年至今国家二级以上学会、会议、高等院校、科研院所、学术机构等各种会议论文全文,至 2017 年累积文献 44 万余篇。

④《中国重要报纸全文数据库》,以重要报纸刊载的学术性、资料性文献为收录对象,收录 2000 年至今国内公开发行的 1000 多种重要报纸,每年精选 120 余万篇文献。分十大专辑,168 个专题。

2. 检索方式

《中国期刊全文数据库》的检索方式有专辑导航、初级检索、高级检索、期刊导航和专业检索五种。后三种检索都是查询范围与语词结合的检索，必须选定范围，如在总目录下选择"医药卫生科技"专辑。

（1）专辑导航

专辑导航是指按十大专辑分类，逐级展开，至末级显示所检文献的一种检索方式。点击全文库首页检索界面左侧的"期刊导航"，即"文献全部分类"，即可进入。

例如，查找个人卫生与保健关系方面的文献。检索步骤应为：期刊导航→医药卫生科技→预防医学与卫生学→个人卫生与保健→获得记录（见下图）。

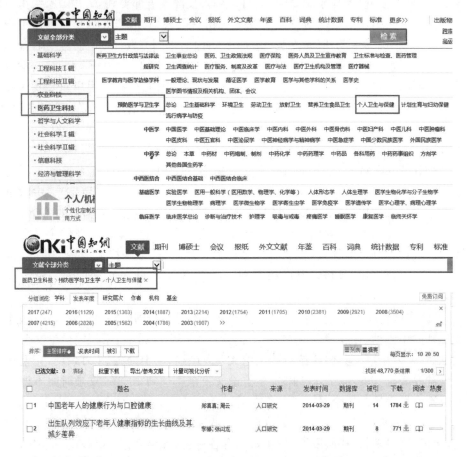

（2）初级检索

首页界面默认的检索方式就是初级检索，是一种简单检索。该系统所设初级检索具有多种功能，如简单检索、多项单词逻辑组合检索、词频控制、最近词、扩展词等。

多项单词逻辑组合检索：多项是指可选择多个检索项，通过点击"逻辑"下方的"＋"或"－"来增加或减少逻辑检索行；单词是指每个检索项中只可输入一个词;逻辑是指每一检索项之间可使用"逻辑与""逻辑或""逻辑非"进行项间组合。最简单的检索只需输入检索词,点击检索按钮,则系统将在默认的"主题"(题名、关键词、摘要)项内进行检索,任一项中与检索条件匹配者均为命中记录。初级检索的特点是快速、方便、效率高,并且可通过"在结果中检索"来进行优化检索,以提高查准率。

①查询范围选择:检索前首先应在专辑导航里选择某一专辑,如"医药卫生科技"。

②检索项选择:指选择该检索词在文章中的位置。在检索项下拉菜单中,包括主题、篇名、关键词、摘要、作者、第一作者、单位、刊名、参考文献、全文、智能检索、年、期、基金、中图分类号、ISSN 和统一刊号共 17 项,默认为主题。

③输入检索词:在检索词提问框内输入检索词。

④词频控制:该检索词在全文中出现的次数。

⑤词扩展:点击图标,显示输入词为中心词的交叉相关词。例如,查找篇名中出现了"基因"和"染色体"的文献,则检索项选择篇名,输入检索词"基因",点击"扩展",则出现检测、染色体、编码、细胞、基因组等 21 个选项。在选项"染色体"前的框内点击打"??",表示选中,再点确定。

⑥选择年份:默认为 1999 年到当前,也可以根据需要用下拉菜单选择限定年份。

⑦更新数据:默认为全部数据,也可用下拉菜单选择最近一周、近一个月、最近三个月和最近半年的数据。

⑧限定期刊范围:默认为全部期刊,也可以用下拉菜单选择 EI 来源刊、SCI来源刊或核心期刊。

⑨选择匹配:有两种方式,精确检索和模糊检索,默认为模糊检索。如选择"关键词",然后输入检索词"基因"一词,在模糊检索方式下将关键词字段查到含有"基因结构""基因表达""癌基因""人类基因组"等词的相关文献都被检出;而在精确检索方式下就只能检出含有"基因"一词的有关文献。

⑩排序:指检索结果的排列。有时间、无序和相关度三个选项,默认为时间。"时间"是按数据库收录文献的日期,从近到远的次序次列;"无序"是按论文从旧到新的次序排列;"相关度"是检出的文献记录按检索词在论文中出现的频次从高到低排列。

⑪分页显示:默认为每页 20 项,也可以下拉菜单选择 10、30、40 和 50 项。

⑫中英扩展:选定即可以用英文查找对应的中文内容,用中文内容查找对应的英文内容。

⑬检索:点击检索按钮,在概览区显示文献(见下图),每条包括题名、作者、来源、发表时间等。

⑭优化检索:为了检出其中某一刊名上的文献,可在上一次检索的基础上进

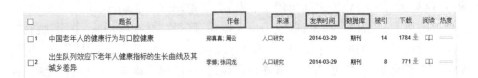

行"优化检索",输入与检索词相应的刊名,匹配选"精确",其他条件默认。点击检索按钮,可立即从中查出要求查找的文献。

⑮检索结果处理:可浏览题录、显示文献、存盘、原文打开或下载。

⑯聚类检索:在文献细览区显示了该条记录的详细信息,在其右上角有引证文献、被引文献、二级引证文献、相似文献、相关文献作者链接,点击任一链接可进行聚类检索。

⑰其他链接:在细览区可点击作者、单位、刊名、编辑部邮箱、年限、关键词等链接来获取相关的信息。若点击刊名,会显示该刊的概况和提供当年期刊目次浏览。

（3）高级检索

其功能由多项双词逻辑组合检索、双词频控制。多项是指可选择多个检索项;双词是指一个检索项中可输入两个检索词(在两个输入框中输入),每个检索项中的两个词之间可进行五种组合,即并且、或者、不包含、同句、同段,每个检索项中的两个检索词可以分别使用词频、最近词、扩展词;逻辑是指每一检索项之间可使用逻辑"与、或、非"进行项间组合。

点击首页检索界面的高级检索链接,即可进入高级检索界面。高级检索界面默认有三个检索框,可增加或减少检索框。几个检索框使用检索字段可以相同,也可以不相同。检索步骤如下。

①选择查询范围:在专辑导航中选"医药卫生科技"。

②在三行逻辑检索项选择检索项,输入检索词。

③选择同一检索项词间关系,如"不包括"。

④在三行中的第二检索词框中分别输入相应检索词。

⑤选择三行的项间逻辑关系,即检索项之间的逻辑关系。

⑥选择检索控制条件:如2005年～2009年。

⑦点击检索,获得记录。

⑧结果处理:同初级检索。

（4）期刊导航

指通过期刊类目表逐层展开,浏览期刊名称、年份期号、论文题录文献,选择后,最后索取全文的一种检索方法。点击全文库首页检索界面选择栏中"期刊导航"链接,即进入期刊导航检索界面。

期刊导航中提供了多种导航方式,包括专辑导航、数据库导航、刊期、地区、主办单位、发行系统、期刊荣誉榜、世纪期刊和核心期刊等，并提供三种信息显示方式，即图形、列表、详细；提供拼音正、倒序排序功能。读者可直接浏览期刊基本信息，按期查找文章。其中专辑导航又有首字母导航、期刊搜查和按期刊学科分类导航三种方式。

　　a. 期刊导航→专辑导航→首字母导航→点击期刊首字母拼音。

　　b. 期刊导航→专辑导航→期刊搜查→选择检索项。

　　c. 期刊导航→专辑导航→按期刊学科分类导航→医药卫生科技→按下一类逐层点击。

　　(5)专业检索

　　专业检索是将检索项中的 17 个检索字段(检索框上方的"可检索字段")使用布尔逻辑运算符"AND""OR""NOT"结合起来的检索方式。专业检索功能更强大，但需要检索人员根据系统的检索语法编制检索式进行检索。适用于熟练掌握检索技术的专业检索人员。检索步骤如下。

　　a. 进入专业检索界面：点击全文库检索首页界面选择栏中的"专业检索"链接，即可进入。

　　b. 选择查询范围：在界面左边的检索导航区的总目录下列有十大专辑，在每个专辑下又分别设有详细的子目录可供用户进一步缩小选择范围。选择某一专辑如"医药卫生科技"，并在检索输入框下面选择检索年限、期刊范围、排序和记录数。

　　c. 填写检索条件：检索规则为字段的中文或英文简称标在检索词的前面，并用"＝"连接起来，写出逻辑检索式即可。如，KY＝"肝炎"，或关键词＝"肝炎"。运用逻辑组配运算符"AND""OR""NOT"。

二、万方数据库

1. 数据库简介

　　万方数据库是由万方数据公司开发的，涵盖学术期刊、会议论文、学位论文、科技成果、专利等的大型网络数据库；是一个以科技信息为主，集经济、金融、社会、人文信息为一体，以 Internet 为网络平台的大型科技、商务信息服务系统；也是和中国知网齐名的专业的学术数据库。该资源系统由商务信息子系统、科技信息子系统、数字化期刊子系统和医药子系统四个子系统组成。万方数据库网址为：http://www.wanfangdata.com.cn/。

　　万方期刊主要集纳了理、工、农、医、人文五大类 70 多个类目共 4000 多种科技类期刊的全文。其中万方会议论文的《中国学术会议论文全文数据库》，是国内唯一的学术会议文献全文数据库，主要收录 1998 年以来国家级学会、协会、研究会组织召开的全国性学术会议论文，数据范围覆盖自然科学、工程技术、农林、医学等领域，是了解国内学术动态必不可少的帮手。《中国企业、公司及产品数据库》的信息全年 100％更新,提供多种形式的载体和版本。

2. 检索方式

(1)快速检索

①步骤:进入万方首页后直接在检索框内输入检索词进行检索。检索结果页面分为二次检索区和结果显示区两部分。结果显示区显示本次检索结果的信息和按页显示的结果列表。可在上一次检索的基础上进行二次检索,方法是在二次检索区的"在结果中检索"前的框内打"??",选择检索项,输入检索词,再点击"检索"按钮。二次检索可以多次使用,逐步缩小检索范围。

②检索结果处理。同 CNKI,已付费的正式用户点击检索结果页面或单条资源详细信息页面(细览页)的"查看全文"链接,可下载浏览全文。若用户尚未登录或账户没有预付款可点击"加入购物车"链接进行网上支付。

(2)资源浏览

在万方数据资源系统主页"首页＞＞资源浏览"栏目下列出了万方数据旗下所有的数据库资源和这些数据库的分类信息,包括数据库浏览、学科浏览、行业浏览、地区浏览和期刊浏览。用户可以根据自己不同的需求来选择不同的浏览方式。现在以"按数据库分类浏览"为例说明资源浏览项的检索。

点击"首页＞＞资源浏览"栏目下的"按数据库浏览"链接,系统将显示数据库浏览视图,数据库浏览视图主要包括以下四个部分。

①数据库分类导航区。数据库分类导航为树形结构。选中某数据库类别(如"数字化期刊类"),之后进行的任何检索都局限于此类别的数据。点击该类或该类前的图标,可开展选择其二次类别。数据库分类导航区功能如下。

a. 数据库分类的快速定位:输入数据库的部分名称或全称,点击"定位按钮",还可以点击"继续查找"按钮来查找符合条件的数据库。

b. 检索范围的快速定位:在数据分类导航区勾选单个或多个数据库(数据库分类),所有选中的数据库将会显示在检索区的检索范围中。

②检索区。在检索区,可以再选择某类数据库资源或是单个的数据库资源进行检索,默认为两个检索框,可增加或减少检索框。几个检索框可以同时使用,检索字段既可以相同也可以不同。

检索区供选择的项目有选择年限、选择检索字段、选择逻辑运算符。

在检索框中输入检索词,当所有的检索信息都填写完毕后,点击"检索"按钮,执行检索。此外,数据库浏览视图页面还有资源简介和数据库访问排列区。

(3)跨库检索

资源检索中心是万方数据资源统一服务系统检索业务集成系统,它几乎囊括了分布于系统各处的检索业务的功能,而且提供了跨库检索服务,用户可按数据库、行业、学科、地区、期刊同时检索多个平台上的多种资源,输入一个检索式,便可以看到多个数据库的检索结果,并可进一步得到详细记录和下载全文。

①检索入口。

资源检索入口主要有以下三个。

a. 首页＞＞跨库检索链接。

b. 在万方数据资源系统主页,快速检索区的"更多"链接或其右边的"跨库检索"链接。

c. 检索结果界面中二次检索区右边的"检索中心"链接。

点击以上链接都能进入跨库检索界面。

跨库检索有两个界面,一是经典检索界面,也是默认的检索界面;二是专业检索界面,需要读者应用逻辑运算符将检索词组配成能表达课题检索要求的检索式。点击"专业检索"链接即可进入界面。

②选择数据库。两个检索界面都需要先选择数据库,从 11 类 61 个数据库中选择表达多个的数据库。在检索区输入检索条件进行检索,系统将在选定的数据库中查找满足条件的记录。

③检索区。经典检索界面:默认为两个检索框,可增加或减少检索框。几个检索框可以同时使用,检索字段既可以相同也可不同。专业检索界面:直接在检索框内输入所需要的表达式即可。多个检索词之间根据逻辑关系使用"AND"或"OR"连接。

三、中文科技期刊数据库

1. 数据库简介

《中文科技期刊数据库》收录了中国境内历年出版的中文期刊 12000 余种,全文 3000 余万篇,引文 4000 余万条,分 3 个版本(全文版、文摘版、引文版)和 8 个专辑(社会科学、自然科学、工程技术、农业科学、医药卫生、经济管理、教育科学、图书情报)定期出版发行。《中文科技期刊数据库》已经成为文献保障系统的重要组成部分,是科技工作者进行科技查新和科技查证的必备数据库。中文科技期刊数据库网址为:http://www.tydata.com。

《中文科技期刊数据库》是国内首家采用 OpenURL(open uniform resource locators)技术规范的大型数据库产品。OpenURL 协议是一种上下文相关的开放链接框架,它实现同时对不同的异构数据库或信息资源进行数据关联,方便地为用户单位提供资源的二次开发利用,例如与图书馆 OPAC 系统的数据关联。OpenURL 协议已经成为美国国家标准。维普是我国首家应用 OpenURL 协议的数据库厂商。该协议已经在中国科学院、国家图书馆、北方航空航天大学、中国生物医学文献数据库成功应用,效果明显,深受欢迎。

2. 检索方式

使用首页默认的检索区域就是《中文科技期刊数据库》的检索方式。《中文科技期刊数据库》提供五种检索方式:一般检索、传统检索、高级检索、分类检索和期刊导航。

（1）一般检索

通过首页正中的输入框，输入简单的检索条件，在任意字段进行查询，进入结果显示页面，可实现题录文摘的查看或下载及全文下载功能，同时，也可进行检索条件的再限制检索或重新检索。

（2）传统检索

在中文科技期刊全文数据库中，所谓的传统检索实际上是一个具有综合检索功能的界面。

在这个界面中，单个检索词的简单检索、多个检索词的逻辑组配检索、二次检索等都可以进行，也可以进行期刊范围、检索时限的限定。检索结果处理同CNKI。

（3）高级检索

高级检索是在已设定的高级检索窗口中应用逻辑组配关系查找同时满足多个条件的文献，可选字段共有 9 个，分别是关键词、刊名、作者、第一作者、机构、题名、文摘、分类号和任意字段。

①限定检索范围。利用高级检索方式进行检索时，除可利用字段、逻辑符号组配检索、二次检索等方法来限定范围外，还可通过时间条件、专业限制、期刊范围及同义词库、同名作者库来限定范围。

专业限制：利用界面下方的专业限制项选中某学科类别后，任何高级检索的结果都只限于此类别以下的数据。用户可选择一级类目，也可点击一级类目名称进入二级类目，把检索范围限定在某二级类目。如选择"医药卫生"下属的"内科学"。那么系统返回的检索结果都是有关内科学范畴的文献。

期刊范畴：默认值为全部期刊，也可选择只检索"重要期刊"或"核心期刊"。

时间条件：年限可选择范围为 1989 年至当前年份，此最大范围为默认时间范围，用户可根据需要限定年份。

②同义词。同义词库功能只有选择了关键词检索入口时才生效，默认为关闭，选中即打开。使用步骤是选中"同义词"选择框；在"检索入口"选项内选择"关键词"；在检索框内输入关键词，点击"检索"按钮；如果同义词表中有该关键词的同义词，系统就会做出提示，让用户决定是否选用这些词进行检索。例如，输入关键词"癌"检索时，会提示"恶性肿瘤、肿癌病、肿瘤"等同义词供选择使用，从而可提高查全率。

③同名作者库。同名作者库与同义词库类似，默认为关闭，选中即打开；只有在选择了作者和第一作者字段时才生效。输入作者姓名检索时系统会提示同名作者的单位列表，选择想要的单位，点击"确定"即可检索出该单位的该姓名作者的文献。

④模糊和精确检索。可通过选择检索式右侧的"精确"和"模糊"选项，系统

默认为模糊检索。该功能在选定关键词、刊名、作者、第一作者、分类号等 5 个字段进行检索时才有效。

（4）分类检索

根据《中国图书馆分类法》制定，由专业标引人员对每条中刊数据进行分类标引。分类导航包括经济管理、教育科学、图书情报、自然科学、农业科学、医药卫生和工程技术等类目。用户可按学科类别逐级进入，获取检索结果。

（5）期刊导航

根据期刊名称字顺或学科类别对收录的所有期刊进行浏览，或通过刊名或ISSN 号查找某一特定刊，并可按期查看该刊的收录文章，同时可实现题录文摘或全文的下载功能。

3. 特色功能

《中文科技期刊数据库》采用我国一流检索内核"尚唯全文检索系统"实现数据库的检索管理。"尚唯全文检索系统"是经我国专家团队鉴定一致认为达到"国内领先、国际先进"水平的检索系统，各种指标及综合性能均大大领先于其他同类产品。其独有的特色功能介绍如下。

①独有的复合检索表达方式：例如要检索作者"张三"关于林业方面的文献。只需利用"a＝张三＊k＝林业"这样一个简单的检索式即可实现。这种通过简单的等式来限定逻辑表达式中每个检索词的检索入口，实现字段之间组配检索的检索数据库，是领先于国内其他数据库产品的。

②特色的参考文献检索入口：可实现与引文数据库的无缝链接操作，在全文库中实现对参考文献的检索。可通过检索参考文献获得源文献，并可查看相应的被引情况、耦合文献等。提供查看参考文献的参考文献，越查越老，及查看引用文献的引用文献，越查越新的文献关联漫游使用，提高用户获取知识的效率，并提供有共同引用的耦合文献功能，方便用户对知识求根溯源。

③详尽的镜像站管理功能：最大限度方便用户单位对资源的权限管理、使用情况分析、管理分析。管理员可远程登录服务器查看统计信息，具有复杂的统计功能，如可按时间段、IP 段、用户名进行统计，以及流量计费用户的收费情况等。

④个性化的"我的数据库"功能：使用者可以通过注册个性化的标识名，使用"我的数据库"功能，包括期刊定制、关键词定制、分类定制、保存检索历史以及查询电子书架等功能。

四、PubMed 英文文献检索技巧

1. PubMed 简介

PubMed 是由美国一家医学图书馆（National Library of Medicine，简称为NLM）下属的国家生物技术信息中心（National Center for Biotechnology Information，简称为 NCBI）开发的、基于 WWW 的查询系统。数据更新快，检索系统

比较完善，深受广大医务工作者和图书情报人员的欢迎。

PubMed 检索系统主要提供 Medline 和 PreMedline 检索。除此之外，PubMed 还连接了分子生物学方面的数据库，如 GenBank、Biomolecular3D Structures 等。可检索数据库的种类主要有 Medline、PreMedline 及分子生物学数据库。用户可以通过自由词进行检索。PubMed 网址为：https://www.ncbi.nlm.nih.gov/pubmed/。

打开网址主页，寻找"Medline"或"PubMed"按钮点击后，即进入"PubMed"检索首页，在主界面的下方有 Journals Database（收录的学术期刊数据库）、MeSH Database（检索 MeSH 数据库）、Single Citation Matcher（单引文匹配）等。

2. PubMed 系统的主要特点

PubMed 网上更新速度是每周一次。PubMed 数据库收录的文献大多数原始语种是英语，或有英文摘要，但 1975 年以前的文献无英文摘要。其主要特点分为七点。

（1）词汇自动转换功能（automatic term mapping）

指在 PubMed 主页的检索提问框中键入关键词，系统将按顺序使用如下四种表或索引对检索词进行转换后再检索。

①MeSH 转换表（MeSH translation table）：包括 MeSH 词、参见词、副标题词等。如果系统在该表中发现了与检索词相匹配的词，就会自动将其转换为相应的 MeSH 词和 TextWord 词（提名词和文摘词）进行检索。

②刊名转换表（journal translation table）：包括刊名全称、Medline 形式的缩写和 ISSN 号。

③短语表（phrase list）：该表中的短语来自 MeSH、含有同义词或不同英文词汇书写形式的统一医学语言系统（UMLS，unified medical language system）和补充概念（物质）名称表[supplement concept（substance）name]。

④著者索引（author index）：如果键入词语后未在上述各表中找到匹配的词，或者键入的词是一个后面跟有 1～2 个字母的短语，即在 PubMed 中查著者索引。

（2）截词检索功能

PubMed 允许使用"＊"号作为截词符进行截词检索。如：键入"physi＊"，系统会找到那些前一部分是 physi 的单词（如 phsics、physical、physiology 等），并对其分别进行检索。如果这种词少于 150 个，PubMed 会逐个词检索；若超过 150 个（如 med＊），PubMed 将显示如下警告信息："Wildcard search for'term＊' used only the first 150 variations.Lengthen the root word to search for all endings."截词功能只限于单词，对词组无效。需注意，使用截词检索功能时，PubMed 系统会自动关闭词汇自动转换功能。

（3）强制检索功能

在 PubMed 主页的检索提问框中键入一个短语后点击"Go"，系统会高速用自动转换功能查找到相应的匹配词后再进行检索；但是，当键入的词语无匹配词时，PubMed 就会将键入的词语断开后再重复上述词汇自动转换过程；若仍然没有匹配词，系统就将短语分解成单词，再用"and"连在一起在全部字段中检索。很明显，这样检索的结果是不符合用户要求的。因此，PubMed 允许使用双引号（" "）来强制系统进行短语检索。例如，在 PubMed 主页的检索提问框中键入"single cell"，并用双引号引起来，然后点击"Go"，系统会将其作为一个不可分割的词组在数据库的全部字段中进行检索。

（4）链接功能

①链接相关文献：PubMed 系统中的每一条文献记录均有一个相关文献链接，在检索结果的显示状态下，每条记录的右边均有"Related Articles，Links"链接，比较整个数据库中所有记录与指定记录的相似性，并将超过某一阈值的记录按与指定记录相似性高低程度排序输出。点击该链接，系统按文献的相关度从高到低显示。利用此链接可扩大检索范围，获得与所选记录相关的文献。

②全文链接：PubMed 系统在以"Abstract"格式显示检索结果时，为每条能联机获取全文的记录都设置了"Full Text Article"的相关超级链接（多数为期刊名称链接）。

（5）辅助检索功能

辅助检索功能按钮包括条件限定（Limits）、预览/索引（Preview/Index）、检索史（History）和粘贴板（Clipboard）4 种功能设置按钮。

①条件限定。点击条件限定按钮，系统显示多种限定条件供用户选择。其中，"Added to PubMed in the Last"指录入系统的日期；"Published in the Last"指出版日期；"Links to full text，Links to free full text，Abstracts"中，1975 年前出版的文章的记录中没有文摘；"Subsets"指只检索 PubMed 下属的文献数据库（Medline、PreMedline、Publisher 和 AIDS 数据库）。

②预览/索引。预览/索引按钮的用法及功能特征如下。

a. 在显示检索记录之前先预览检索策略和检索结果的记录条数：在检索输入框内键入检索词后，点击预览/索引按钮后，显示检索策略和检索结果的记录数。点击记录数"Result"链接，系统显示检索结果。

b. 修改检索策略：在"All Fields"下拉菜单中选择一个检索字段，然后在提问框内增加检索词，点击"Preview"按钮，系统显示新一次检索结果的记录数。这样反复进行，到检索结果记录数量令人满意为止。

从索引表中选词检索：在"All Fields"下拉菜单中选择一个检索字段，然后在提问框内键入与选定字段相对应的检索词语，点击"Index"按钮，系统显示相应字段的索引词表。用鼠标点亮其中一个检索词，然后，点击合适的逻辑运算符

（AND、OR 或 NOT），被点亮的词会自动加进检索提问框中。然后再点击"Preview"键，系统显示新的检索结果。

③检索史。检索史按钮主要用于查看检索策略，也可用于查看检索结果记录数量。点击"History"，显示检索历史：检索序号、检索式、检索时间和检索记录数。要查看检索到的记录，直接点击检索结果数（Result）按钮即可。在"History"状态下，可以将检索式用逻辑运算符连接起来后再检索。如在提问框中键入"♯1 AND ♯2"，然后点击"Go"。要清除检索史，请点击"Clear History"键。注意事项：PubMed 最多可保留 100 个检索式，超过 100 个时自动删除最早的检索式；进行布尔逻辑运算，即"AND""OR""NOT"运算。

④粘贴板。粘贴板是在检索过程中存放检索结果的地方，以便于集中存盘、打印或订购原文时使用。粘贴板最多能存放 500 条记录。只要粘贴板中有记录，就可点击"Clipboard"查看其中的记录（记录为 summary 格式）。粘贴板按记录存放的先后顺序显示记录题录。要把检索的全部结果存入粘贴板，只需直接点击"Send to Clipboard"键。如果把部分检索结果存放在粘贴板中，需要点击该记录左上角的选择框做标记后，再点击"Send to Clipboard"键。粘贴板中的记录序号颜色均变绿。

（6）检索结果输出功能

①显示检索结果（displaying），默认为 summary 格式。命中记录按该记录被输入 PubMed 的时间排序输出，最新的排在最前面。每页显示记录数默认值为 20，在"Show"功能键所带的下拉菜单中可以更改每页显示记录数，可选项从 5 条到 500 条不等。

②保存检索结果（saving），PubMed 系统允许最多可保存 5000 条记录。存盘时 PubMed 默认文件名为"query.fcgi"。该文件名可以修改，文件格式也可在".Fcgi"和".txt"中选择。选择".txt"格式，便于用文字处理软件和文本编辑器打开所存文件。如果想存为超文本格式，则需要使用 Web 浏览器的"另存为…"功能，并选择".html"格式后再存盘。

③打印检索结果（printing）。

④订阅文献全文（crdering）：点击"Order"按钮，即可订阅全部检索记录的文献全文。要订阅部分记录的文献全文时，对选定的记录予以标记后，再点击"Order"按钮。如果已进行过多次检索，可将每次检索结果添加到粘贴板后，再从粘贴板中集中订取文献全文。该项服务为收费项目。

（7）临床咨询

临床咨询（clinical queries）是 PubMed 设立的一个专供临床医生查找与临床有关的数据的数据库系统。PubMed 采用过滤器（filters）技术，当输入一个检索提问词时，系统只检索与该提问词有关的治疗（therapy）、诊断（diagnosis）、病因（etiology）、预后（prognosis）和临床预测指南（clinical prediction guides）方面与临床密切相关的文献,用户只能在这五个方面进行选择检索。

此外,还设有"Emphasis"的两个选项:灵敏度(broad,sensitive search)和专指度(narrow,specific search)。选择"Sensitivity"项,系统会强调"查全",检出的文献会多些;选择"Specificity",系统会强调"查准",检出的文献会少一些,但与检索提问词的相关性要大一些(精确些)。

3. PubMed 检索方法

检索方法主要有两种,即基本检索和高级检索,供用户使用。

(1)基本检索

PubMed 的检索界面是一个较为简单的自由词检索界面。该界面仅提供检索数据库的选择、时间选择和每屏显示文献条数的限定,允许使用布尔逻辑组配。

数据库选择:在"Search"与"for"之间的复选框中点击"▼"按钮,弹出下拉菜单,点击所要选择的数据库,其默认状态是 Medline 数据库检索。

检索时间限定:在"Enter Date Limit"复选框中选择检索时间。每屏显示文献条数,可在 10 至 5000 条之间选择,默认状态为每屏 20 条。

检索:在该检索界面"Search"检索框中输入要检索的内容(检索词),点击"Go"按钮,系统即可进行检索。检索词可以是自由词、作者、期刊名等。这一界面允许同时输入多个检索词,系统根据条件自动进行组合,并利用通配符(＊)来实现截词(词根)检索;利用引号("")实现特定短语检索,短语检索查到的是作为一个固定词组的文献,此时系统不会对短语词进行自动组合。

请注意,检索词中如果不加逻辑运算符,PubMed 系统会将两个检索词之间的逻辑关系默认为"AND"。一旦点击检索键,PubMed 将显示检索结果,同时检索框中仍然保留刚才输入的检索式。可以通过在检索框或明细框(details)中添加或删除检索词来修改当前的检索式。

(2)高级检索

在这一检索界面中,允许进行一些较为复杂的检索,并可进行各种形式的限定和组配检索,如字段限定(search fields)检索、逻辑组配(logic searching)检索、检索模式(search mode)选择等。

①字段限定检索。

根据需要,将检索要求限定于某一特定范围内,包括题名词、文本词、作者姓名、期刊名称、语种、医学主题词、主要主题词等近 20 个检索词段,默认方式为所有字段检索。只要点击"Search Fields"复选框,弹出下拉菜单,再选择限定方式,点击将其点入复选框即可。

常用检索字段描述和标识(可快速查找某期刊/某年份发表的某类疾病/某方向的论文)如下。

Title[ti]:篇名字段;

Abstract[ab]：摘要字段；

Author name[au]：文章的作者，检索格式为"姓＋名"，如 smith ja[au]；

Journal title[ta]：期刊名称，如 Medical Oncology [ta]；

Date of publication[dp]：出版年份，如 1993[dp]；

MeSH[mh]：主题词，如 DNA[mh]；

Language[la]：论文出版语种，语种检索时可只输入前三个字母，如 chi[la]＝chinese[la]、eng[la]＝English[la]。

采用字段限制方式进行检索，其规则如下。

检索词 1[字段标识]＋逻辑运算符＋检索词 2[字段标识]。

例 1：查找作者 Crick 在 1993 年发表的有关 DNA 方面的文献，检索式：DNA[mh] AND Crick[au] AND 1993[dp]。

例 2：PubMed 中查 *BMC Cancer* 上中国人发表的文章，检索式："BMC Cancer"[ta] AND "Chinese"[Affiliation]。

②逻辑组配检索。

允许检索者直接使用逻辑组配。另外，再一次检索完毕后，系统会自动提供两个再次组配窗口。

a. 追加检索窗口：在该窗口中可以选择概念组配形式，追加新的检索词，对一次检索结果进一步限定。其默认形式为"AND"。

b. 修改检索策略：该窗口列出了已检索过的所有检索式，可在此对各个检索式重新进行逻辑组配和检索。

③检索模式选择。

PubMed 的高级检索界面提供两种检索模式。

a.Automatic 检索模式：是高级检索界面的默认模式。这一功能可使检索过程根据检索要求自动进行相应的转换。如果输入的检索词未加限定，PubMed 将运用这一功能，自动将其映射到 MeSH（主题词）、刊名或著者等转换平台，如输入"aids"，并将其限定为"MeSH Terms"字段，系统会自动转换成 MeSH 词，并进行检索。

b.List Terms 检索模式：依据检索条件，按字母顺序显示符合接近初选条件的检索词目录列表，检索者可根据需要进一步加以选择。如输入"acquired immunodeficiency syndrome"，并限定为"MeSH Terms"，系统就会显示有关该主题的字顺目录，包括与副主题词的组配，并在后面的括号中显示每个词的文献记录数。在此可以进一步进行选择和检索。

④限定检索。

在"Limited to"栏下进行如下各种限定：选择字段、只检带文摘的记录、文献类型、语种、子集、年龄组、人类或动物实验、性别、录入系统日期、文献出版日期。

⑤截词的运用。

截词符"﹡"代表多个字符,将﹡加在检索词后可以表示对所有以该词开头的词进行检索。如"bacter﹡",可以检出 bacter、bacteria、bacteriophage、bacterium 等单词。再如"inflection﹡",既包括"inflection",也包括"inflection control"等。

⑥"Preview/Index"键的运用。

a. 预览检出文献:在检索框键入检索词(或词组)后点击"Preview/Index",显示检索结果前预览检出文献数量。

b. 调整教案策略:在检索框中添加检索词再点击"Preview",新添加的词将与已经存在的词自动用"AND"方式组配在一起。

c. 显示检索结果:点击检索结果数字(超链接)即可。

d. 字段限制检索:从"All Fields"下拉菜单中选择字段或直接输入,点击"AND""OR""NOT"添加到检索词中进行组配检索,再点击"Preview"进行预览。

⑦"Index"键的运用。

在"All Fields"下拉菜单中选择字段后,在框中输入检索词,再点击"Index",PubMed 显示该词在按字母顺序排列的词表中的位置,文献数量显示在括号中,然后选择合适的逻辑运算符进行检索。选中的词将出现在检索框中。

⑧"History"键的运用。

点击特征栏上的"History"键,查看在该栏中保存的所有检索策略和结果。"History"显示检索序号、检索词、检索时间以及检索结果的数量。

⑨"Clipboard"键的运用。

a. 暂时保存检索结果:点击"Clipboard"键,系统将检索到的文献暂时保存在粘贴板中,用户再采用打印或保存等功能对粘贴板中的记录进行处理。

b. 添加文献记录:先点击检索结果界面中文献记录左侧的复选框中的记录,然后点击"Clip Add"即可,记录被添加到粘贴板中,检索记录的数字变为绿色。

c. 重新定位"♯0"检索。可以将粘贴板中的记录重新定位"♯0"检索序号,以便进一步进行布尔检索。例如,欲筛选粘贴板中所收集的记录中用英文发表的文献,可以在检索框中采用下列检索式检索:♯0 and English [la]。这种操作并不改变粘贴板中的内容。粘贴板最大存储量为 500 条,一旦将文献加到粘贴板中,即可通过粘贴板查看所选的文献。粘贴板中的记录将在停止检索一小时后自动清除。

4. 检索结果

搜索结果可显示、存盘、打印。对命中文献,可以自定义每屏显示的数量,系统默认值为 20 条。单击"Display"可以显示命中文献的题录,大多数有文摘,并有相关文献的链接。篇名加方括号的原文为非英文文献。存盘和打印可以使用浏览器的菜单来完成,建议用文本格式存盘。

5. PubMed 主题检索

(1)PubMed 的检索类型

通常所要查询的单词类型大致可以分为以下几类。

①词语(主题)检索:检索框中键入的是英文单词或短语,然后回车或点击"Go",PubMed 即使用其词汇自动转换功能进行检索,并将检索结果直接显示在主页下方。

②著者检索:格式为"著者姓空格 名字首字母缩写",输入后,点击"Go",系统会自动到著者字段去检索,并显示检索结果。

③刊名检索:在检索框中键入刊名全称或 Medline 形式的简称、ISSN 号,系统将在刊名字段检索。

④日期或日期范围检索:日期的录入格式 YYYY/MM/DD,如 1999/09/08。也可以不录月份和日期,如 2000 或 1999/12。

⑤检索期刊子集(辑):检索的格式为"检索词 and jsubseta",如 neoplasm and jsubseta。

⑥检索带文摘的记录:检索的格式为"检索词 and has abstract",如 liver cancer and has abstract。

⑦布尔逻辑检索:PubMed 系统允许使用布尔逻辑检索,只要在检索框中键入布尔逻辑运算符。

(2)PubMed 主题检索

在此,重点介绍 PubMed 主题检索,我们通过以下的这一实际操作来简单说一下。

举例:假设想用主题词检索高血压方面的文献,使用《全医药学大辞典》等词典工具,得到的英文是"high blood pressure;hypertension"。

①找到相应的主题词。

a. 进入 PubMed 网站首页,在"Search"下拉框中选择"MeSH"。

b. 在检索框中输入 high blood pressure[mesh],按"Search",就直接进入了高血压的主题词页面。最上方用粗体标出的 Hypertension,就是高血压的 MeSH 主题词。

在这个页面,有以下内容。

主题词的简单介绍;Subheadings(可以和该主题词组配的副主题词);Restrict to MeSH Major Topic(搜索选项:仅检索主要主题词);Do not include MeSH terms found below this term in the MeSH hierarchy.(搜索选项:不扩展检索);Entry Terms(入口词,可以当作该主题词的别名)。

MeSH hierarchy 最下方是该主题词的树状结构表。从中可以看出,高血压的下面还有好几个下位词,如恶性高血压、妊娠性高血压。

②用主题词对 PubMed 数据库进行检索。

进入 PubMed 网站首页,在"Search"下拉框中的缺省设置就是 PubMed。有以下几种检索策略。

a. hypertension [mesh]。检索 PubMed 的 Medline 数据库中主题词标引为高血压(包括高血压的下位词)的所有文章。注意:PubMed 缺省进行的是扩展检索,即除了检索输入的主题词,还会扩展该主题词的下位词。

b. hypertension[major mesh]。检索 PubMed 的 Medline 数据库中主要主题词标引为高血压的所有文章。在检索结果页面,加 * 号的 MeSH 词就是主要主题词。主题词是指该篇文章在讲什么,主要主题词是指该篇文章主要在讲什么。

c. hypertension [mesh:noexp]。这个检索策略的意思是:不进行扩展检索,即只检索标引为高血压的,不检索标引为其下位词如恶性高血压、妊娠性高血压的。

d. hypertension/drug therapy[mesh]。这个检索策略将主题词和副主题词进行了组配,意思是检索高血压药物治疗方面的文章。

第三节　医学文献检索漏检、误检分析及对策

在医学科研中,选题新颖性判断、相关研究整合分析等主要依赖于相关文献的查全。只有掌握了全面的相关文献,才能对所选课题的新颖性做出客观的评价,才能使整篇研究理论依据充足。因此,文献信息检索的查全率对医学研究者具有很大的意义。随着当今信息技术的快速发展,检索手段逐渐由原来的纯手工检索发展到计算机检索或计算机与手工检索相结合,故检索人员需在检索过程中熟练操作相关检索工具,系统地掌握相关操作技巧,否则会造成漏检和误检的情况。分析大量被认为创新性不足或者理论依据不足的研究后发现,有很大一部分原因是研究者不够熟悉医学文献检索的原理和相关技巧,导致了大量关键文献的漏检。经过分析发现,造成漏检、误检的原因和对策主要有以下几个方面。

1. 数据库的选择

此前介绍的各种国内外数据库只是目前种类繁多的数据库中的很小的一部分,这些数据库既有综合性数据库也有专业性数据库,在检索方式和检索结果方面往往存在着巨大的差异。因此数据库的选择在文献检索中是最基本也是最重要的。由于任何一种数据库都难以全面收录所有的专业相关文献,在选择数据库时,若仅用一两种检索手段来检索一两种数据库,就会造成文献的漏检和

误检。

我们又如何在检索过程中合理使用数据库,来避免文献的漏检和误检呢?

①合理选取数据库,应该以专业性数据库为主,综合性数据库为辅。

②除了发表在核心期刊上的科研文章,还应重视学位论文、会议论文、成果、专利等。

③应尽量选择收录量多、收录年限长、更新频率快的数据库,同时应考虑到文献的学科范围、收录时间等因素,以保证查全率和查准率。

2. 检索词的确定

我们检索时,大部分时候都是直接采取关键词检索,虽然很方便,但由于关键词大部分时候不会显示词的等级关系和相关关系,这就使得我们可能会漏了关键词相关的词汇,不利于文献的查全。因此,在确定检索词时,我们应从多种角度考虑,适当对关键词进行一定的扩展,如,检索关键词相关的同义词、近义词、全称、简称或缩写、上下位词等。此外,还应注意外来词的音译变化,以及错别字、自造词等词的检索。

3. 检索策略的制定

检索策略,就是在分析检索提问的基础上,确定检索的数据库、检索的用词,并明确检索词之间的逻辑关系和查找步骤的科学安排。通常,我们狭义理解的检索策略即检索式(检索用词与各运算符组配成的表达式),它控制着检索过程,关系到文献的查全率和查准率。一般包括"明确课题需求、选择数据库"和"主题分析"两个环节。

检索策略的主要内容如下。

①确定检索系统:根据课题选择合适的检索系统,它必须包括检索者检索需求的学科范围和熟悉的检索途径。在计算机检索中还需要确定检索所需要的文档名称或代码。

②确定检索途径:各检索系统一般都具有许多索引体系(检索途径),应根据课题需要选择自己熟悉的检索途径,也可多途径配合使用。

③选定检索词:各种检索途径均须有相应检索词(亦称入口词)方可进行检索。如分类途径以分类号作为检索词,主题途径以标题词、关键词等作为检索词等。计算机检索还须选定检索词编制布尔逻辑提问式。

④调整检索方案:根据检索过程中出现的各种问题及时调整方案,扩大或缩小检索范围。

根据检索策略的这四个内容,我们在制定检索式时,应该注意以下几点,以避免出现漏检、误检的情况:理解课题主要内容及技术路线,弄清主题概念之间的逻辑关系;合理使用位置运算符;避免地域名限制;检索策略不是一成不变的,需具体问题具体分析,依情况进行调整和优化。

综上所述,信息检索中要避免漏检误检,取得满意的检索效率,应注意:根据课题主要研究靶点提炼精准的关键词,在检索时应充分考虑关键词相关的主题词、自由词及同类词(包括全称、简称、缩写、同义词、反义词、上下位词等);综合运用多个数据库,以专业数据库为主,综合数据库为辅;要丰富检索的文献类型,除了期刊文献外,应同步检索学位论文、会议论文、专利、成果、标准等;适当调整、修改检索式,不断优化检索策略。

第四章　标题、摘要翻译与写作的基本方法

第一节　标题的重要性

　　浏览书刊时,论文的标题是最先映入人的眼帘的。查阅文献索引或者题录等情报资料时,人们最先找到的也是论文的标题。一篇论文的标题就像一个人给别人的第一印象,标题提供的信息会给读者留下第一个主观印象,而读者将凭借第一印象来判断和决定是否阅读论文,这个印象会一直持续到阅读完整篇文章。一个好的标题,往往可以争取大量的读者,进而使论文体现其本身应有的价值。

　　科技论文的标题,即英语中的"title",又可以称为题目、题名或文题等。中国国家标准 GB 7713—1987 定义题目为"以最恰当的、最简明的词语反映论文、报告中最重要的、具有特定内容的逻辑组合"。所以,题目即"文眼",是文章的内容轴线,是论文的总纲,需要论文以最重要的、最有特点的、最恰当的、最简明的词语进行逻辑组合。我们可以简单地将标题的特点总结为准确、简洁、有效。尽管 IMRaD 中并没有"题目"这一项的具体内容,但其重要性不言而喻。总体而言,题目需要满足以下四点:点明线索、点明中心、点明内容、点明对象。除此之外,题目中的每个词语必须充分有助于关键词选定以及题录、索引等二次文献编制,并能够提供检索可用的特定实用信息。因此,作者需要认真地斟酌题目中的每一个词语,谨慎地加以选择,力求用最少的词语、最准确且最有效地反映论文的实质。

　　标题就是作者的心声。读者看完标题,即可知道论文论述的宗旨,大致了解论文的主要内容;有的读者原本不一定想阅读全文,看了标题以后,也许会产生一种非阅读全文不可的想法。事实上,所有论文的作者又都是文章的读者,所以他们必然十分了解标题何其重要。设想一下,如果你打开"PubMed""Science Direct""BioMed Center"或"Scopus"这些数据库的网页,或者是从检索工具、期刊目录上接触到一些论文,最先映入眼帘的是作者和题目。或许读者一开始注意到的以及关心更多的是题目,而不是作者。一般来说,读者阅读论文的习惯是先浏览目录,人们会根据标题的内容,选择性地去浏览论文或论文摘要。如果题

目第一眼看上去不合适或者信息不全,读者可能就不会花精力去阅读全文,标题就失去了其应起的作用。一个好的标题不仅能集中读者的注意力,增强读者的好奇心,还能够吸引读者去阅读和研究论文的具体内容,这对于 SCI 期刊的编辑和审稿人而言也是一样,他们收到一篇文章,肯定是先看看题目,对这篇论文有个初步的判断,再看看摘要,基本就能决定这篇文章的命运了。正文部分当然也是非常重要的,但如果题目和摘要没有让编辑和审稿人眼前一亮,正文部分很有可能就没机会展露了,写得再好也于事无补。另外,论文标题是文献标引和检索资料的重要根据,题目的正确性一定程度上决定了编选索引和文摘,一旦题目不当,这篇文章就无法被检索到。

论文作者应谨慎地选择题目中的每一个字并对其细心地进行取舍。如何做? 一般我们都是先拟定题目再撰写论文,但亦可先写论文再定题,又或者可以将要写的内容列出提纲,根据提纲再定题目。文题贵新,切忌老生常谈,别人用过的题目不要再用。另外,当你开始命题时,可以先草拟出两到三个标题,把它们写下来或者打印出来,贴在最显眼的地方,在撰写论文的过程中,时刻将这几个标题代入进去,再三深入思考,一改再改,最后选出最佳的、最能够反映全文的标题。在拟定标题的过程中,也应该询问导师或同行,请他们提出宝贵的意见。

加拿大多伦多大学 Wellman 教授(1999)认为,在撰写论文时,应该先拟定一个标题,这样内容比较集中,但之后要反复修正,最后敲定。好的标题有画龙点睛的作用,我们都知道,医学论文题目应该是文章内容的集中概括。作者写论文,无非两点,一是传播科技经验,二是为晋升需要。论文题目首先映入读(编)者的眼帘,读(编)者浏览文章,大多先看题目,然后决定是否阅读(取舍)全文。因此,要求命题既能够很好地概括全文内容,又可以引人注目,便于记忆和引用,满足恰当、确切、简短、鲜明这些要求,起到画龙点睛的作用,以引起读(编)者的注意与兴趣。在论文撰写完之后,不妨再反问一下自己:文章的标题是否起到了画龙点睛的作用? 如果还有疑虑,不能确定,不必急于定题,应再继续修改。Wellman 也说道:“用标题来推销你的论文。”这句商业味十足的语言或许能更清晰地提醒作者们在命题上要多“呕心沥血”一点。

第二节　命题的原则与要求

一、命题的原则

①我国学者闵鹏秋教授曾经明确提出四点选题、立题和命题的原则及注意事项。

a. 题目要有新意和创意。

b. 题目应反映该研究领域的前沿,起点应尽可能高一些。

c. 研究的问题尽可能窄一些,针对性强一些。

d. 题目要求目的明确、概念准确、文字简练、语意清晰,在此基础上,可适当注意生动性。

②美国爱荷华大学在命题方面向学生提出六个要点。

a. 先写出初步关键词(the primary key words)。

b. 组建一个提供资料的题目。这个题目涵盖全部或部分重要的关键词(construct an informative title)。

c. 题目含有一个动词(having a verb in it)。

d. 这个题目阐述了此论文的主要结论(the title should state the main conclusion of the paper)。

e. 使用主流词汇(use mainstream words)。

f. 花费一定时间,在最后定稿时,不断反复考虑(constantly rethink, especially as you are putting on the final touches to the manuscript)。

③冰岛雷克雅未克大学 Aceto 教授认为,标题应该具有以下五个特点。

a. 富于信息。

b. 简明扼要的。

c. 吸引人的/难忘的。

d. 最原创性的。

e. 并非哗众取宠的。

好的标题,是让读者看到之后就能够知道你在做什么,你是如何做的。这就是标题的自明性以及应具有的吸引力、诱读力。但是具有吸引力和诱读力的题目绝非滑稽可笑、哗众取宠的,更不能沦为我们现在所称的"标题党"。这一点虽然难以掌握,但必须把握。大多数作者都十分看中标题的准确性,而对其诱读力注意不够。当然,有些标题看起来具有一定的吸引力,但当读者细细品味的时候会发现,字里行间多少流露出一点点"俗气",这种标题也是不可取的。

二、命题的要求

1. 准确完整,避免含糊不清

作为 SCI 论文的"标签",标题的表达一定要准确,用词具有专指性,能准确反映研究领域和论文的主要内容。题名既不能过于空泛和一般化,也不宜过于烦琐,即题要扣文,文也要扣题,毫不含糊。例如《TGFβ/PDCD4/AP-1 信号通路与鼻咽癌》(Role of the TGFβ/PDCD4/AP-1 signaling pathway in nasopharyngeal carcinoma),这个标题过于宽泛。因为看了全文就知道,该文事实上是探讨 TGFβ/PDCD4/AP-1 信号通路在鼻咽癌中的表达及其与临床病理特征和预后的关系。如果改为"Role of the TGFβ/PDCD4/AP-1 signaling pathway in nasopharyngeal carcinoma and its relationship to prognosis",前半句体现信号通路可能与鼻咽癌的发生发展有关,后半句表明信号通路可能与鼻咽癌预后有关。

2. 简明扼要,避免长篇大论

论文标题应该简明扼要,既有利于发表又便于检索。一项调查表明,一篇学术论文,标题越短越容易被转引。这一刊登在英国《皇家学会开放科学》上的调查文章提到,一个英国华威大学的研究小组分析了 2007 年至 2013 年间发表在全球各类学术期刊上的大约 14 万篇被转引较好的学术论文。调查结果显示,比起标题较长的论文,那些标题较短的论文被转引的机会较大。参与调查的数据科学家阿德里安·莱彻福德解释说,"这可能是因为标题较短的论文更易读、易理解,从而能够吸引更多的读者,增加了被转引的机会"。当然,过犹不及,论文标题不能一味求短。*The Journal of Brief Ideas* 总编戴维·哈里斯认为:"简短是好,但是要注意太短也有风险,容易导致题目含混不清,中心不明或者对阐释论文主旨毫无作用。"总体而言,论文标题需要用精练的文字尽可能地概括出丰富的内容。以前面的例子来说,如进一步缩减为"The TGFβ/PDCD4/AP-1 signaling pathway in nasopharyngeal carcinoma",这一标题虽然简洁,但读者很难从中看出它主要是研究 TGFβ/PDCD4/AP-1 信号通路在鼻咽癌中的激活情况以及这个通路与鼻咽癌临床病理特征和预后的关系的论文。Texas Heart Institute 写作中心提出,应避免成串的名词出现在题目中。因为标题不一定是句子,如果一长串的名词堆积,会导致标题通读性较差。例如《补体结合和沉淀试验提取和纯化华支睾吸虫成虫抗原》(Complement fixation and precipitin tests for adult Clonorchis sinensis antigen isolation and purification)。

3. 突出中心词汇,避免缩略词语、难懂的词等

首先,标题要具有吸引力,一目了然。核心词放到题目开头能清晰地反映文章的具体内容和特色。例如《microRNA-383 靶向调控 PI3K-Akt-mTOR 信号通路对人宫颈癌细胞迁移和侵袭能力的影响》,在这篇文章中,microRNA-383 是文章的主要研究指标,而 PI3K-Akt-mTOR 信号通路只是文章的机制研究。如果将题目翻译为"Effect of the PI3K-Akt-mTOR signaling pathway targeted by microRNA-383 on the migration and invasion of human cervical cancer cells",读者看上去就会认为 PI3K-Akt-mTOR 信号通路才是论文的研究主题,而"Effect of microRNA-383 on human cervical cancer cell migration and invasion through the PI3K-Akt-mTOR signaling pathway"看起来就比前面那个翻

译要好很多,最起码读者一眼就能明白研究主题。

其次,除科技界公认的缩写词如 DNA、AIDS 等外,标题中尽量少用或者不用缩略词。例如《经体外受精/胞浆内精子注射受孕妊娠结局的综合评估》(The role of the urologist in the era of in vitro fertilization/intracytoplasmic sperm injection),"in vitro fertilization/intracytoplasmic sperm injection"在标题里就不宜缩写为 IVF/ICSI。

再次,说明词可少用或不用。美国 *Cancer Letters* 杂志在其"Guide for author"中建议作者:"Title should be informative and preferably not exceed 185 characters, including spaces and extraneous words such as 'study', 'investigation', etc."这里杂志社不仅限定了题目的字数,而且特别提出避免使用"extraneous words"。调查(investigation)、研究(study)、分析(analysis)等词在文章标题中尽量少用,因为题目中其他内容已对论文的性质进行了说明,而中文论文标题中大多含有这类词,如"……的研究""……的实验研究""……的实验观察""……的初步研究""关于……的分析"等。汉语中人们习惯使用这种命题方式,主要是因为喜欢重复描述且习惯性汇总。例如《PI3K-Akt-mTOR 信号转导通路对大鼠慢性神经病理性疼痛的影响及镇痛机制研究》翻译成"Mechanism study of the PI3K/Akt/mTOR signaling pathway to alleviate chronic neuropathic pain in rats",事实上,这篇论文的标题宜翻译成"Analgesic effect of the PI3K/Akt/mTOR signaling pathway on chronic neuropathic pain in rat models of chronic constriction injury"。有时候为了使题目更清晰地表达论文内容,会采用主、副题名相结合的方法,如《XRCC3 单倍体型与中国人群脑胶质瘤发病风险的相关性:一项以医院为基础的病例对照研究》(XRCC3 haplotypes and risk of gliomas in a Chinese population:a hospital-based case-control study)。

最后,标题中应该完全避免使用罗马数字,如果数字不可避免,则应该把数字改为英文。

4. 命题过程中常见的七类错误

在中文网上刊出的《科技论文的规范写作手册》中提出命题中的七类错误,具有普遍的意义,英文论文的命题也应防止这些错误。

①采用套话,空话,没有实际意义。

②空泛不具体,可检索性较差。

③标题与论文内容不符合。

④概念模糊与逻辑错误。

⑤词序、语序不当。

⑥省略不当。

⑦结构不对。

第三节　标题字数要求

1. 标题字数的标准

国外英语科技期刊一般对标题的字数是有所限制的。为了解现在生物医学论文标题的基本字数情况，笔者查阅了几种常见杂志的"Guide for author"，发现它们都对标题的字数进行了限制。*Science* 要求标题字数不超过 90 个字符；*Jnci-Journal of the National Cancer Institute* 要求标题不能超过 14 个单词；*PLoS* 要求标题最多不超过 250 个字符；*Journal of Cellular Biochemistry* 要求标题在 16 字以内；*Journal of Cellular and Molecular Medicine* 要求标题在 80～100 字符；*Journal of Molecular Medicine* 要求标题在 12 字以内。另外，美国医学会（American Medical Association）规定，该学会所办的杂志，论文的标题不能超过 2 行，而每行不得超过 42 个字符（包含空格）。虽然根据内容需要，论文的命题可长可短，但切勿太短或太长。太短的标题，显得过于简单化，提供的信息量不足，且不能够完整地表达含义，很容易让读者直接止步于题目；而过长的标题，则显得冗长、累赘，容易给人留下作者英语功底不扎实、文章啰唆的印象。因此，题目应该是一个"标签"，而不是一组冗长的词语堆积。论文的作者们应该都做过实验，都贴过"标签"，所以应该比较清楚地了解"标签"的作用。人们通常会用最少的字来表达清楚而明确的内容，越吸引人越好，让别人一看"标签"就知道里面装的是什么"药"。

关于标题用多少字最为合适，目前国际上尚无统一的规定。GB 7713—1987 提出，中文论文的标题最好不超过 20 字。英文论文标题的字数标准与中文不一样，Dr.Jenkins(1995)建议使用 10～12 个单词。事实上，标题字数的多少一般取决于能否达到全面概括全文的目的。下面举例进一步阐述题目字数的多少对意义表达的影响。

①"MicroRNA-98 and CLDN1 in colorectal cancer"。

②"Effect of microRNA-98 on human colorectal cancer cell proliferation and apoptosis by targeting CLDN1"。

③"In vivo and in vitro effect of microRNA-98 on human colorectal cancer cell proliferation and apoptosis by targeting CLDN1"。

以上三个英文标题译自同一篇论文，标题①的字数最少，6 个单词，"microRNA-98 和 CLDN1 在结肠癌中的研究"，标题简洁地点明了研究指标和研究疾病。没有作者会为了减少标题字数连文章研究指标和疾病都不点明，因此这个标题字数到了不能再少的程度。然而标题①虽然交代了研究指标和疾病，读者看了却一头雾水：这到底是一篇综述，一篇临床实验文章还是一篇基础实验文章？microRNA-98 和 CLDN1 为什么要放在一起，它们之间是什么关系？标题②和标题③，字数分别是 14 和 19，其实两个标题都合适、简洁地概括了全文的研究指标、研究疾病、研究方向。从后两个标题中我们可以看出这篇文章的很多信息：研究肯定有基础实验，肯定做了细胞增殖和细胞凋亡实验等。另外，从"targeting"这个单词我们也可以看出，研究也做了双荧光素酶基因报告检测，证实 CLDN1 是 microRNA-98 的靶基因。标题③比标题②多了"in vivo and in vitro"，则能够告知读者，这项研究还做了裸鼠移植瘤实验。

另一方面，为了使题目变得精简，题目中的冠词也有一定的改变。早期的科技论文题名中，冠词"the"用得较多，而近年来冠词的使用趋向于简化。一般简化的原则是，凡是可用可不用的冠词在题名中均可以省略不用。例如"The effect of high doses of calcium-channel blockers on survival in primary pulmonary hypertension"中的冠词"the"可省略不用。这样标题即简化为"High doses of calcium-channel blockers on survival in primary pulmonary hypertension"。我们应该意识到，题目不一定是句子，它可以不符合英语语法的要求，对冠词的处理应以简化为原则，而不是考虑语法的需要。

综上所述，标题应该确切、简练而且醒目。在能准确反映论文特定内容的前提下，标题的字数越少越好。

2. running title 字数的标准

"running title"可译为"眉题"。眉题一般就是几个短语，概括文章内容。它是在杂志每一页的右上角出现的小标题，是文章的精华或要说明的内容。因为眉题要在很短的语句内概括文章的中心，一般使用如下的思路：A 比 B 好，A 在什么中有什么用，A 和什么（疾病名、分子名）等。大部分杂志社不反对眉题中使用缩写，但对长度有很严格的要求，比如不能超过 10 个单词，不能超过 50 个字符等。笔者查阅了几种常见杂志的"Guide for authors"，发现它们都对眉题的字数进行了限制。*Journal of Clinical Laboratory Analysis* 要求眉题为 40 个字符以内；*Journal of Cellular Biochemistry* 要求为 45 个字符以内；*Tumor Biology* 要求为 6 个字符以内；*Genetic Testing and Molecular Biomarkers* 要求为 45 个字符以内。以前面的例子"Effect of microRNA-98 on human colorectal cancer cell proliferation and apoptosis by targeting CLDN1"来说，其眉题可以写为"miRNA-98 targeting CLDN1 in CRC"。

第四节   标题常见结构及翻译技巧

不是以英语为母语的作者在标题中常犯一些语言方面的错误，如省略不当、介词使用不当、并列关系使用不当，用词不当、句子混乱等。为了避免这些错误，现介绍几种英语词组及表达方式,相信对读者有一定的参考意义。

一、撰写题目常见结构

1. 名词短语结构的标题

英文标题多以短语为主要形式,基本上由一个或几个名词或名词短语加上其前置和/或后置定语构成。例如"Efficacy and safety of internal fixation for pelvic fractures"中"internal fixation"(内固定手术)是主要的名词短语(中心词),"for pelvic fractures"(骨盆骨折)和"efficacy and safety"(疗效与安全分析)则是研究方向。两个前置词,分别修饰、说明这种内固定手术是针对什么类型的疾病以及这个治疗手段的研究方向。需要注意的是,短语型标题首先需要确定中心词,然后再进行前后修饰。否则,改变中心词有可能改变题义。标题中,各个词的顺序也很重要,一旦词序不当,就会导致表达不准。

2. 陈述句结构的标题

论文中用陈述句作为标题的比例不是很高。因为题名主要是起标示作用,而陈述句会给题名带来判断性的语义。加上陈述句不够精练和醒目,不容易突出重点。但是,我们不能说完全排除使用陈述句做标题,陈述句结构的标题有个特点,那就是它很清晰。笔者查阅了 PubMed,发现陈述句结构的标题更常见于基础实验研究的论文中。这里,提供几个用句子做标题的例子,以供参考。

例 1:"Loss of tumor suppressor PTEN function increases B7-H1 expression and immunoresistance in glioma"。来源:*Nature Medicine*。

例 2:"The murine p53 protein blocks replication of SV40 DNA in vitro by inhibiting the initiation functions of SV40 large T antigen"。来源:*Cell*。

例 3:"Epidermal growth factor receptor inhibitor protects against abdominal aortic aneurysm in a mouse model"。来源:*Clinical Science*。

3. 疑问句结构的标题

在少数情况下,诸如评述性、综述性、驳斥性等类型的论文的文题,也不排除使用疑问句。这归因于疑问句具有较强的探讨性语气,具有一定的诱读性。相对而言,疑问句比较容易引起读者兴趣。此处同样给出几个例子。

例 1:"Impaired sperm motility in HIV-infected men:an unexpected adverse effect of efavirenz?"。来源:*Human Reproduction*。

例 2:"Adverse effects of weight loss:Are persistent organic pollutants a potential culprit?"。来源:*Diabetes & Metabolism*。

例 3:"Statin effects on atherosclerotic plaques:regression or healing?"。来源:*BMC Medicine*。

二、不同生物医学论文题目类型及翻译技巧

1. 表述研究对象的比较、选择、相关性

例1:《冠状动脉旁路移植术与药物洗脱支架在老年患者冠状动脉左主干病变的治疗比较(年龄≥75 年)》译为"A comparison between coronary artery bypass grafting surgery and drug eluting stent for the treatment of unprotected left main coronary artery disease in elderly patients（aged ≥75 years）"。来源：*European Heart Journal*。

例2:《纳米银在体内皮肤和体外角质形成细胞毒性评价》译为"Evaluation of silver nanoparticle toxicity in skin in vivo and keratinocytes in vitro"。来源：*Environmental Health Perspectives*。

例3:《移植源最优方案的选择：不匹配的无关供者，脐带血或半相合移植》译为"Selection of optimal alternative graft source：mismatched unrelated donor, umbilical cord blood, or haploidentical transplant"。来源：*Blood*。

2. 表述研究对象的应用

例:《质子磁共振波谱在颅内肿块诊断中的临床应用》译为"Clinical application of proton magnetic resonance spectroscopy in the diagnosis of intracranial mass lesions"。来源：*Neuroradiology*。

3. 表述研究对象的影响、作用、效果、价值、特点

例1:《术前焦虑对接受腹式全子宫切除术患者术后疼痛反应的影响》译为"Effect of pre-operative anxiolysis on postoperative pain response in patients undergoing total abdominal hysterectomy"。来源：*Anaesthesia*。

例2:《糖原合成酶激酶 3(GSK-3)在人未成熟树突状细胞对烟曲霉的先天免疫应答中的作用》译为"Role of Glycogen Synthase Kinase 3（GSK-3）in innate immune response of human immature dendritic cells to Aspergillus fumigatus"。来源：*Medical Mycology*。

例3:《肿瘤微血管密度对可手术非小细胞肺癌预后的预测价值》译为"Prognostic and predictive value of intratumoral microvessels density in operable non-small-cell lung cancer"。来源：*Lung Cancer*。

例4:《新型长效组胺 H1 受体阻滞剂阿司咪唑体内体外的结合特性》译为"In vitro and in vivo binding characteristics of a new long-acting histamine H1 antagonist, astemizole"。来源：*Geophysical Research Letters*。

4. 表述研究、研制、分析、观察、评价、报告

例1:《上海地区 5893 例女性体检者宫颈分泌物沙眼衣原体、解脲支原体和淋球菌感染状况的流行病学分析》译为"Prevalence of chlamydia trachomatis, ureaplasma urealyticum and gonorrhea infections among Chinese women in

Shanghai：a community-based，cross-sectional study"。

例 2：《温哥华活体器官供者论坛：肺、肝、胰、肠数据及医学指南》译为"A report of the Vancouver Forum on the care of the live organ donor：lung，liver，pancreas，and intestine data and medical guidelines"。来源：*Transplantation*。

例 3：《西部中心地区肝癌 412 例分析》译为"An analysis of 412 cases of hepatocellular carcinoma at a Western center"。来源：*Annals of Surgery*。

5. 表述伤病的诊断、治疗、处理、修复、重建

例 1：《骨肿瘤病人的中药治疗》译为"Traditional Chinese drug therapy in treating patients with bone tumors"。

例 2：《细胞应激下重塑 Ago2-mRNA 交互反映 miRNA 互补性与翻译变率的相关性》译为"Remodeling of Ago2-mRNA interactions upon cellular stress reflects miRNA complementarity and correlates with altered translation rates"。来源：*Genes & Development*。

例 3：《开放手术治疗腹主动脉瘤》译为"Open surgical repair of thoracoabdominal aortic aneurysms"。来源：*Annals of Vascular Surgery*。

例 4：《受控衰减参数和瞬时弹性成像对肝脏脂肪变性的无创诊断》译为"Non-invasive diagnosis of liver steatosis using controlled attenuation parameter (CAP) and transient elastography"。来源：*Liver International*。

6. 多态性/蛋白类型文章

例 1：《CD40 基因多态性与膝骨关节炎易感性和严重性的关联》。

翻译 1：Association between CD40 gene polymorphism and knee osteoarthritis susceptibility and severity in a Chinese Han population。

翻译 2：CD40 gene polymorphism correlates with knee osteoarthritis susceptibility and severity in a Chinese Han population：a case-control study。

翻译 3：Genetic polymorphism in the CD40 gene is associated with knee osteoarthritis susceptibility and severity in a Chinese Han population。

例 2：《凋亡抑制蛋白 livin 表达水平与鼻咽癌放疗预后的关联》。

翻译 1：Expression and prognostic value of inhibitor-of-apoptosis protein livin in patients with nasopharyngeal carcinoma undergoing radiotherapy。

翻译 2：Inhibitor-of-apoptosis protein livin as a prognostic factor for patients with nasopharyngeal carcinoma undergoing radiotherapy。

翻译 3：Relationship between expression of inhibitor-of-apoptosis protein livin and the efficacy of radiotherapy in nasopharyngeal carcinoma。

7. 临床治疗诊断预测类型文章

例 1：《关节镜手术治疗胫骨平台骨折术后并发创伤性膝骨性关节炎的危险因素和预后分析》。

翻译 1：Risk factors for traumatic knee osteoarthritis in patients with tibial plateau fracture following arthroscopic management：a retrospective study。

翻译 2：Risk factors for osteonecrosis of the knee after arthroscopic surgery in patients with tibial plateau fracture。

例 2：《SALL4 血清及组织中的表达对结直肠癌诊断及预后中的临床价值》。

翻译 1：Sal-like protein 4 as a candidate serum and tissue biomarker in diagnosis and prognosis prediction of colorectal cancer。

翻译 2：Serum and tissue level of Sal-like protein 4 as a diagnostic and prognostic indicator for colorectal cancer。

翻译 3：Diagnostic and prognostic value of serum and tissue levels of Sal-like protein 4 in colorectal cancer。

8. 信号通路类型文章

例 1：《丹参酮 IIA 调控 PI3K/Akt/mTOR 信号通路保护心肌缺血再灌注损伤的机制研究》。

翻译 1：Tanshinone IIA mediating PI3K-Akt-mTOR axis：an important therapeutic approach for protection against myocardial ischemia and reperfusion injury。

翻译 2：Tanshinone IIA protects against myocardial ischemia and reperfusion injury by activating/inhibiting/blocking the PI3K-Akt-mTOR signaling pathway。

例 2：《孕酮介导 PI3K/Akt 信号通路的影响来保护缺血性脑损伤》。

翻译 1：Progesterone is neuroprotective against ischemic brain injury through its effects on the PI3K/Akt signaling pathway。

翻译 2：Progesterone confers/offers neuroprotection against ischemic brain injury through activation/inhibition of the PI3K/Akt signaling pathway。

9. 非编码 RNA 类型文章

例 1：《microRNA-199a 靶向 SNAI1 基因介导 Snail/Slug 信号通路诱导上皮间质转化促进胃癌侵袭与转移的机制研究》。

翻译 1：Effect of microRNA-199a on epithelial-mesenchymal transition，cell migration and invasion by targeting TRAF6 through the NF-κB signaling pathway in gastric cancer。

翻译 2：MicroRNA-199a induces epithelial-mesenchymal transition and enhances gastric cancer cell migration and invasion by targeting SNAI1 through the Snail/Slug signaling pathway。

例 2：《miR-21 靶向 PTEN 调控 PI3K/Akt/mTOR 信号通路对非小细胞肺癌细胞转移和侵袭能力的影响》。

翻译 1：Effect of microRNA-21 on cell migration and invasion in vitro and tumor growth in vivo of non-small cell lung cancer A549 cells by targeting PTEN through the PI3K/Akt/mTOR signaling pathway。

翻译 2：MicroRNA-21 promotes non-small cell lung cancer A549 cell migration and invasion and tumor xenograft growth in vivo by targeting PTEN through the PI3K/Akt/mTOR signaling pathway。

10. 网状 Meta 类型文章

例：《不同化疗方案治疗晚期卵巢癌的疗效与安全性比较的网状 Meta 分析》。

翻译 1：Efficacy and safety of different chemotherapy regimens for treating advanced ovarian cancer：evidence from a comprehensive network meta-analysis/a network meta-analysis of randomized controlled trials/a network meta-analysis involving more than ××× patients。

翻译 2：A Bayesian network meta-analysis on the efficacy and safety of different chemotherapy regimens for treating advanced ovarian cancer。

第五节　SCI 论文摘要的作用与基本类型

一、摘要的定义

为了能够让读者快速了解论文的有关情况，医学期刊常会在文前刊登论文摘要，除了中文摘要，许多医学期刊还刊登英文摘要。为满足国际学术交流的需要，联合国教科文组织制定的科学技术杂志准则中规定：每篇正式的英文论文应当附有论文摘要，而非英文论文则应该附有英文摘要。此外，中国科学技术期刊编辑学会医学分会 2002 年对全国 700 余种医学期刊的调查结果显示，在统计的 591 种学术类、技术类和综合类医学学术期刊中，95.5% 有英文摘要。可见，随着国内外学术交流的需要，医学期刊已经十分重视论文的中英文摘要的作用。

摘要又称概要、内容提要，即英语的"abstract"或者"summary"。正如 Day 教授（1998）所言，"摘要"是一篇论文的缩影（an abstract should be viewed as a miniversion of the paper），摘要是对全篇文章内容的高度浓缩和提炼，也是整篇论文的精髓和灵魂。它要求用较小的篇幅、简洁的文字、少而精的语言概述论文的主要内容，向读者展示论文中的主要发现。摘要能够让读者在最短的时间内掌握论文最重要的信息，吸引读者进一步阅读和引用，进而扩大论文的影响和价值。国际上主要的数据库对英文摘要的依赖性很强，好的摘要不但能对读者起到引导作用，而且能为文献汇编和检索做准备，成为科技信息的重要来源。因此,作者在撰写医学论文之前,应该学会如何写好论文摘要。

二、摘要的作用

尽管在 IMRaD 中并未说明对"摘要"这项内容的具体要求,但是摘要的重要性可以从其作用中得到普遍的认知。摘要的目的就是为读者提供论文内容梗概,不添加任何评论和补充解释,简单而准确地论述论文的主要创新内容,使读者获得必要的信息。因此,摘要应具有独立性和自明性,并且含有与论文全文同等的主要信息,即读者在没有阅读全文的情况下,也可得到应有的信息。其主要功能与作用如下。

①快速提供论文的主要信息:摘要可以让读者尽快地了解论文的主要内容,以补充题目所含信息的不足。现代科学技术文献越来越多,如何找到合适的论文或者增加自己论文被引用的次数,除了标题之外,摘要是另一个重要因素。读者检索到标题或主编看了标题以后是否要阅读全文,主要是通过阅读摘要来决定的。

②为文献索引提供信息:摘要可为文献索引数据库的建设和发展提供条件。在科技论文发表后,文摘杂志或其他各种数据库对摘要可以不加修饰(或稍做修改)而直接使用。

③英文摘要的特殊作用:应该说明的是,英文摘要的独立性和完整性在中文科技论文中起着相当重要的作用。由于国际学术交流的需要,英文摘要有提供信息、传播和交流的作用。随着中国科学技术水平的快速发展和中国国际地位的不断提升,世界各国都会订阅一些高水平的中文杂志。这时,不懂中文的国外读者只能也只会阅读英文摘要、图表的英文注释及观看论文中的图表。如果他们通过阅读英文摘要能够对论文的主要目的、实验的主要方法、过程以及主要的结果、结论和论文的创新与独到之处有一个概括而完整的了解,说明这篇摘要起到了应有的作用。反之,如果你所撰写的摘要并不能正确反映你的研究目的、方法、结果及结论的内容,那么这种摘要完全失去了它应有的作用,难以起到提供信息、传播和交流的作用。

三、摘要的类型

根据医学论文摘要的结构特点或内容特点,通常可以将其分为以下三种类型。

①提示性摘要,又称指示性摘要。一般常用于文献综述、述评、病例报告等医学论文摘要的写作。主要起提示作用,重点介绍主题范围、目的等。一般不需要写具体数据、方法、结果和结论,不能替代原文的阅读,不能独立存在或作为独立的摘要形式被转载。

②资料性摘要。这类摘要具有两个鲜明的特点,即高度概括和简明扼要。

内容上应具有独立性或自明性。也就是不阅读全文就能获得与全文几乎等量的重要信息,如简要的研究目的、方法、结果及结论。它是一篇完整的短文,可以独立存在或被二次文献收入。

③结构式摘要。这类摘要除了高度概括和简明扼要外,最显著的特点是具有相对固定的结构形式。如把资料性摘要的内容按"目的、方法、结果、结论"四个部分进行填写,其内容与资料性摘要基本相同。这是目前医学论文中最常用,也是最实用的一种摘要写作类型。

医学论文摘要写作方法除提示性摘要外,资料性摘要和结构式摘要两者的具体写作方法是基本相似的。目的的撰写主要是回答为什么要进行这项研究,说明提出问题的缘由,表明研究的范围和重要性。方法中应简要说明研究课题的基本设计,所用原理、条件、对象、材料、设备,如何分组对照,研究范围和精确度,经何种统计学方法处理等。结果中要简要列出实验研究的数据、被确定的关系、观察结果、得到的效果、有什么新发现等。结论是结果内容的升华,是由结果推论而出,是对结果分析与研究的比较、评价、应用、假设、启发、建议及预测等。

第六节　摘要的主要内容及字数要求

一、摘要的主要内容

摘要一般包括以下四方面的主要内容。

①简要说明研究的目的,表明研究的范围、内容和重要性,涵盖文章的标题内容,要求准确合理,切合主题。

②简要说明研究课题实验方案、研究对象、干预措施和主要实验手段及如何处理数据等。

③简要描述实验的主要发现,介绍研究的主要结果和数据。主要结果与次要结果叙述层层递进。

④简要对以上的研究结果进行分析或讨论,并进行总结,给出符合科学规律的结论。

除这四方面的内容之外,有不少摘要还加上背景材料或者文章研究空白点。有时只需要一句话,却为撰写研究目的和需要解决的问题提供了足够的依据,让读者一目了然。例如:Ras/ERK and PI3K/Akt pathways are reported to play a prognostic role and contribute to drug resistance in many cancers. However, less evidence that the role of Ras/ERK and PI3K/Akt pathways in non-small cell lung cancer is reported(Ras/ERK 和 PI3K/Akt 信号通路在许多癌症中被研究过,然而这些通路在非小细胞肺癌中很少进行过研究,而对这一机制的探索正是

现行研究之目的)。一句话,把背景材料和目的都做了交代。

上面所总结的四方面内容与 Jenkins(1995)提出来的摘要的四大要素是完全一致的。

①研究的中心问题——目的。

②概要说明你做了什么——方法。

③概要说明你发现了什么——结果。

④概要说明你的结论是什么——结论。

二、结构式摘要举例

目前,医学论文摘要的格式主要采用结构式摘要,它是由加拿大 McMaster 大学临床流行病学和生物统计学教授 Haynes 博士于 1990 年 4 月首先提出的。而几乎在同年,美国 *Annals of Internal Medicine'Ann Intern Med*(《内科学纪事》)在国际上率先应用结构式摘要,随后,世界各国的医学期刊纷纷都开始采用结构式摘要。根据日本学者 Nakayama 等(2005)的报告,在 304 篇含有摘要的原始论文中,有 188 篇(61.8%)是结构式摘要(structured abstract),而 116 篇(38.2%)是非结构式摘要(unstructured abstract)。结构式摘要四大要素如下。

①目的(objective/purpose/aim):简要说明研究的目的,表明研究的范围、内容和重要性,常常涵盖文章的标题内容。

②方法(methods):简要说明研究课题的设计思路,使用何种材料和方法,如何对照分组,如何处理数据等。

③结果(results):简要介绍研究的主要结果和数据,有何新发现,说明其价值及局限。此外,还要给出结果的置信值、统计学显著性检验的确切值。

④结论(conclusion/interpretation):简要对以上的研究结果进行分析或讨论,并进行总结,给出符合科学规律的结论。

为了更好地说明四大要素,我们来看以下例子:

①目的:探讨以细胞周期蛋白 cyclin D1 为靶基因的 RNA 干扰对大鼠关节炎软骨细胞增殖和凋亡的影响。

②方法:分离 15~30 天健康 SD 大鼠软骨细胞进行培养。构建 cyclin D1-siRNA 表达质粒,通过 Il-1β 体外诱导人鼠软骨细胞形成 OA 病变,将软骨细胞分为空白对照组,IL-1β 诱导组(OA 模型组),IL-1β 诱导实验组(OA 实验组,转染 cyclin D1-siRNA),IL-1β 诱导阴性对照组(OA 阴性对照组,转染阴性对照序列)并收集 24 h、48 h、72 h 和 96 h 的各组细胞,镜下观察并采用 CCK-8 法观测细胞增殖情况。流式细胞仪检测细胞周期分布及凋亡率(AI)。应用荧光定量 PCR 法和 Western blot 法分别检测细胞中 cyclin D1 mRNA 和蛋白表达水平以及凋亡相关基因的表达。

③结果:细胞增殖检测结果,组内各时间比较,在培养 72 h 和 96 h 后,各组

较 24 h 时软骨细胞显著增殖（$P<0.05$）。组间比较，与空白对照组相比，IL-1β诱导组、IL-1β诱导实验组和 IL-1β诱导阴性对照组在培养 72 h 和 96 h 后细胞增殖情况均显著下调（$P<0.05$）。OA 实验组相比 OA 模型组和 OA 阴性对照组，在培养 48 h、72 h 和 96 h 后细胞增殖情况均显著下调（$P<0.05$）。流式分析结果，与空白对照组相比，OA 模型组、OA 实验组和 OA 阴性对照组的 G1 期比例显著增长（$P<0.05$），S 期、G2/M 比例、增殖指数均显著降低（$P<0.05$），凋亡率显著增高（$P<0.05$）。与 OA 模型组和 OA 阴性对照组相比，OA 实验组的 G1 期比例显著增长（$P<0.05$），S 期、G2/M 比例、PI 均显著降低（$P<0.05$），凋亡率显著增高（$P<0.05$）。经转染 cyclin D1-siRNA 质粒的 OA 实验组软骨细胞 cyclin D1 mRNA 及蛋白表达水平显著低于空白对照组、OA 阴性对照组和 OA 模型组（$P<0.05$）。OA 实验组、OA 阴性对照组和 OA 模型组cyclin D1 mRNA 及蛋白表达水平显著低于空白对照组（$P<0.05$）。相对于空白对照组而言，其他三组的 Bax 显著上调，而 Bcl-2 和 P53 显著下调（$P<0.05$）；OA Trial 组变化差异最显著（$P<0.05$）。

④结论：IL-1β体外诱导大鼠软骨细胞的 OA 模型抑制软骨细胞增殖，并且使细胞周期 G1 期比例增长。cyclin D1 基因表达能够加强对关节炎软骨细胞增殖的抑制程度，其机制可能与延长细胞周期 G1 期有关。

英文摘要如下。

Objective：This study investigated the in vitro effect of cyclin D1 gene silencing on proliferation and apoptosis of interleukin-1β (IL-1β)-induced osteoarthritis (OA) chondrocytes.

Methods：Chondrocytes separated from healthy sprague-dawley (SD) rats aging 15 ～ 30 days were assigned to the blank，OA model，OA trial，and negative control (NC) groups. Chondrocytes in the OA model underwent IL-1β inducement，those in the OA trial underwent IL-1β inducement and cyclin D1-shRNA treatment，and those in the NC group underwent IL-1β inducement and Control-shRNA treatment. Cell proliferation was assessed by CCK-8 assay，and cell cycle and cell apoptosis by the flow cytometry. The qRT-PCR and Western blotting were performed to determine the expression of cyclin D1 and apoptosis-related factors.

Results：Seventy-two hours and ninety-six hours after treatment，the chondrocyte proliferation significantly increased. Compared with the blank group，the cell proliferation in the OA model，OA trial and NC groups decreased 72 and 96 h after treatment. And compared with the OA model and NC groups，the OA trial group had reduced cell proliferation 48，72 and 96 h after treatment. The flow cytometry assay showed that the OA model，OA trial and NC groups had more cells arrested in G1 phase and higher apoptosis rates than the blank group；compared with the OA model and NC groups，the OA trial group also had more cells arrested in G1 phase，with increased apoptosis rates. The OA model group had lowest expression of cyclin D1 and the blank group had the highest among the four groups. The qRT-PCR assay showed that compared with the blank group，OA model，OA trial and NC groups had an increased expression level of Bax and reduced expression levels of Bcl-2 and P53，in which the OA trial group changed most significantly.

Conclusion：Our study shows that cyclin D1 gene silencing suppresses proliferation and induces apoptosis of rat chondrocytes in IL-1β-induced OA.

上述摘要中英文对应准确，叙述简练，基本上概括了全文的主要内容，便于专家和编辑的审稿和校对，也便于医务工作者以及普通读者的查阅和检索。

三、摘要的字数要求

如之前所说，摘要是论文主要部分的简略概要，既然是简略的概要，其篇幅就要小，内容就要精。所以有人说摘要是把大量的信息放入最小的空间，故摘要的字数不会太多。不同的 SCI 杂志对摘要及关键词的字数有不同的要求。就摘要来说，从 80~100 个字到 400 个字不等，绝大多数为 150~250 个字。因此，在决定目标杂志以后，论文作者必须认真阅读"Guide/Information for authors"，对该杂志各方面的要求有了足够的认识和了解后再动笔撰写，这样才不至于落个事倍功半的后果。如 *Pharmacol Res* 要求摘要少于 400 字；*Medicine* 要求摘要少于 350 字，*Journal of Clinical Laboratory Analysis*、*Journal of Cellular and Molecular Medicine*、*Acta Phamacol Sin*、*Amer Heart J*、*Amer J Chin Med*、*Amer J Hypertens*、*Oncotarget* 以及 *Eur J Internal Med* 要求摘要少于 250 字，*Genetic Testing and Molecular Biomarkers* 与 *Journal of Molecular medicine* 要求摘要少于 200 字，*Journal cellular Biochemistry*、*Amer J Surg*、*Breast J*、*Cancer Lett*、*Cell* 和 *Eur J Cancer* 要求摘要少于 150 字。甚至有杂志如 *Cardiovasc Res* 要求摘要字数控制在 80~100 字。

第七节　摘要中的英文时态和语态要求

一、摘要中的时态要求

摘要中的英文时态是大多数作者遇到的一大难题，他们不知何时该用何种时态。有时全文从头到尾只用一种时态，或几种时态杂乱交错，给读者一种云里雾里的感觉。笔者通过多年对医学论文英文摘要的加工、翻译,发现医学论文摘要中所采用的时态主要是一般现在时和一般过去时。当然,有时读者也会看到某些论文的摘要中出现现在完成时和过去完成时,而它们的功能也很明确。

一般现在时:用于说明研究目的、叙述研究内容、描述结果、得出结论、提出建议或讨论等。另外,凡涉及公认事实或者永恒真理以及对规律性事物的描述,也使用一般现在时。摘要中的目的,一般使用现在时。有的摘要常常省略主语,只用不定式短语进行表达。如"to study、to evaluate、to investigate"等。但笔者在这里建议大家最好不要采取这种表达,毕竟一旦摘要采用非结构式,这种不定式短语就是一个不完整的句子,而编辑往往就会抓住这点判断文章有很多语法错误,不专业。

一般过去时:常常用于摘要的方法和结果之中。用于叙述过去某一时刻(时段)的结果和发现以及某一研究过程(包括实验、调查、观察、医疗等过程)。在结果和(或)结论中用一般过去时是说明当时的情况,而不是将其视为普遍性的规律或真理。

现在完成时:现在完成时表明过程的延续性,虽某件事或某个过程发生在过去,但强调对现实所产生的影响。也就是把过去发生的或过去已经完成的事情与现在联系起来。

过去完成时:过去完成时可用来表达过去某一时段以前已经完成的事情,或在过去的一个事情完成之前就已完成的另一个过去的行为。

例1:本研究选取了2010年3月至2015年3月在我院均行广泛性子宫切除和盆腔淋巴结清除术的172例宫颈癌患者。

翻译:Between March 2010 and March 2015,172 patients with cervical cancer who had underwent radical hysterectomy and pelvic lymphadenectomy were selected for this study.

上文是摘要"方法"中的一句。主句使用了过去时,从句则使用了过去完成时。之所以使用这两种时态,是因为在撰写此文时,患者已经结束了广泛性子宫切除和盆腔淋巴结清除术,研究过程中所做的一切已成过去。读者阅过就一目了然,了解这篇论文的研究对象在被纳入之前已经做了子宫切除和盆腔淋巴结清除术。

例2:miR-411表达可能抑制STK17A的表达,激活p53信号通路,从而抑制结直肠癌细胞的增殖、迁移、侵袭能力,促进细胞凋亡。

翻译:These findings suggest that miR-411 induces apoptosis and inhibits proliferation,migration and invasion of colorectal cancer cells by inhibiting STK17A through the p53 signaling pathway.

这是摘要"结论"中的一句,作者利用这句话对研究工作进行总结,并指出其对当前研究方向临床治疗的指导意义,因此使用的是一般现在时。当然,英语时态的使用不能一概而论。在翻译时,要根据原文中所要表达的意思来最后确定。

二、摘要中的英文语态

1. 被动语态

在日常英语中,被动语态的使用远不及主动语态广泛。然而,在翻译医学论文摘要时,却常常采用第三人称的被动语态。这是因为医学研究着重于对客观事物和过程的描述,使得整项研究活动更显出科学性。同时,被动语态的句子在结构上有较大的调节余地,有利于采用必要的修辞手段,扩大句子的信息量,从而突出重要的概念、问题、事实、结论等内容。强调被动语态的理由是科技论文,特别是生物医学论文主要是说明事实经过,至于是谁做的并不重要,也无须一一证明或介绍。事实上,在指示性摘要中,用被动语态表达更好。另外,被动语态可在主语部分集中较多的信息,起到信息前置、语义突出而效果鲜明的作用。

例如:荧光素酶报告基因实验验证 miR-411 与 STK17A 的靶向关系;筛选宫颈癌 CaSki 细胞,细胞分组为 blank 组、NC 组、miR-411 mimics 组、miR-411 inhibitors 组、siRNA-STK17A 组、miR-411 inhibitors + siRNA-STK17A 组。qRT-PCR 和 Western blot 法分别检测转染后 miR-411、STK17A、p53、p21WAF1、TAp63 的表达水平。MTT 法和 Transwell 法分别检测细胞增殖和迁移、侵袭能力;流式细胞术检测细胞凋亡情况。

翻译:STK17A was confirmed as a target of miR-411 by the dual luciferase reporter gene assay. Human CaSki cells were transfected with miR-411 negative control (NC), miR-411 mimics, miR-411 inhibitors, siRNA-STK17A and miR-411 inhibitors + siRNA-STK17A to find out the effect of miR-411 on cervical cancer cells in vitro and its potential connection to STK17A. The expression of miR-411 and STK17A, p53, p21WAF1 and TAp63 mRNA was evaluated by qRT-PCR, and the expression of p-STK17A, p-p53, p-p21WAF1 and, TAp63 by Western blot. The proliferation, migration, invasion and apoptosis of CaSki cells were assessed by the MTT assay, Transwell assay and flow cytometry, respectively.

STK17A 是 miR-411 的靶基因,在被动句式下放置句首起强调作用,强调这篇文章的发现。mRNA 和蛋白质的"表达"和"关系"是两个中心词,只有使用被动语态,才能突出这两个词。"检测"是科学研究的过程,使用被动语态就是强调其科学性。整个译句使用被动语态达到的效果是结构紧凑,上下连贯,突显严谨性。

2. 主动语态

也有许多论文摘要使用主动语态,有人认为主动语态能够使科学论文和著作的文字生动、有活力、信息突出,多用人称代词 we 与 I,增强作者的责任感和对工作客观描述的亲切感、生动性。现在使用主动语态的论文摘要逐年增多。其原因可能是主动语态有助于文字表述清晰、简洁明快且表达有力,给人一种干净利落的感觉。

例如:Herein we aim to reporting the effect of microRNA-411 on Human CaSki cell proliferation, migration, invasion and apoptosis by targeting STK17A。

以下举例的两个句子所要表达的意思是相同的,但是由于被动、主动语态的区别,会给读者不一样的感觉。前者使用被动语态,给读者一种实验客观性的感觉;后者运用主动语态,则强调了实验操作人员的主观能动性。两种语态表达的内容是一致的,比较主动与被动,虽没有很大的好坏之分,但带来的效果是不一样的。因此,作者应当根据文章内容以及自己想要表达的效果,运用合适的语态进行表达。

被动语态:Levels of VEGF and ARP mRNA were measured by the quantitative real-time polymerase chain reaction (qRT-PCR) assay。

主动语态:We used quantitative real-time polymerase chain reaction (qRT-PCR) assay to determine levels of VEGF and ARP mRNA。

第八节　英文摘要中常用的表达方法及单复数表达

一、摘要中常用的表达方法

1. 表达研究目的

简要陈述研究宗旨,说明研究要解决的问题,一般只用一句话来表达。表达目的的常用英语词组为动词不定式,不同的研究目的用不同的不定式。

①为了……:to＋动词(常用动词:study、investigate、evaluate、observe、clarify、explore、understand、examine、inquire into、elucidate 等); in an effort/attempt to...。

②为了弄清……的关系:The study intends to find out the relationship between...and...。

③本研究旨在:The purpose/objective/aim of this study is.../This study aims at.../The study is designed to...。

④本研究的目的是:The primary purpose of this study is to...。

目的常用动词小结如下。

研究：study、investigate、examine、observe、explore。

评价：evaluate、validate、assess。

确定：determine、decide、confirm、support、define、characterize。

证实：prove、demonstrate、document、test、support、testify、verify。

阐明、搞清：explain、elucidate、clarify、illustrate、delineate、find out。

介绍：describe、present、report。

建立：establish、develop、set out。

寻找：search for、look for、seek、find。

识别、区分：identify、differentiate、discriminate。

优选：optimize。

比较：compare。

回顾：review。

为研究：to study、to investigate；为评价：to evaluate；为探索：to explore；为观察：to observe；为检测、测定：to examine、to determine；为确定……的特征：to characterize；为证实、证明：to confirm、to demonstrate；为比较：to compare；为提供：to prove；为阐明：to explain。

2. 表达研究方法

摘要中的研究方法是指简明扼要地介绍研究途径、采用的材料、模型、试验范围及手段等。在摘要中，研究方法的介绍必须极为清晰简要。在大部分情况下，只需说明方法的名称，不可多写。摘要中常用的英语词组如下。

①研究过程的持续时间。如近 5 年来：during/over the past 5 years；在过去的 10 年中：in the past 10 years...；在 2000 至 2014 年期间：during/in the period of 2000 to 2014；从 2010 年 1 月到 2014 年 12 月：from January 2010 to December 2014/between January 2010 to December 2014。

②研究对象的选择、来源及标准。如纳入研究：were included/entered into/enrolled in/selected（randomly），举例：A total of 169 patients were included in the study, 83 of whom received...；排除或退出研究：were excluded from participation, withdrew from the study due to/because of，举例：Patients with significant aortic valvular diseases were excluded。

③研究对象的分组。如：... were assigned to/classified/grouped into...；were allocated randomly/randomized into...；were allocated equally into。

④年龄表达/研究方法。如某一年龄：a 50-year-old patient。在某年龄范围内及平均年龄：patients aged 26±3 years；patients ranged in age from... to...；with a mean of（50 years）。在某一年龄以上或以下：patients more than 50 years；patients under/less than 50 years。

⑤检查和手术治疗。

我们对……患者做了……检查/手术：... was done/performed/carried out in/on...patients；

……患者做了……检查/手术：...patients underwent...。

⑥研究方法。

用……检测：using/employing/applying...；by/with/through...；was used/employed/applied to do...。

词组：by means of、by the use of。

⑦剂量的表达。

每次剂量：in a dose、each dose。

每天剂量：daily dose、the dosage in a day。

首次剂量：the initial dose/dosage。

总剂量：the/a total dose/dosage（of）。

⑧疗效的表达。

疗效：curative effect、therapeutic effect、efficacy、effectiveness。

疗效高：high efficacy。

疗效好：good therapeutic/curative effect。

⑨性别。

例句：The male-to-female ratio was 1：4。

⑩时间。

例句：Body weight was measured weekly,and liver biopsy was obtained at 4,8 and 12 weeks。

⑪诊断与治疗。

A. 诊断。

be diagnosed as having...。

be diagnosed as ...by .../with ...；be suspected as ...。

B. 治疗。

be treated with...（alone or in combination with...）。

be treated on outpatient/inpatient basis。

3. 表达研究结果

摘要中的研究结果应包括本研究所获得的新资料、新数据以及新结果等。这是摘要的根本所在,论文作者应该多着墨于此,把主要结果介绍清楚。不少论文由于使用的方法较多,导致摘要很大篇幅介绍方法部分,结果部分反而畏畏缩缩,东删西删,导致结果部分特别空洞。不少论文常习惯使用"that"从句表达实验结果,常用结构如下。

①研究结果表明。

The results showed/suggested/indicated/revealed/documented/demonstrated that...；

It was found that .../we found that...；It was observed that/we observed that...；

The data showed/demonstrated/suggested that...；

It is observed in the experiments that...；

We demonstrated that...。

②关联性。

Furthermore，we also observed a significantly negative correlation between ... and ... expression in...；

...was found to be correlated/associated with...；

Moreover，we also showed that...was negatively regulated by...；

Have negative/opposite associations with.../adversely or favorably influence；

Negatively/inversely/oppositely associated/correlated/related with...；

We demonstrated the significant associations of...；

...levels of ... also varied significantly between...and...；

...displayed downregulated/upregulated ...expression in response to...；

Moreover... analysis showed that ... was predominantly upregulated after ...treatment；

The inverse correlation of ... was also observed in ...；

Bioinformatic analyses of these survival associated miRs suggested that...；

A significant increase was found/observed in...；

Higher expression of ... was correlated with...。

③增加或减少。

表示数值增加的动词：increase、rise、elevate；

表示数值增加的名词：increase、increment、elevation；

表示数值减少的动词：decrease、reduce、fall、drop、decline、lower；

表示数值减少的名词：decrease、decrement、reduction、fall、drop、decline、lowering；

从……增加到……，平均增加……：increase from ... to ...，with a mean/average（increase）of ...；

从……增加到……，总的增加……：increase from ...to ...，with an overall increase of ...；

增加了 10%：increase by (10%)。

④倍数比较。

增加 3 倍：increase by 3 fold (times)；a 3-fold increase；

A 是 B 的 3 倍：A is 3 fold (times) as...as B。

4. 表达研究结论和意义

根据实验结果，如实地得出恰到好处的结论，以及可能的理论价值和（或）实际意义。在摘要中撰写结论无须夸张，但需要强调，一般也只允许用一句话来表达，常用结构如下。

①结果提示：These results suggest that...。

例句：These data confirm the presence of at least two major HCV genotypes in Nigeria.

②结果支持或反对某种观点：These results support the idea that...；These results fail to support the idea that...。

例句：These results do not support the idea that treatment to lower cholesterol concentration cause mood disturbance.

③表示观点的确定或不确定性：There is no evidence that...；It is likely/unlikely that ...。

例句：There is no evidence that NIDDM produce any change in bone metabolism or mass.

④具有……意义：Be of great (some/little/no) clinical significance in... to ...。

例句：The detection of p53 gene is of great clinical significance in tumor diagnosis.

⑤前瞻性说明：... remain to be further studied；It remains to be proved that ...。

例句：However，the relation of insulin resistance to hypertension remains to be further studied.

⑥插入语：This is the first case of pancreas divisum。

例句：This is the first case，to our knowledge，of pancreas divisum.

二、英文摘要中的单复数表达

英文摘要写作中，名词单复数的使用对于非英语母语的作者来说是个不容小觑的问题。由于中文名词表达中没有单复数的概念，对于英文名词单复数的使用，有些作者无法很好地把握。

①名词复数形式在一般情况下是使用"＋s"或"＋es"形式来表达的。然而有一些名词的复数形式比较特殊，有特定的变化形式。

例如：The indexes of CD64 in sepsis, pneumonia and control groups were detected。这里 indexes 的表达是错误的，index 的复数形式应为 indices。因此这句话应该修改为：The indices of CD64 in sepsis, pneumonia and control groups were determined。

②数词与名词间用"-"连接时，名词的意义为复数，但用单数形式表达。

例如：7-year-old（7 岁）、three-dimension（三维）、five-classification（五分类）等。例如：The within-run and between-run precisions of 3-classifications and 5-classifications blood analyzers were good。这句例句中，"三分类"与"五分类"两个单词中用"-"连接，该名词应用单数，因此正确的表达应为：The within-run and between-run precisions of 3-classification and 5-classification blood analyzers were good。

③名词在 a total of、a set of、a group of、a series of、a number of、a wide range of 等词后表多数，应使用复数形式。

例如：A total of 126 patients with IgA nephropathy was classified by 24 h urinary protein and glomerular filtration rate into Group A, B and C。有许多作者写这类句式的时候，会通过"a"来判断这句句子用单数，但是 a total of 所表达的意思为多数"一共/总共有 126 名患者……"应跟复数，因此这类句式正确的表达方式应为：A total of 126 patients with IgA nephropathy were classified according to 24 h urinary protein and glomerular filtration rate into Group A, B and C。除了以上列举出来的几个表复数的词组之外，在实际的写作过程中，如作者不能确定应用单数还是应用复数时，可以通过上下文具体内容来进行判断，从而确定是否需要使用名词的复数形式。

④different、diverse、various、multiple 等加可数名词，可数名词用复数形式。

例如：The rate of HPV infection in different type of tissue, like normal cervical, LSIL, HSIL and cervical cancer tissues, was 0％, 30％, 71％ and 100％。这一例句表达的是"不同、多种类型"之意，应当使用复数。正确的表达应为：The rates of HPV infection in different types of tissues, like normal cervical, LSIL, HSIL and cervical cancer tissues, were 0％, 30％, 71％ and 100％。除了以上这些情况之外，还有一些名词用单数、用复数的习惯用法，如 by turns、in other words、in terms of、in detail、humans、human beings、conclusions 等。

第九节　医学论文英文摘要的翻译原则与实例分析

一、医学论文摘要的汉英翻译原则

医学论文摘要作为科技论文的一个分支，要求语言准确、简洁、客观。本节通过对医学论文摘要汉英翻译实例的分析，提出医学论文摘要的翻译应遵循忠实、客观、简洁的原则。

随着医学技术的高速发展以及国际学术交流的不断扩大，对医学论文英文摘要的撰写标准、质量及格式要求变得越来越严格。医学论文英文摘要是进行文摘和文件检索以及国际信息交流的重要手段，其质量的好坏直接影响到作者科研成果传播与交流的效果好坏。大多数检索系统（尤其是目前国际上各主要检索机构）只收录论文的摘要部分或其数据库中只有摘要部分免费提供，而有些读者只阅读摘要或常根据摘要来判断是否需要阅读全文，因此摘要的清楚表达十分重要。好的英文摘要对于增加期刊和论文被检索和引用的机会、吸引读者、扩大影响起着不可忽视的作用。对于大多数中文作者来说，直接用英文来思考和写作尚有一定难度。因此将摘要的中文稿译成英文是比较常用且可行的办法。但是，中英文各有其自身特点，中译英时往往会造成表达不准确、不客观、逻辑不清、所占篇幅较长、语句不够精练等问题。本节将针对上述问题，结合医学论文摘要的特点，谈一谈医学论文摘要的汉英翻译原则。

1. 忠实原则

所谓忠实原则主要是指摘要应准确地反映论文的内容，不得夸大或缩小。有的作者由于英文表达水平的限制，对某些词句不能准确地用英文表达，就采取了省略不译的偷懒态度，随意删去中文摘要的重点内容，使得英文摘要不能充分反映中文摘要的内容；有的作者随意增补中文摘要中没有提及的内容，造成文摘中心转移，甚至偏离主题，逻辑关系混乱不清。这些做法无疑会影响作者的医学信息的传播。所以，论文摘要汉英翻译最基本的原则就是忠实，即将论文所表述的事物、概念、观点、理论、方法、结论正确无误地翻译过来，表达清楚。案例如下。

> 结果：不合理用药处方占审核处方的 2.1%，主要体现在给药频率不合理、重复给药、无指征给药、溶媒选用不合理以及药物配伍不合理。
>
> Results：The irrational drug prescriptions accounted for 2.1% of all the prescriptions，which were mainly reflected in the unreasonable

> administration frequency, repeated administration, administration without indications and unreasonable drug combination, etc.
>
> 原中文摘要中的"审核处方"被译为"all the prescriptions"，意义表达不够准确，实际上扩大了"审核处方"的范围。摘要中的一个重要指标"溶媒选用"没有翻译出来，而仅用 etc. 来代替，犯了随意删减重点内容的错误，违反了忠实原则。该句应译为：
>
> Results:The irrational drug prescriptions accounted for 2.1% of all the prescriptions checked, which were mainly reflected in the unreasonable administration frequency, repeated administration, administration without indications and unreasonable choice of solvent and drug combination.

2. 客观原则

医学英文摘要属于科技论文摘要的范畴，其语言功能是提供信息，属于信息型文本，是标准的文本形式。所使用的语言应体现其科学性和客观性，不应带有方言、个人风格和社会阶层烙印；其语言风格应是正式的、理性的和专业的。同时，由于信息功能的核心是客观事实，所以在医学英文摘要中作者的地位通常是隐匿的。这主要表现为被动语态用得较多，被动语态有强调受事者，将其置于话题的主位地位的语用特征，因此使用被动语态不仅比较客观，而且可以使读者的注意力集中在叙述中的事物、现实或过程即客体上，通过淡化行为主体，强化行为对象，更能突出所要论证及说明的主旨。案例如下。

> 方法：根据药品说明书、《新编药物学》及相关文献资料，抽查 2008 年 1—12 月份处方共 18000 张，对不合理用药处方进行统计分析。
>
> Methods:According to manual medicine,"The New Edition of Pharmaceutical Science"and some related reference documents, a total of 18,000 prescriptions prescribed from January to December, 2008 were checked randomly and the statistical analysis of the irrational drug use in out-patient prescription was carried on.

此译文语言风格正式，并且突出了客体，使读者的注意力集中在所叙述的事物和过程上，符合信息型文本的客观原则。

3. 简洁原则

简洁原则是指英文摘要的翻译要做到文字简明、措辞精练、重点突出。科普论著不同于文学作品。除了本身要求的严谨性和逻辑性外，它的表达方式、用词都很有特点。它的文字比较朴实、简练,句型比较单纯,文章结构严密、层次清楚。英文摘要应严格、全面地表达中文摘要的内容,不能随意增删,但这并不意味着一个字也不能改动。有些英文摘要是对中文摘要的逐字逐句的翻译,表面看似完整,但并未真正达意,而且使英文摘要用词累赘、重复,显得拖沓、冗长。由于医学论文摘要有着严格的篇幅限制,要想在有限的篇幅里阐明作者的科研成果和论断,就得尽量在单词和句式等方面的选择和使用上遵循简洁的原则。

①不说废话:作者要对原文信息进行精心筛选,不属于目的、方法、结果和结论四部分的内容不必写入摘要。

②取消不必要的字句:如在"It is reported..." "The author discusses..." "This paper concerned with..." "The results showed/demonstrated/revealed/documented/indicated/suggested that..."等用来表达结果的句型中,常省略该句型主句部分,直接使用 that 后面的句子,使表达更加简洁。

③选词方面:a. 使用英语医学术语。医学术语既能保证译文的专业性和准确性,又能使摘要非常精练。b. 删繁从简,所选之词力求简单,尽量用短词代替长词。用单词代替短语。如用 increase 而不用 has been found to increase;用 at 2500℃ 而不用 at a high temperature of 2500℃;用 affect 而不用 have an effect of 等。c. 尽量使用名词作定语,既能简化句型又可增大信息密度。例如,心脏病患者:patient with cardiopathy 可简化为 cardiopathy patient;冠状动脉病:disease of coronary artery 可简化为 coronary artery disease 等。

④在句式方面:a. 使用不定式:用省略了主语、谓语的不定式来表明研究的目的,既结构简洁,又突出重点,在医学论文摘要中非常普遍;b. 使用分词短语:如果句子中的成分可以用分词短语或定语从句来修饰,通常用分词短语,少用关系词引导的定语从句,可以使摘要不仅能保持简洁,又能减少时态的误用;c. 使用省略句。

⑤使用合译法:由于英汉语言的差异,在医学论文摘要的英译中,如果逐字逐句地翻译,译文中容易出现重复和累赘现象,有时还会显得结构松散。因此可以把汉语中表示因果关系、对比关系、部分与整体关系、连续和平行等关系的几个句子合为一句,用合译法处理。这样的译文逻辑清晰,结构紧凑,意思连贯,文字简洁顺畅。案例如下。

> 某摘要方法部分中"选择早期妊娠患者 524 例,随机分单纯丙泊酚组(Ⅰ组)和丙泊酚+芬太尼组(Ⅱ组)"。
>
> 翻译:524 cases of early pregnancy were selected and randomly assigned to pure propofol group (Group Ⅰ) and propofol and fentanyl group (Group Ⅱ)。

此译文把原文连续的两个句子组合成了一个结构完整、文字简洁的英语句子。

二、摘要实例分析

下面是一个典型的结构式摘要的例子。

目的:探讨脱氧胞苷激酶 DCK 基因沉默对宫颈癌 HeLa 细胞凋亡与增殖的影响。

方法:选用人宫颈癌 HeLa 细胞,构建慢病毒载体感染 HeLa 细胞沉默 DCK 基因,细胞转染将细胞分为 HeLa 组、HeLa-NC 组及 HeLa-shRNA 组,RT-PCR、Western blot 检测各组细胞 DCK 表达,CCK-8 法检测各组细胞增殖,流式细胞术检测细胞周期和细胞凋亡率。选用 BALB/c 裸鼠建立移植瘤模型,造模成功后每 3 天测量肿瘤体积并绘制生长曲线图,TUNEL 法检测各组瘤体组织凋亡指数,RT-PCR、Western blot 检测各组瘤体组织凋亡相关表达蛋白。

结果:DCK 沉默基因模型建立后,HeLa-shRNA 组中 DCK 的 mRNA 和蛋白表达较 HeLa 组均显著下降($P<0.05$)。

结果显示 HeLa-shRNA 组在 48h、72h、96h 的细胞存活率较 HeLa 空白组显著降低($P<0.05$)。与 HeLa 组相比,HeLa-shRNA 组细胞的 G0/G1 期细胞比率显著升高($P<0.05$),S 期与 G2/M 期细胞比率则明显降低(均 $P<0.05$)。HeLa-shRNA 组的细胞凋亡率较 HeLa 组显著升高($P<0.05$)。裸鼠移植瘤中,与 HeLa 组相比,HeLa-shRNA 组在第 13d、16d、19d 及 22d 的肿瘤体积与 HeLa 组和 HeLa-NC 组比较显著减小(均 $P<0.05$)。与 HeLa 组瘤体相比,HeLa-shRNA 组瘤体的细胞凋亡指数升高,Caspase-3 的 mRNA 和蛋白表达上调,Bal-2 的 mRNA 和蛋白表达下调(均 $P<0.05$)。

结论:脱氧胞苷激酶 DCK 基因沉默可延缓宫颈癌 HeLa 细胞的增殖,提高 HeLa 细胞的细胞凋亡率,上调 Caspase-3 表达,并下调 Bal-2 表达,为临床宫颈癌的治疗提供新的靶点。

翻译过程分析如下。

①时态和语态。

a. 目的部分主要是说明论文要探讨的问题或进行科研的理由,在英语上可以用一般现在时来表达:The present study explores the effect of DCK knockdown on proliferation, apoptosis and tumorigenicity in vivo of cervical cancer

HeLa cells。

b. 方法和结果两部分中的动词都用被动语态,通过淡化行为主体,强化行为对象,以体现其科学性和客观性。时态为一般过去时,原因是这两部分都是叙述过去所发生的事情和结果。

c. 结论部分一般来说所描述的是事实性的结论,是有代表性和真理性的内容,故在英文中常用一般现在时来叙述。但在本例中结论只是当时的研究结果,而不具普遍性,所以采用了一般过去时。

②句子结构。

本文的方法部分当中的三个短句如果逐句地翻译,译文中会出现重复现象,还会显得结构松散。用合译法处理,使译文信息完整、结构紧凑、文字简洁、顺畅。如:BALB/c nude mice(n=24)were selected to establish a transplanted tumor models;the gross tumor volume was measured every 3 days。

经以上综合分析,全篇摘要的译文如下。

Objective:The present study explores the effect of DCK knockdown on proliferation,apoptosis and tumorigenicity in vivo of cervical cancer HeLa cells.

Methods:Human cervical cancer HeLa cells were selected and assigned to a HeLa group where the cells underwent no treatment,a HeLa-NC group where the cells were subjected to empty vector treatment and a HeLa-shRNA group where the cells were treated by shRNA-DCK.The expression of DCK was evaluated by quantitative real-time polymerase chain reaction(qRT-PCR)and western blotting assays.Cell proliferation was estimated by the CCK-8 assay and cell cycle progression and cell apoptosis by the flow cytometry.BALB/c nude mice(n=24)were selected to establish a transplanted tumor models;the gross tumor volume was measured every 3 days.

Results:The results in vitro were as followed:compared with the HeLa group,in the HeLa-shRNA group,the expression of DCK was downregulated,the cell proliferation was inhibited at 48,72 and 96 h,more cells were arrested in G0/G1 stage,less in S and G2/M stages,and the cell apoptosis was promoted.The results in vivo were as followed:the gross tumor volume of transplanted tumor in nude mice in the HeLa-shRNA group was decreased at 13,16,19 and 22 d compared with HeLa and HeLa-NC group.

> Conclusion：Our study suggests that DCK knockdown facilitates apoptosis and inhibits proliferation and tumorigenicity in vivo of cervical cancer HeLa cells.

从本摘要的英文翻译可以看出翻译英文摘要时既要符合医学论文英文摘要的三大基本原则，又要在此基础上加以灵活运用。在本节提出的三大原则的基础上，我们还应多读、多写、多译，以增加经验积累。唯有如此，才能写出符合要求的英文摘要。

第十节　摘要翻译细节与注意事项

细节意识：通过 google 或百度确定准确的介词、是否加"the"、专业术语表达等，检索时注意使用双引号，精确检索结果。以下是审稿过程中常出现的一些语言问题。

①通常"分别"译成"respectively"，表示后一组事物与前一组事物一一对应，如：Serum levels of A and B were a and b，respectively。但是千万不要一看到"分别"就译成"respectively"。有时候"分别"要译成"separately"，指分开处理。如：把糖和奶粉分别加到水里，应该译为 Sugar and milk powder were separately added into water。有时候还可以译成"independently"，如染色结果分别（independently）由两位病理医师进行判读。

②"治疗 3 个月后"译为：after 3 months of treatment（经过 3 个月的治疗后）；"治疗后 3 个月"译为：at 3 months after treatment（治疗结束后又过了 3 个月）；此外，相关的表达还有 at month 3 of treatment、in the third month of treatment（治疗第 3 个月）。

③"检测"不能一概译为"detect"，如果是检测含量，则译为"determine"或"measure"，如果是检测某物质的存在，则译为"detect"。

如：用实时荧光定量 PCR 方法检测 HBV DNA 含量（拷贝/mL）和 ELISA 方法检测 HBeAg。

第一个检测要用"measure"或"determine"，因为是要测量含量，而第二个检测应该用"detect"，检测 HBeAg 是否存在。

④关于疗效："clinical outcome of"或"treatment outcome of"后面一般接疾病或病人，不接治疗方法或药物，如果要表示治疗方法或药物的疗效，一般用"clinical efficacy of"或"clinical effect of"。同样都是"疗效"的意思，但使用上有所不同。

⑤"指标"如何翻译? 不要一看到"指标"就译成"index"(复数 indices),也可以考虑译成"indicators""parameters""markers"等,如 biochemical parameters(生化指标)、immunological markers(免疫指标)、liver fibrosis markers(肝纤维化指标)。

⑥功能受损常用"impairment",如 impairment of semantic memory;器官受损常用"injury"或"damage",如 injury of the spinal cord、liver damage。

⑦治疗的有效率用"response rate",总有效率用"overall response rate",显效率用"marked response rate",尽量避免一看到有效率就用"effective rate"。

⑧关于"significant",统计分析中确实有绝对差异很小但是统计概率显著的情况,有以下几种表达。

a. A is substantially and significantly higher than B ($P < 0.05$). = There is a large and statistically significant difference between A and B. 译为"A 明显高于 B,差异达显著水平或有统计学意义"。

b. A is slightly but significantly higher than B ($P < 0.05$). = There is a small but statistically significant difference between A and B. 译为"A 略高于 B,差异达显著水平或有统计学意义"。

c. A is substantially but not significantly higher than B ($P > 0.05$). = There is a large but not statistically significant difference between A and B. 译为"A 明显高于 B,但是差异未达显著水平或无统计学意义"。

d. A is higher than B ($P < 0.05$). = There is a statistically significant difference between A and B. 译为"A 高于 B,差异达显著水平或有统计学意义"。

所以,"significant"的含义,在统计学中仅代表"显著水平",而不是普通的"深刻的、巨大的、明显的",当然前提是句末有 $P < 0.05$ 一类限定统计学概念的关键词。

同类型中,"substantial"比较常用,"obvious""considerable""dramatic""remarkable""markedly"较少用。

⑨英文数值比较的几种说法。

a. Serum ××× level was significantly higher in group A than in group B.

b. The serum ××× level in group A was significantly higher than that in group B.

c. The serum ××× level in group A increased significantly compared with that in group B.

d. Group A had a significantly higher serum ××× level than group B.

e. Compared with group B, group A had a significantly higher serum ××× level.

f. Group A had a significantly higher/increased serum ××× level compared with group B.

　　g. Serum ×××level varied significantly at different time points.

　　h. Serum ×××level differed significantly across groups.

　　i. The 2-year relapse-free survival rate, distant metastasis-free survival rate, progression-free survival rate, and disease-specific death rate for(of) group A were 95％, 82％, 81％, and 13％, respectively, versus 97％, 83％, 79％, and 12％ for(of) group B.

　　j. There was a significant difference in ×××between groups A and B.

　　k. The liver V30Gy and V20Gy were 30％ and 40％, respectively, for 3DCRT, versus 20％ and 30％ for IMRT.

　　l. Clinical outcome is better with drug A than with drug B during the first year of liver transplantation.

　　⑩数字和单位之间加空格；阿拉伯数字不用在句首。

　　⑪治疗后某参数比治疗前增高了不用写成"the parameter after treatment was higher than that before treatment"，直接写成"the parameter increased after treatment"即可。

　　⑫关于加"the"还是不加"the"的问题，有几个原则：特指之前提到过的加"the"；组织器官前加"the"；如果是复数名词倾向于不加"the"，如果是单数名词倾向于加"the"，但并不绝对。

　　⑬合并其他疾病可用"disease A is comorbid with disease B"，而不是"complicated by"，只有两种疾病存在一定的因果关系时才能用"complicated by"。

　　⑭"infection of"后面接的是被感染的对象，而"infection with"后面接细菌、病毒等病原体，两参数间的关联一般用"correlation"，因果之间的关联一般用"association"。

　　⑮对于某项指标或功能的"恢复时间"，我们很自然会想到用"recovery time"，但比较地道且合理的说法应该是"time to recovery of"，比如 time to recovery of a platelet count。类似的表达还有：time to first flatus（排气时间）、time to first bowel sound（肠鸣音恢复时间）、time to first defecation（排便时间）。

第十一节　关键词的类型与数目

一、关键词的定义和重要性

　　何为关键词？顾名思义，关键词是论文中若干个具有关键性的自然语言词，能够反映该论文主题内容的最重要的词、词组或短语。从严格意义上来说,关键词属于主题词中的一种。主题词又称叙词,是以概念为基础的、具有组配性能的并能实现词与词之间语义关系的词或词组。它也是为了满足计算机检索的需要而人为制定的、规范化的标识词。在美国,主题词是其国立医学图书馆的受控词汇。除关键词以外,主题词还有单元词和标题词等。可以说,关键词是根据论文的中心内容而标引的检索语言,是标示论文关键的主题内容,也可以说是未经规范处理的主题词。关键词是科技论文的组成部分,它是从论文的结论、摘要和标题中提炼、萃取和精选出来的具有实质性意义的、表达论文主题内容的词或组合词。

对刊物来说,在论文中增加关键词,可以提高该刊物的引用率,并相应地增加其知名度。而且明智地选择和使用关键词可以增加读者对论文的兴趣,使文章拥有更为广泛的读者群。

二、关键词的词类

关键词通常可以是名词、动词、形容词、动名词和动名词组等。关键词案例如下。

例 1：Title：Effect of DCK knockdown on proliferation,apoptosis, and tumorigenicity in vivo of cervical cancer HeLa cells.

Key words：DCK（名词）；Knockdown（复合名词）；Proliferation（名词）；Apoptosis（名词）；Cervical cancer（名词）；HeLa（名词）。

例 2：Title：Prognostic values of the combination of serum levels of vascular endothelial growth factor,C-reactive protein and contrast-enhanced ultrasound in patients with hepatocellular carcinoma after transcatheter arterial chemoembolization.

Key words：Vascular endothelial growth factor（名词）；C-reactive protein（名词）；Contrast-enhanced ultrasound（复合动名词）；Hepato-cellular carcinoma（复合名词）；Transcatheter arterial chemoembolization（复合动名词）。

例 3：Title：In vitro and in vivo effects of microRNA-133a on the intervertebral disc destruction by targeting MMP9 in spinal tuberculosis.

Key words：MicroRNA-133a（名词）；Intervertebral disc destruction（复合名词）；Spinal tuberculosis（复合名词）；In vivo（复合名词）；In vitro（复合名词）。

从以上例子中可以看出,虽然关键词可用多种词类进行表述,但使用最多的

当数名词或复合名词,其他词类的应用相对较少。

三、关键词的数量

国际上,不同的 SCI 期刊对列录关键词数目有不同的要求。一般来说,杂志社关键词要求 3～6 个,如 *Amer J Surg*、*Cardiovasc Res*、*Cell*、*The Prostate* 等;也有关键词要求比较多的杂志,如 *Eur J Cancer*、*Mol Gene Metabolism* 和 *Acta Phamacol Sin* 等就要求作者提供 10 个关键词。由于不同的 SCI 类杂志有不同的要求,论文作者唯一可以做的是认真阅读目标杂志的中"Guide/Information for authors",看它要求你提供多少。不过,无论杂志怎么要求,作者所提供的关键词只可少,而不能多。由于关键词的数量有限,选择时应注重精练且规范。

第十二节　关键词的选择和格式

一、关键词的一般选择

国家标准 GB 7713—1987 规定:"关键词是为了文献标引工作从报告、论文中选取出来以表示全文主题内容信息款目的单词或术语。"国家标准还规定每篇论文选取 3～8 个关键词。对投稿到 SCI 类杂志的文章,如果作者提炼出能够准确反映文章内容的关键词,将有利于在线稿件系统根据关键词自动匹配合适的审稿人,从而大大缩短邀请审稿人的时间,缩短稿件处理的时间;也能使读者或者搜索引擎以及其他的检索工具顺利地检索到这篇文章。现实写作中,作者在关键词的选取方面存在较多的问题。

> 例如:一篇名为"Trend analysis of observed and downscaled projected TMax and TMin Data in N-W Himalayan Basin"的文章,作者列出的关键词如下。
> SDSM;CGCM3;TMax;TMin;Mann-Kendalltest;Sen's slope estimator。

这篇文章在关键词的选用上有以下几个问题。

①采用符号作为关键词。这篇文章是对喜马拉雅河盆地区最高温和最低温的趋势分析,但在关键词中竟然没有列出"temperature"这个单词,而是将"TMax"和"TMin"作为关键词,这不符合文献检索的习惯。作者可以用"maximum temperature"和"minimum temperature"作为关键词,而不是用符号。

②采用意义不清的缩写作为关键词。如果不看文章内容,无从知晓"SDSM"和"CGCM3"两个缩写的具体含义。

③将关键词的范围限定得过于狭窄,用"Sen's slope estimator"作关键词不容易被检索到,如用"slope estimator"作关键词,将有助于同行研究人员找到这篇文章。

二、选择关键词的一些基本原则

①一般每篇文章选用6个关键词。

②关键词一般用实词,不用"or""and"等连词,也不用"in""of""with"等介词或者"a""the"等冠词。

③关键词的第一个字母大写。如果关键词是一个词组,只大写第一个单词的首字母,如"Landuse change";如果关键词是一个专有名词,则需要大写该专有名词的每个单词的首字母,如"Yellow River"。

④关键词中避免使用缩写,除非是公知的缩写词,如"DNA""RNA"等。

⑤关键词中避免使用公式和公式符号、上下标、连字符,如"Land-use""High-tech"要用"Land use"和"High tech";一般化学分子式不可作关键词,而应使用其相对应的化学名词,如"Nitricoxide""Dimethylsulfoxide"等。

⑥要表达一个完整的概念,一个关键词可能需要几个单词,如"Land use change"(土地利用变化)。

⑦一个关键词只能表达一个概念,不能表达复合概念,如"Science and technology innovation"要拆分为两个关键词"Science innovation""Technology innovation"。

⑧选取与文章20%的内容相关的词作关键词。关键词是从全局的角度对一篇文章进行概括,一些细节的内容则不需要选作关键词。

⑨主要研究区域、主要方法、重要数据名称、主要研究对象(如动物和植物名称)等应该列入关键词。

⑩避免同时使用同义词和近义词。不管在论文中如何重要,同义词和近义词不可同时被选用。诸如"Drug treatment"和"Chemotherapy","Operative therapy"和"Operative surgery"等。

三、关键词的格式

(1)"key words"本身的格式

不同的SCI类杂志对"key words"本身也有不同的格式和写法要求。诸如字母的大小写,黑体、斜体;"key"和"words"是合体还是分写;等等。如"Keywords""Key words""*Keywords*""KEYWORDS"等,作者应严格按照杂志要求,一字不差地照写。

（2）所选关键词的写法和格式

所选择的关键词也有字母的大小写和黑体、斜体等不同的要求。案例如下。

　　Title：Effect of DCK knockdown on proliferation, apoptosis, and tumorigenicity in vivo of cervical cancer HeLa cells.

　　Keywords：DCK；Knockdown；Proliferation；Apoptosis；Cervical Cancer；HeLa.

　　Key words：DCK；Knockdown；Proliferation；Apoptosis；Cervical Cancer；HeLa.

　　Keywords：DCK/Knockdown/Proliferation/Apoptosis/Cervical Cancer/HeLa.

　　KEYWORDS：DCK；KNOCKDOWN；PROLIFERATION；APOPTOSIS；CERVICAL CANCER；HeLa.

第五章　前言部分翻译与写作的基本方法

第一节　前言的意义与作用

一、何为前言

　　前言,是一篇论文的引导语或是开场白。论文前言又称绪论、概述或是导论,经常作为科技论文的开端,提出论文中要研究的问题,引导读者阅读和理解全文。在 SCI 论文写作中,前言作为论文开场的第一部分,要有内涵,能体现论文的研究内容和创新要素,英文一般用且仅用"introduction"来表示前言。依据 IMRaD 格式的要求,前言便是每篇论文的开头。作为正文的引子,前言是整篇论文的引论部分,需要以简短的篇幅来介绍论文的写作背景、目的及缘由,提出研究要求的现实情况,介绍相关领域内前人所做的工作和研究的概况,说明该研究与前人工作的关系、当前的研究热点、存在的问题及作者的工作意义,并引出该文的主题给读者以引导。前言也可用来点明论文的理论依据、实验基础和研究方法,简单阐述其研究内容,三言两语预示研究的结果、意义和前景,但不必展开详细讨论。前言只起引导作用,可以说明研究的设计,但不要涉及研究的数据、结果和结论,要避免与摘要和正文重复。前言的根本目的是向读者说明该研究的来龙去脉,从而吸引读者对论文产生兴趣,对正文起到提纲挈领和引导读者阅读兴趣的作用。同时,前言也是编辑和审稿人评判一篇文章水平的重要依据,他们主要通过阅读前言部分来评判一篇文章的意义和创新性。如北卡罗来纳大学(University of North Carolina System)"Writing Center"(1988)所陈述的那样,前言和结论是一座架在作者和读者之间的桥梁,它为读者提供了一个自身世界与论文所谈内容之间的过渡。用比喻的方式来说,前言就好比一盏灯,它能为读者探索论文世界提供一个不可或缺的探照工具,又或似一个简明扼要的梗概,拥有它便能让读者更加透彻地了解论文说了什么、研究新意在哪等核心问题。

　　前言的主要任务是向读者勾勒出全文的基本内容和轮廓。它可以包括以下五项内容中的全部或其中几项。

　　①介绍某研究领域的背景、意义、发展状况、目前的水平等。

　　②对相关领域的文献进行回顾和综述,包括前人的研究成果、已经解决的问

题,并适当加以评价或比较。

③指出前人尚未解决的问题,留下的技术空白,也可以提出新问题及解决这些新问题的新方法、新思路,从而引出自己研究课题的动机与意义。

④说明自己研究课题的目的,即明确地告诉读者你为什么要进行这项研究,语句要简洁,开门见山。如果研究的项目是别人从未开展过的,这时要说明研究的创新点。

⑤概括论文的主要内容,或勾勒其大体轮廓。

合理安排以上这些内容,将它们有条有理地给读者描绘清楚,并非容易之事。经验告诉我们,前言其实是全文最难写的一部分。这是因为作者对有关学科领域的熟悉程度,作者的知识是渊博还是贫乏,研究的意义何在、价值如何等问题,都将在前言的字里行间得到充分体现。

综上所述,前言的好坏直接影响到论文的整体质量,对正文起到提纲挈领和引导读者阅读兴趣的作用,从而使读者在阅读论文题目、摘要和前言之后了解该文的主要内容和观点,并感受有无参考价值和通读全文的必要。因此,前言在一篇论文中所扮演的角色举足轻重,在引导读者阅读论文的诸多方面也有不可或缺的作用。

二、为何要写好前言

前言是 SCI 论文写作非常难写的部分之一(另外一个便是讨论部分),中文文章的缺陷往往在于前言缺乏内涵,过于简单且难以真正地体现出论文的研究初衷和创新要素,而外刊论文对于前言要求相当高,一个好的、出彩的前言就相当于文章成功了一半,所以作者应多在前言的撰写上下功夫,保持鲜明的层次感与极强的逻辑性,即在符合逻辑的基础上建立层层递进的关系,这两者都不可或缺。出彩的前言能让审稿人对作者产生良好的第一印象和让作者保持较高的可信度(credibility),如没写好,那么整篇文章都可能被拖累。

在科技论文中,撰写前言的主要目的是让作者对该项研究工作的背景材料、研究动机与原因、试图达到什么目的等做出必要的说明,让读者对这项研究有足够的了解和认识。依据中国国家标准 GB 7713—1987 规定,前言应当包括以下方面:研究工作目的、研究范围、相关领域的前人工作和知识空白、理论基础和分析、研究设想、研究方法和实验设计、预期结果和意义等。威斯康星大学 Kliewer 教授在他的专著 *Writing It Up: A Step-by-Step Guide to Publication for Beginning Investigators* 中强调过前言的作用:"前言的目的是要提供本研究的基础背景材料(basic background materials)和你研究的动机(motivation)以及与现行研究的全面关系(relationship)。"简而言之,前言如同论文的一张门面,想让它深入人心就必须要下足功夫。

医学论文的前言对医学论文写作至关重要,这开门见山的几句话,能提领全文,起到承上启下、引文入题的作用。前言是论文开头用以揭示研究工作的缘由、内容及主旨的简短引导性叙述,是全篇文章的铺垫性文字,是论文的开场白。它扼要地概述研究工作的来龙去脉,向读者提供理解正文内容的基础条件和预备知识,并激发读者对全文的关注和阅读兴趣。人们阅读论文,总是从前言开始,有经验的读者,往往通过前言部分来了解文章的内容和价值,从而决定是否通读全文。概括贴切、条理清楚而又重点突出的前言,不但使文章脉络清晰,过渡自然,而且能诱发读者产生读完全文的欲望,从而收到"先声夺人"的效果。反之,前言冗长杂乱、言而不导或让人读来不知所云则会令人乏味而对下文不屑一顾,文章可能因此而无人问津或遭受冷遇。可见,前言是读者对论文进行取舍的关键,它直接关系乃至决定着文章的"前途"和"命运",是医学论文写作中不可忽视的环节。

第二节 前言的构成及主要内容

一、前言的构成

医学论文的题材众多,内容各异,格式也不尽相同。其前言的记述内容需因文制宜,并非千篇一律。一般来说,前言部分主要就研究背景、研究内容以及研究工作的目的和意义等做概括性介绍。前言写作有两种模式,最常见的一种是先描述某个领域的进展情况再转到存在的问题,然后阐述作者是怎样研究和寻找答案和突破口的(本章将会详解这种格式);还有一种格式就是直接从描述研究的课题的意义入手,然后阐述作者是如何研究的。

前言有其章法,因此若想顺应章法写出一篇行云流水、结构紧凑的前言,就应该先熟悉前言的构成。前言可大体划分为三个部分:第一部分应当有目的地引入相关领域介绍(introduce the research area),再说明该研究领域的重要之处(establish the importance of the research area),并提供该研究领域相关且必要的背景信息(provide essential background information about the research area);第二部分识别出一个或多个研究领域空白点(identify a gap or gaps);第三部分是填补空白点(fill the gap or gaps),引入现行相关工作(introduce the current work),有选择地回顾现行工作的关键研究发现(preview key findings of the current work in an optional way)。这三部分必须同时存在,但需简略得当,第一部分在阐述自己研究领域的基本内容时要尽量简洁明了,须知阅读文章的人都是该领域的专家,所以一些显而易见的知识要用概括性的而不是叙述性的语言来描述;第二部分找出空白点,需要对文献进行总结回顾,是前言的重头戏之一,要着重用笔墨来描写;第三部分是填补空白点,即在分析过去研究的局限性的同时阐明自己的研究创新点，这是整个前言的"高潮"，因而要慎之又慎。一般来说，此三部分构成在生物医学论文中的具体体现如下。

①前言第一部分，通常介绍所研究的疾病，可从疾病定义、流行病学、病因学、治疗手段、预后等方面适当选取内容。一到两句话过渡到前言第二部分。

②前言第二部分，简要介绍研究方向，如某基因、蛋白、治疗手段等；通过前人文献报道，建立研究方向与疾病之间的逻辑关联，阐明立题依据。

③前言结尾处，简要表明论文的研究目的及创新性。前言的主要功能是体现论文的科学性和创新性，必须涵盖上述内容，必要的研究背景能让读者一目了然，随着作者的研究思路阅读论文，如果缺少这一部分，就会使读者对作者研究的目的和重要性认识不足，影响读者的阅读兴趣，降低研究成果的可信度。科技论文是作者就某一研究课题经过长期努力工作取得成果的总结和展示，因而论文的论述方式、学术思想的解释、研究背景的介绍需要经历反复推敲和仔细斟酌，以期做到论文内容完整充实，充分调动读者的阅读兴趣。在前言部分的末尾，建议用精练的话把该文的重要结果"预览"（review）一下。Ratonff 在 1981 年曾说过："Reading a scientific article isn't the same as reading a detective story. We want to know from the start that the butler did it."但是注意不能使用大篇幅前言，这就好比电影的预告片，一般只有 1～3 分钟，而非 20 分钟。

简单地说，前言部分首先要交代所研究课题的现状，然后点出目前尚未解决的问题，也就是你为什么要做该研究课题，这是最重要的。在前言中，需要描述或定义课题中常用的主要术语。但前言不是综述，往往只需点到为止，而不应无限度展开。总之，交代现状、提出问题是前言的主要任务。

二、前言的主要内容

在前言的写作过程中，一般不要求写出方法、结果，不要展开讨论；可适当引用参考文献，但不要长篇罗列，不能把前言写成该研究的历史发展或文献小综述，更不要去重复说明那些教科书上已有，或本领域研究人员所共知的常识性内容。在前言中，评价论文的价值要恰如其分、实事求是，用词要科学，不用客套话，如"才疏学浅""水平有限""恳请指正""抛砖引玉"之类；前言最好分两段论述，不要插图、列表，不进行公式的推导与证明。

通常情况下，我们可以将前言的内容大致分为三到四个层次来安排。第一层由研究背景、意义、发展状况等内容组成，其中还包括某一研究领域的文献综述；第二层提出目前尚未解决的问题或急需解决的问题，从而引出自己的研究动机与意义；第三层说明自己研究的具体目的与内容；最后是前言的结尾，可以介绍一下论文的组成部分。

综述研究背景、概述本项工作的研究或观察的理论基础，给出简明的理论或研究背景。为说明研究工作与过去研究的关系，背景介绍通常需要进行文献回顾来讨论曾经发表的相关研究,以介绍相关领域的研究概况与进展,要指出存在的问题并说明为什么要做这项工作,阐述研究目的即说明有别于他人的"主意"。

在背景介绍和问题提出中,应引用"最相关"的文献以指引读者。优先选择引用的文献包括相关研究中的经典、重要和最具说服力的文献,不要刻意回避引用最重要的相关文献(甚至是对作者的研究具有某种"启示性"意义的文献),要避免不恰当地大量引用作者本人的文献,采取适当的方式强调作者在此次研究中最重要的发现或贡献,让读者依照逻辑的演进阅读论文。

解释或定义专门术语、缩写词,以帮助编辑、审稿人和读者阅读与理解。叙述前人工作的欠缺以强调自己研究的创新时,应慎重且留有余地,可以这样表达:"To the author's/my knowledge...there is little information/few report available in literature about..."适当地使用"I""we"或"our""this paper"等词,以明确地指示作者本人的工作,如"We conducted this study to determine whether..."。

美国医学写作协会在《医学论文写作要领》中,对前言部分的要求如下。

①Defines the scientific problem that stimulated the work.

明确定义该项研究的科学问题。

②Explains the author's technical approach or hypotheses.

解释作者的技术手段或假说。

③States the purpose and scope of the study.

说明研究目的和范围。

④Introduces and defines terms and abbreviations.

介绍定义术语与缩略语。

这四条要求高度概括了前言的具体内容,下面本书将进一步从以下四个方面来详细阐述前言所应涵盖的具体内容。此外,需要注意的是前言写作一般不宜太长,无须做详尽的文献综述。

1. 研究背景

通常在前言开头,首先应简述研究领域的背景材料,也就是回顾历史,正如Cetin 和 Hackam 所说:"The first question involves addressing what is known about the topic."这句话的意思是要说明所研究问题的总体现状、历史情况、作者个人研究的动机以及和全局研究的关系。这个时候应当铭记切不可详尽阐述背景资料,因为前言并非文献综述(literature review),应该密切结合研究主题,提纲挈领。当然,为了写出一篇好的前言,需要阅读大量的资料,写第一稿的时候难免过于详细,应该修改再修改、简化再简化,千万不要舍不得费力收集到的资料,必要之时应大刀阔斧地进行精简,最终才能形成简明扼要的前言。此外文献引用和提供的数据一定要精确,避免片面引用摘录而不反映文献的总体结果,若是数据出错会给审稿人很差的印象。引用文献的时候也要注意防止造成抄袭的印象,即避免原文抄录,要用自己的话进行总结描述,如果审稿人恰好是引用文献的作者的话,原文摘抄的结果一定会很糟糕。在此笔者以 Cao 等在 *Onco-target* 杂志上发表的一篇题为 "MicroRNA-7 inhibits cell proliferation, migration and invasion in human non-small cell lung cancer cells by targeting FAK through ERK/MAPK signaling pathway" 的 SCI 论文进行举例说明,该文的作者在其文章的前言部分将该研究中的疾病研究背景介绍如下。

> Lung cancer remains a major worldwide health problem, comprising 17% of the total new cancer cases and 23% of the total cancer deaths, tobacco epidemic, second-hand smoke and environmental pollution increase incidence and mortality burden[1,2]. Importantly, non-small cell lung cancer(NSCLC) accounts for 80-85% of lung cancers, and the 5-year survival rate remained about 15% and still has not been increased during the last 30 years [3,4].

从 Cao 等的这段描述背景的前言中可以看出,作者只用了短短几句话,便把 lung cancer 的现况介绍清楚了。这种概括性的描述十分精要,不冗长不拖沓。还有一点需要注意的是,作者在此引用了 4 篇文献,这些资料为简化前言中的文字起到了十分重要的作用。因此,引证是撰写前言的基本条件,如果没有引证,那么前言也便不复存在。此外,引用这些文献也明明白白地告知读者,这些背景材料并非虚构,而是有来源可究,有根有据的。

2. 研究进展和空白点

在你所研究的领域里面,当前的进展状况如何? 所存在的欠缺和空白点有哪些? 存在的问题及问题的重要性在哪里? 在简述当前有关研究的来龙去脉、关键性术语及概念之后,应当明确地把这些问题放到读者面前,并且强调问题的重要性,综述有关研究,提出争论或未解决的问题、未测试的群体和未经实验的方法等,这样才能让读者深切地感到此问题亟待解决。毫无疑问,在这里需要引用的相关领域的文献必须具有较高的权威性,以便让读者确信你所提出的问题的重要性和可信性。阐述前人研究的局限性之时,需要客观公正地评价别人的工作,切不可通过贬低别人的工作来抬高自己的研究价值,一定要遵循实事求是的原则来分析。在此,笔者以 Jiang 等在 *Molecular Neurobiology* 上发表的题为 "RAS promotes proliferation and resistances to apoptosis in meningioma" 的 SCI 论文为例,举例说明研究进展和空白点在前言中的重要意义,该文中作者将此要点陈述如下。

> Previous studies showed that RAS mutations contribute to 40％ of all malignancies, with nearly 90％ in pancreatic adenocarcinoma, 30％ in non-small cell lung cancer, and in one-third of colorectal cancers [17, 19]. RAS pathway also plays a major role in memory, synaptic plasticity, and neuronal morphogenesis and has an important role in the normal physiology of brain and the central nervous system [20]. On the other hand, as an oncogene product, RAS activation is essential for cell proliferation and malignant transformation in diverse tumors, including the development of meningioma [21, 22]. However, the underlying mechanisms of RAS in meningioma are unclear.

在此文中，作者在简述 previous studies 研究的背景材料和研究进展之后，明确地说明了所存在的问题，即到目前为止，尚且没有"the underlying mechanisms of RAS in meningioma"。这种写法不仅合乎情理，而且比较容易被理解和接受。

3. 如何填补空白点

在提出当前研究所存在的问题和不足的基础上，应当明确提出你填补这些空白点的思路、设想和方法，简述你的实验设计、方法、路线以及研究的理论基础等。简而言之，就是通过你的实验研究来应对前面所提出的研究空白点。通过这段叙述，要让读者确信：研究空白点的存在是有根据的；填补空白点的设想和方案是有道理的（特别强调其独特性和优越性）；整个前言的思路是顺理成章的。除此之外，应当简明扼要地指出研究的重要发现，尽管有人认为发现属于实验成果，放在前言部分似乎有些不妥，应当在结果中予以详细描述，并在讨论中进行重点分析、引申和探讨，但这不证明你的重要发现就应该被彻底排除在前言之外；相反，倘若在说明如何填补空白点之后，画龙点睛地指明你的重要成果，就能在文章开篇让读者清楚明了地看到你的重要成果与发现，而且也没有画蛇添足的嫌疑。不过需要格外注意的是，在前言中提及你的成果时，务必简明扼要，常常一句话就足够了。

4. 论文的创新性与应用前景

创新是科学技术发展的动力，科技期刊则是反映科学技术创新水平的一个窗口，是知识创新的历史记录。创新性在科技论文中占有重要的地位，甚至在审稿阶段是审稿人决定让论文通过与否的重要依据。作者关于创新之处的叙述应同时具备简明扼要和具体的特点，切忌太过抽象宽泛。在阐述自己的创新点时，要紧紧围绕过去研究的缺陷性来描述，完整而清晰地描述自己的解决思路，这时候要注意文章的"摊子"不要铺得太大，要抓住一点进行深入的阐述。只要能够很好地解决一个问题就能称得上是篇好文章,而创新性描述得越多越大,越容易被审稿人抓住把柄。中文文章的特点是创新性要多、要大,但英文文章的特点恰恰相反,深入、系统地解决一到两个问题就可被认为优秀。

任何研究工作都有其潜在的用途,有的本身就是一项应用工作,即便某些基础性较强的研究,也是可大致预测应用于某些方面的,所以在前言的结尾处应当指明本研究工作成果可用在何领域或可间接起到何种作用,无疑会给读者一个完整的概念,当然,这也是吸引读者继续细读论文的一种手段。

针对"如何填补空白"及"论文的创新性与应用前景",在此笔者以 Mao 等发表在 *Molecular Carcinogenesis* 杂志上的一篇题为"MicroRNA-21 regulates the ERK/NF-κB signaling pathway to affect the proliferation,migration,and apoptosis of human melanoma A375 cells by targeting SPRY1,PDCD4,and PTEN"的 SCI 论文为例,进行进一步的说明。

> Previous studies have shown that suppression of miR-21 lead to the upregulation of SPRY1,PDCD4,and PTEN in various cancers[20-23]. However,there was no evidence for the mechanism of miR-21 and its target genes(SPRY1/PDCD4/PTEN)in the development and progression of melanoma. Thus,this study aims to explore the effects of miR-21 and ERK/NF-κB signaling pathway in the proliferation,migration and apoptosis of human melanoma A375 cells by regulating SPRY1, PDCD4 and PTEN,thus further explore the feasibility of miR-21 as a potential target for the treatment of melanoma.

在 Mao 等的文章中,前言较为详细地介绍了填补所提出的空白点的具体方案和方法,并说明了为什么采用这一研究方法和实施的方案是有根据的、切实可行的。从 Mao 等的这篇研究的前言中,读者可以清晰明了地看到该项研究的新意与未来的潜在用途,即"further explore the feasibility of miR-21 as a potential target for the treatment of melanoma",可供大家参考。

第三节　撰写前言的基本要求与时机

一、撰写前言的基本要求

在了解 SCI 论文的结构和主要内容之后,大家应该知道前言写作并不需要我们长篇大论。除此之外,还有一些在撰写 SCI 论文过程中需要多加注意的基本要求。

①言简意赅，条理清晰。这是前言写作中最基本的要求。以最精练的语言，表述研究课题的来龙去脉，一般 SCI 论文前言要控制在 450 字以内，以 300 字左右为宜，2～4 个自然段(paragraphs)即可，切记不要详述众所周知的问题。

②谨小慎微，务求准确。应当精准清楚地指出所探讨问题的本质和范围，对研究背景的阐述做到简繁适度。文献引用和数据一定要准确，切记避免因片面摘录而只反映部分结果，忽略了文献的整体结果，"二次引用"的数据尤其要注意这点。

③精挑细选，贴合需求。要把该领域内过去和现在的状况全面概括总结出来，特别是对最新进展的引用。在背景介绍和问题的提出中，应引用"最相关"的文献以指引读者。有限选择引用的文献包括相关研究中的原始、重要和最具说服力的文献，力戒不恰当地大量"自引"。需要谨记的是，引用文献时一定不要原文抄录，要用自己的话进行总结描述，否则会有抄袭剽窃之嫌。

④循序渐进，突出亮点。采取适当的方式强调作者在本次研究中最重要的发现和贡献，让读者顺着逻辑的演进阅读论文。

⑤解释或定义专门术语或缩写词，以便帮助编辑、审稿人和读者阅读稿件。

二、何时开始撰写前言

在写论文的前言时，有一个问题经常会令我们感到苦恼，即何时开始撰写前言。到底是一开始就写还是待论文正文写完后再写？本书认为，这需从前言的主要构成要素和功能说起。基于上述分析，一般而言，我们可将论文前言的主要构成要素和功能概括为以下三点：第一，你想研究什么问题？你所研究的问题是否具有研究价值？即"引题＋点题"。第二，你所研究的问题的国内外研究现状如何？即"铺垫＋证题"。第三，你文章的主要研究内容是什么？文章的创新点（或新的发现）是什么？即"导题＋做题"。因此，大多数前言通常采用经典的三段式结构，这样写显得文章层次分明、逻辑清晰、思维缜密。

通过对前言具体构成要素和功能的分析可知，前言的核心是作者对文章研究内容的从宏观到微观的整体把握，这就需要我们思考一个问题：你是否真正了解和熟悉这个问题？一方面，若你写的文章是一个新的研究方向，那么该论文的前言应采取先写的方式，这样就可以带着问题去查阅相关文献，从而从宏观上整体了解自己所研究的问题及其研究的重点和趋势，有助于对论文正文的撰写和把握；另一方面，若你的研究问题是自己很熟悉的领域，可以说已经是轻车熟路了，那么就可以先写正文，待正文写完后再撰写前言，这样写出的前言更加切题且恰到好处。

一般情况下，作者大多都会先撰写前言，然后再开始后面部分的写作，好像不写完前言，后面的工作就无法开展。这或许是一种写作习惯，难以改变。有些人甚至不把标题想好就下不了笔。每个人都有各自的习惯,先写前言不一定对每个作者都是正确或是最好的方法,也不一定是写好前言的最有效的途径。究其原因可能有以下三个方面。

①在撰写论文之初,作者可能并不知道哪些争论的问题值得在前言中被提及,而在写论文的整个过程中,才会逐渐发现争论的焦点所在,应该如何表述。

②整个写作过程才是你组织论点、思考议题、发展思维、精练争论的过程,而在论文刚刚开始的时候,在论点、议题、思维和争论等诸多问题上往往都有待于深入和锤炼。

③把前言放到最后写很容易与整体论文相协调、相呼应,而不致使前言与后续部分脱节。

第四节　前言中的参考文献

一、何为参考文献

国际医学期刊编辑委员会公布的《向生物医学期刊投稿的统一要求(第5版)》(*The Uniform Requirements for Manuscripts Submitted to Biomedical Journals*,5th Ed.,2007)中明确规定,生物医学科研论文应当包括参考文献。因此,在生物医学论文中引用文献是必须的、不可或缺的,尽管 IMRaD 中并没有参考文献一项。在前言中可以以一定格式引用文献,并列录于参考文献之中,即标明出处以便说明某一观点、方法或结论出自何处,而并非自己首创。科学论文有别于某些人文科学的文章,不用一字不差地引经据典,它引用的重点应该是观点、方法与结论,没必要将整段的、一字不差的文字加以引用,因此很少使用引号。如果你某句话确实是完全引用其他论文的文字表述,不论是英文、中文还是其他语言文字的,都应该使用引号,并记录在参考文献之中。这是对原作者的尊重,否则就会有抄袭或剽窃的嫌疑。

二、参考文献的作用

引证是前言中十分重要的内容,因为任何研究课题都是在前人工作的基础上提出的,也都是在前人研究的基础上进行的,所以前言中总述的研究背景、发现的不足和问题、提出的解决方案等,都需要引用文献作为支撑和基础。读者从前言中可以了解到该研究领域目前的大体轮廓和来龙去脉,因此引证在前言中起着不容忽视和不可替代的作用。在当代的科技论文之中,已经基本不存在没有引证的前言。另外,从 SCI 的一些杂志编辑对前言评审的中心内容或常见的意见中,也可以看出引证在前言中的作用,如"前言是否反映了该领域当前存在的主要问题,是否阐明了该研究的必要性与重要性"等。

三、如何引用参考文献

参考文献需和前言的核心、论点以及结论挂钩,需要在阅读理解前人文献的基础上,抓住文献核心,并引用别人的论点或结论,紧密结合自己要说明的问题。在引用文献中需提出问题,并说明问题的重要性。一般在研究开题时,必须查阅大量的文献资料,并且找到其中的问题和不足,不仅要提出这些问题,而且还要通过前人的工作证明这些问题的存在,并且阐明这是十分重要的问题(重要性),是亟待解决的问题(急迫性)。在引用文献中还要找到解决问题的思路、方法及理论基础,从所引文献中让读者了解到你所研究的课题不是没有根据或无中生有的,而是有前人研究的基础,是有科学根据的。引证不得照搬别人论文中的段落或一字不差地摘抄他人论文中的句子,以免造成抄袭之嫌。

引用的文献最好是原始资料,即第一手资料,尽量不使用第二手资料,除非在某些特殊情况下,如得不到第一手原始文献的时候。此外在引用文献的时候,应当尽量避免作者姓名的使用,在一般情况下(特别是想要投水准较高的杂志的读者应当多加留意),论文正文中引用文献时应当尽量避免使用论文作者的姓名(综述文章及特殊情况除外),如"××reported in their study that..."在一般情况下是不可取的。在前言中一般无须提及作者姓名,而是直截了当地说明所引用的主题内容,然后按照目标杂志要求的格式合理地引用文献。当然,在前言中引用文献,必须注明作者姓名时,该如何列引姓名? 当论文作者只有一名时,就只引用该名作者的姓,两名作者时则引上两名作者的姓,三名或三名以上作者时,则只引第一作者的姓,加上"et al"和年份,如"...results elucidate a new role for lysine methylation(Mazur et al,2014)"。

第五节　前言中常用的时态和英语表达方式

在进行英语论文撰写时,务求语言简练、语法正确、表述清楚、准确、严密、避免情绪化、避免口语化。前言中的语言大多都有相对固定或较为常用的表达形式,建议读者在阅读论文的过程中做个"有心人",把那些出现频次较高的表达记录下来,如"indicate""show""demonstrate"等单词都可用来表示"显示""表明""证明"等意思,这样可以方便自己日后撰写前言。

充分利用一些较成熟的表达模式,但要避免全文搬用;表述图表所含内容用现在时;图例语言要精练,一般不用完整句,但要提供必要的实验条件;用现在时叙述众所周知或已被证明的事实,用过去式叙述本研究结果。下面将进一步进行详细说明。

一、前言中常用的时态

一般而言,前言中论述现在发生的事情,使用现在时态(present tense),而在讲述过去的发现及阐释问题时,则用过去时态(past tense)。目前多数作者在前言中使用现在时态,包括一般现在时态或现在完成时态,如下面例子。

Large intergenic non-coding RNAs(lincRNAs)are RNAs contained within intergenic regions identified by histone lysine 4 and lysine 36 chromatin marks [16].Mutations in lincRNA genes are associated with many human diseases [17-19].LincRNAs have crucial roles in controlling gene expression during cell development and differentiation,and are important for chromosomal dosage compensation,genomic imprinting,cell differentiation,and organogenesis [20].LincRNAs,regulator of reprogramming(linc-ROR)located at chromosome 18q21.31 and consisted of 4 exons,with a length of 2.6 kb,and was important in the regulation of reprogramming process of cells [21].The linc-RoR is highly expressed in malignant liver cancer cells [22],and silencing of linc-ROR represses breast cancer cell growth and lung metastasis in vivo[23].Hou et al have found that ROR was higher in breast cancer tissues and could promote occurrence and metastasis of breast cancer through regulating epithelial to mesenchymal transition [23].Previous studies also showed that lincRNAs could influence the expression of genes by regulating the shear process of mRNA,such as linc-ROR binding with miR-145 regulating cell differentiation and cancer progression[23,24].

这篇引自 Chen 等题为"Large intergenic non-coding RNA-ROR reverses gemcitabine-induced autophagy and apoptosis in breast cancer cells"的前言,就其时态而言,作者基本上使用的是现在时态,只在少数几句话中使用了过去时态,因为说明的是过去的报道以及过去的发现。

二、前言中常用的英语表达式

1. 背景信息或研究现状模块的常用英语表达方式

前言中陈述背景信息(background information)是必要的,有"引子"的作用,研究现状模块主要是阐述其他学者、作者本人与论文要探讨的问题或现象相关的研究工作,通常采用总—分的形式陈述,时态采用一般现在时(simple present tense)或者现在完成时(the present perfect tense)。在前言写作的第一个模块,必须介绍重要且相关的背景信息(introduce important and relevant background information)。

(1)总述

"总述"常用一个句子概括相关的研究工作,一般用现在完成时。

①用主动语态时,常用 researcher/author/investigator/writer 等做主语,如 "Many/Several/A number of/Few researchers have studied/investigated/examined/explored/reported on/discussed/considered+研究主题"。

②用被动语态时,常用 study/research/investigation/experiment/work/attention 等做主语。如果描述"研究主题"的单词少,那么"研究主题"可置于句中,如"Many studies/researches/investigations/experiments on+研究主题+have been performed/done/published..."。当描述"研究主题"的单词较多时,可置于句末,如 "Much work/attention has been performed/done/published on+研究主题"。

用被动语态时,也可以用"研究主题"做主语,如"研究主题+has been studied/investigated/examined/explored/reported on/discussed/considered by many investigators/several researchers/a number of authors/few writers"。又如"The study of+研究主题+has been widely reported/found/published in the literature"。

(2)分述

"分述"是具体地介绍他人所做的相关研究成果。需要注意的是,这部分所列参考文献要准确、全面,不能堆积,更不能将每篇参考文献的摘要抄一遍,而是要概括出与论文研究有关的要点。下面列举一些范例。

①Cancer is an obvious public health problem in the western world. Therefore, it is necessary to identify and use effective chemopreventive agents to prevent and treat this disease.

②Stroke is the leading cause of severe and complicated disability.

③A previous study sporadically reported that...

④The development of... is explored.

⑤Many studies have shown difference among genders in symptoms, treatment and treatment outcome in cardiac diseases, but it is little known about differences among genders in cerebral vascular diseases.

⑥Several studies have documented that the genes involved in DNA repair and maintenance of genome integrity are critically involved in protecting against mutations that lead to cancer and/or inherited genetic disease.

⑦During the past decade,the theory of...has developed in various directions.

⑧Previous studies have demonstrated(indicated,elucidated,revealed,shown)that...

⑨A number of evidences have suggested that...

⑩Over the course of the past 20 years,...has emerged from intuitive.

⑪Many research studies have been conducted on this topic.

⑫A large number of studies have reported on the treatment of uncertainties related to...

⑬The concept of...was explored quite intensively in recent years.

⑭There is growing evidence that...

⑮The mainstay of treatment for AS remains pharmacological; however,catheter ablation has increasingly been used over the last decade.The relative merits of each strategy have not been extensively studied.

⑯We investigated the association between...

⑰It has been previously shown that...enhanced...expression in cultured...cells.On the basis of the time course and concentration of... we speculated that...

⑱Although a multitude of mechanisms have been proposed, there are no studies evaluating the impact of...

⑲...is an increasingly recognized phenomenon in...Recently, reports have been published that...It is unclear whether...We sought to determine the relationship between...We hypothesized that...

⑳This study presents intriguing information in...First,it demonstrates that...because of ...,it is important to note that...

2. 研究现状空白点的英语表达方式

在阐述完相关研究的背景材料之后,指出仍有某个(或某些)问题或现象值得进一步研究,实现"背景信息和研究现状"模块与"研究目的或内容"模块的顺利过渡。写作者要注意使用转折词,然后再简要说明研究存在的空白点。转折词的使用能起到承上启下的过渡作用,使转折不突兀,同时又能让话题重心落到后面,将读者的注意力吸引过来。

①阐述"对于论文将要开展的工作,已有文献没有考虑"时,可用现在完成时

被动语态的句式,如"However,＋论文将要展开的研究工作＋has/have not been considered/taken into account/have been ignored/neglected in the studies/researches/works/investigations mentioned above"。

②阐述"对于论文将要开展的工作,已有文献研究得较少"时,可用"rare",通常用现在时,如"However,the literature/work/research/attention concerning ＋is rare"。但是,更常见的情况是用"few""little"或"no"等修饰词引出。用"little"或"no"等来修饰"work/literature/research"以及"attention"等不可数单数名词,用"few"或"no"来修饰 studies、papers、researchers 以及 investigators 等可数的复数名词,时态通常用现在完成时或一般现在时。现在完成时的句式如"However,few studies have been done/published on/reported on＋论文要展开的工作""However,little attention has been paid to/little information has been published/no systematic research has been dedicated to＋论文要展开的工作";一般现在时的句式如"However,little literature is available on＋论文要展开的工作"。

③阐述"对于论文将要展开的工作,已有文献只探讨了相对的工作"时,用"However,all the researches/studies/investigations/works mentioned above＋be limited to/be based on/be concentrated on..."。下面列举一些范例。

①However,its underlying mechanism of anti-adipogenic effects remains unknown.

②Although several additional experiments will have to be performed,based on recent studies,it is tempting to hypothesize that the different expression pattern of ×××.

③... are known to have persistently increased... levels... our finding could be of relevance also in relation to...further supporting such a notion.

④Despite favorable effects on high-density lipoprotein cholesterol (HDL-C) and low-density lipoprotein cholesterol, the cholesteryl ester transfer protein inhibitor torcetrapib failed to slow atherosclerosis progression and increased mortality.We investigated the relationship between lipid changes and progression of coronary atherosclerosis.

⑤The mainstay of treatment for AS remains pharmacological; however,catheter ablation has increasingly been used over the last decade.The relative merits of each strategy have not been extensively studied.

⑥ The mechanisms underlying these serum lipid-independent effects of statins are not completely understood, but there is increasing evidence that...

⑦...in the development of atherosclerosis is still undergoing debate.

⑧However, the mechanisms for its regulation remain elusive...

⑨Despite the accumulating circumstantial evidence pointing to ... as a culprit in unstable plaque formation, definitive proof has been lacking...

⑩...have not been investigated... The prevalence and prognostic significance of ...are poorly understood.

⑪...is associated with an increased risk of cardiovascular disease (CVD); however, there have been few well-designed prospective studies of this issue in...Recent epidemiological studies have suggested that...

⑫However, the in vivo function of LOX-1 has yet to be determined...

⑬Although some progress has been made in this area, at least two obstacles must be overcome before a fully automated system can be realized.

⑭Since then, the subject has been extensively explored and it is still under investigation as well in methodological aspects as in concrete applications.

⑮There is still dearth of...

⑯The relationships between...and..., however, have not been empirical research is deficient.

⑰Although a multitude of mechanisms have been proposed, there are no studies evaluating the impact of...

⑱Yet, it has not been very clearly established whether...

⑲ Although... no significant improvements in... were observed with...(albeit a relatively low dose)...either alone or in combination with...

⑳But, despite assessing the combined effects of...The Study has not been able to demonstrate any benefits from such supplementation.

3. 研究的目的或内容模块的常用英语表达方式

通常情况下作者在最后一段叙述论文的研究目的,概括性地介绍论文的研究内容。在叙述论文的研究目的或内容时,论文的创新点(新的研究方法、新的研究内容或新的研究理论等)就会展示出来。为了让读者清楚地知道作者的研究工作不同于所列文献中的工作,这个模块的首句常包含"this paper/study/research/investigation 或 in this paper/study/research/investigation"等词语。

①用现在时的主动语态句式,例如"This paper describes/presents/develops/proposes a new model/theory/method for＋论文将要研究的主题""The objective/purpose/aim of this paper/study is to develop a new model/theory/method for＋论文将要研究的主题"。

②用现在时的被动语态句式,如"In this paper,a general numerical analysis theory is presented,which is capable of solving..."。

③如果论文是对已有研究工作的扩展,可用下列包含"extension""extend"的句式。如"This paper can be regarded as an extension of the paper by somebody,as the latter laid the theoretical foundation for the present study"。又如"This paper extends the theoretical framework laid down by somebody for the analysis of＋论文将要研究的主题"。下面列举一些范例。

①To better understand...,we tried to...

②In the present study,we aim to investigate...

③Therefore,the aim of the present study was to determine...

④The focus of the conference will be...

⑤The purpose of the inference engine can be outlined as follows:...

⑥The purpose of this study was...

⑦The aim of the paper is to provide methods to construct such probability distribution...

⑧The present study was designed to investigate the...

⑨A major goal of this report is to extend the utilization of recently developed procedure for the...

⑩In order to take advantage of their similarity more utilization research is still required before final goal of...can be completed.

⑪The ultimate goal of this concept is to provide...

⑫We need to provide more documents(data,records,studies)...

⑬Further studies are still necessary...

⑭Therefore，our first objective in these studies was to determine whether...

⑮In this study，we sought to extend our observations and to specifically test...

⑯This report describes experiments designed to determine whether...

⑰To investigate the function of...

⑱To further substantiate a role of...

⑲To gain further insight into the involvement of...

⑳To further elucidate the role of...

总之，前述三个写作模块犹如一个漏斗，从一个"宽泛的研究领域"到一个"特定的研究工作"，逐渐收缩，直到漏斗下端"给出论文的创新点"为止。

因为英语并非我们的母语，英语写作是英语学习中比较困难的部分，我国SCI论文和引述偏少，除了基础研究水平的限制外，语言的障碍也不容忽视。每一位基础研究工作者都必须把提高英语读写能力作为一个艰巨的任务。可找一些能作为范例的论文精读，学习怎样组织和写出一篇好的英语论文。在论文初稿完成之后，一定要做拼写检查，不要出现简单的拼写错误。如果对自己的英文写作没有什么把握，可以请一位英文好的同事或国外同行来把把关，检查修改一下。

4. 常用连接词

因为前言必须具有很强的逻辑性，所以句子间的连贯十分重要，在撰写英语论文过程中，为了实现一句话和另一句话之间的衔接，会使用一些连接词来保证前言具有逻辑性。在这里，笔者选取了一些常用的连接词，希望对大家的前言写作有所帮助。

另外/此外：In addition/Additionally/Also/Furthermore/Further/Moreover/Besides/What's more；

因果：Consequently/Therefore/Thus/Hence；

转折：However/By contrast/In contrast；

类比对比：Similarly/Parallel results/Unlike/Compared with other results；

让步：Despite/Although；

目的：In order to；

举例：For example；

> 其他：Firstly, secondly, thirdly, finally/Unfortunately/Afterward/Regarding/Alternatively。

第六节 撰写前言的技巧及注意事项

一、撰写前言的技巧

前言相当于故事的开场白，是英文论文的正式开头，通过总结本研究领域的过去和现状来交代论文的研究背景，为读者理解论文的研究目的、原理和意义打下逻辑基础。撰写前言时一般首先通过总结经典性文献和最新进展，层次鲜明地展现本研究领域的现有成果和不足之处，为引出论文的研究目的做铺垫。简明阐述研究目的之后，应总结论文的研究结果并讨论其对本领域的贡献和意义，与上文相呼应，使读者在逻辑上对整个研究的来龙去脉有一个清楚的认识。此外要铭记的是，应保持良好的逻辑性和鲜明的层次感，同时避免引用过多文献，宜选用与论文研究目的及原理逻辑关系密切的经典文献。所引用文献要充分阐述研究工作的背景，引用与本论文相关的重要文献，否则审稿人至少会认为作者所阅读的文献太过匮乏。比较极端的例子是：我们时不时会看到有作者因没有在已发表的论文中引用某一篇重要的文献而在期刊上公开道歉。

一篇好的前言都需回答并解决这几个问题：某个领域现在的知识有哪些？研究这个课题的意义是什么？存在的问题是什么？本文是如何进一步深入研究的？详尽而又全面地介绍以前的相关工作，阐述前人包括作者自己已经做过的相关工作，以及它们与本论文的联系。正确地估计研究课题的意义，例如在基础研究方面有何新意，有何应用前景。如果对课题的意义估计不足，那说明作者知识水平不高，估计过分则显得不够严谨。注意不要过分地批评他人的工作，像"The deficiency of somebody's approach is…""The problem of these papers…"是不可取的，可以不直接涉及作者和参考文献来说明问题"However, the mechanism has not been fully understood"或"None of the other phases have been examined in detail"。在说明本文贡献时，前言部分要简洁明了地用一两句话点出本文的要点，以便读者在读论文主题前有一个大概的印象。用词要注意分寸，比如不要轻易用"for the first time"。一篇论文值得发表，一定是具有和前人所做工作不同的地方，所以从这个意义上讲，每一篇论文都可以成为"第一次"。用到"第一次"的通常是指比较重要的研究进展。也不要轻易用"proved…"，在自然科学领域，通常我们的研究是支持了某种学术观点，而不是证明了什么，证明这个词在数学等领域用得比较多。这里再次强调,前言一定要用自己的话来写,而不是将人家论文中的前言部分摘抄一遍。

大致来说,前言需要包括以下内容:①研究对象的意义和价值;②回顾相关研究工作(不必全面综述,把特别相关的文献介绍一下即可);③该研究领域目前存在的问题,自己做该项研究的目的;④自己解决了什么问题,有何意义。切忌只引用很老的参考文献,这会被编辑或评阅人认为这个领域现在已经没人研究,一方面给编辑找审稿人带来困难,另外一方面很容易被退稿。一般情况下,评阅人先看摘要和结论,看完前言后基本上就能决定是否接受论文。写前言的过程中会读许多文献的前言,这是了解相关研究的一个过程,如果自己不打算结束这个方向的研究,写完一篇论文的前言基本上就考虑好了下一篇论文写什么。总之,一个好的前言既是对自己所研究领域的简要概括,也是对自己所做的研究的概述。下面四个部分是对撰写前言过程中可能出现或遇到的问题的指导。

1. 如何指出当前研究的不足并有目的地引导出自己研究的重要性?

在叙述前人成果之后,用"However"来引导不足,提出一种新方法或新方向,强调自己工作的重要性。例句如下。

> However, little information (little attention/little work/little data/little research...) (or few studies/few investigations/few researchers/few attempts...) (or no/none of these studies...) has (have) been done on 〔focused on/attempted to/conducted/investigated/studied(with respect to)〕.
>
> Previous research (studies, records) has (have) failed to consider/ignored/misinterpreted/neglected to/overestimated, underestimated/misled. Thus, these previous results are inconclusive, misleading, unsatisfactory, questionable, controversial. Uncertainties(discrepancies) still exist...

研究方法和方向与前人一样时,可通过以下方式强调自己工作的重要性,例句如下。

> However, data is still scarce (rare, less accurate) or there is still dearth of...We need to(aim to, have to)provide more documents(data, records, studies, increase the dataset). Further studies are still necessary(essential)...

一般还要在"However"之前介绍与自己研究问题相反或者相关的问题。比如时间问题、研究手段问题、研究区域问题、不确定性、提出自己的假设来验证。

　　如果你研究的问题在时间上比较新,还可大量提及时间较老问题的研究及重要性,然后再用"However"表明"对时间尺度比较新的问题研究不足";如果你的是一种新的研究手段或研究方向,你可提出当前流行的方法及其物质性质,然后应用"However"说对你所研究的方向方法研究甚少;如果研究涉及区域问题,就先总结相邻区域或其他区域的研究,然后用"However"强调这一区域的研究不足;如果自己的研究全是新的,没有前人的工作可对比,你就可以自信地说"根据假设提出的过程,存在这种可能的结果,本文就是要证实这种结果"等,译为"We aim to test the feasibility(reliability)of the...It is hoped that the question will be resolved(fall away)with our proposed method(approach)"。

2. 提出自己的观点

> We aim to//This paper reports on//This paper provides results// This paper extends the method//This paper focus on...The purpose of this paper is to...Furthermore/Moreover/In addition,we will also discuss...

3. 圈定自己的研究范围

　　前言的另一个作用就是告诉读者(包括审稿人)文章的主要研究内容,如果处理不好,审稿人会提出严格的建议。他们常提出的疑虑包括:你是否考虑了某种可能性、某种研究手段等。为减少这种质疑,在前言的结尾就必须明确提出本文的研究范围:时间尺度、研究区域等。如涉及较长的时序你可以明确提出本文只关心某一特定时间范围的问题,译为"we preliminarily focus on the older (younger)...";如果有两种时间尺度(long-term and short-term),你可以说两者都很重要,但是本文只涉及其中一种。研究区域的问题也和时间问题一样,都需要明确提出你只关心某一特定区域。

4. 最后的圆场

　　在前言的最后还可以总结性地提出"这一研究对其他研究有什么帮助",或者可以说"further studies on...will be summarized in our next study(or elsewhere)"。总之,目的就是让读者把思路集中到论文要讨论的问题上来,尽量减少不必要的争论(arguments)。

二、撰写前言的注意事项

1. 不可马虎对待前言第一句话

　　不少有关撰写论文的文章都十分强调前言第一段的第一句话,认为它是十分重要的一句话,应该多加思考然后再来写作,它将给予读者深刻的第一印象。如果第一句话写得很有新意,具有吸引力的话,那么读者就会兴致勃勃地看下去。俗话说:"良好的开端是成功的一半。"就是这个道理。这里,笔者摘选了几篇论文中前言的第一句话,仅供读者思考和撰写第一句话时参考。

> **Title**：Long non-coding RNA ANRIL promotes the invasion and metastasis of thyroid cancer cells through TGF-β/Smad signaling pathway
>
> The first sentence in"Introduction"：Thyroid cancer(TC)is originated from follicular or parafollicular thyroid cells.

此例是讲"长链非编码 RNA ANRIL 对甲状腺癌侵袭转移的影响及其机制研究",在前言中的第一句话中,作者开章明义、开门见山地指出甲状腺癌来源于滤泡或甲状腺旁腺细胞,这就会引导读者思考其发病机制及诱因,进而引发下文对长链非编码 RNA ANRIL 对甲状腺癌侵袭转移的影响及其机制的研究与探讨,从而过渡到研究主题上来。

> **Title**：MicroRNA-130a alleviates human coronary artery endothelial cell injury and inflammatory responses by targeting PTEN via activating PI3K/Akt/eNOS signaling pathway
>
> The first sentence in"Introduction"：Endothelial cells(ECs)have a vigorous ability to grow and are involved in angiogenesis,which comprises both neovascularization and the maintenance of intimal layer integrity.

此例大致内容是"microRNA-130a 靶向 PTEN 介导 PI3K/Akt/eNOS 信号通路在冠脉内皮细胞损伤和炎症反应中的作用",前言第一句话便是说明内皮细胞(ECs)有蓬勃生长的能力,并参与血管生成,其中包括新血管的形成和维持内膜层的完整性,能够让读者清晰地认识到内皮细胞的作用与功能,进而引发读者对下文的思考,为下文的展开做了很好的铺垫。

> **Title**：MicroRNA-371-5p targets SOX2 in gastric cancer
>
> The first sentence in "Introduction"：Gastric cancer(GC), also called stomach cancer, is the third leading cause of cancer death worldwide, with an estimated 700,000 deaths annually, accounting for 8.8% of total deaths globally in 2012.

此例的第一句话就明确指出胃癌的定义及流行病学特征,说明胃癌的严重程度及其危害性,这样可以引导和鼓励研究者们去寻找、发现自己所研究的领域的可行性与创新点,进而引发研究者思考该研究的意义,即怎样通过自己的研究为胃癌患者的临床诊断提供指导意义。

以上三个例子均很好地体现了在论文写作过程中,前言第一句话的重要性。因此,每一位研究者或论文撰写者在论文的写作过程中,要认真对待前言写作,写好前言的第一句话,进而写好前言的每一句话。

2. 注重前言的层次感与逻辑感

对于前言来说,一个重要的要素是要保持清晰的层次感和逻辑感以及层层递进的阶梯关系。人们常常说"先入为主",一篇好的前言能够让人看了感到层次清楚、逻辑性强,给人一种非看下去不可的欲望。如果前言逻辑性不强,层次也不分明,没有任何清晰的条理,会使得读者对这篇论文产生不良的第一印象,这篇论文就失去了竞争力。

3. 保证背景材料简洁明了

在阐述本研究领域的背景材料和基本内容时,要尽量保证简洁明了;回顾历史应选择要点,重在阐述与本研究相关的内容,背景动态只需要几句话概括即可。要避免把读过的论文中有关的、无关的、有用的、无用的都塞进来,导致论文前言主次不分,轻重不明。这是撰写前言的禁忌,一定要注意避免。同时,考虑到论文的水平和质量,建议一些大家基本都知道的材料还是不要写进前言里面,就像著名的药理学家、《中国药理学报》的创始人丁光生教授所说的那样:"既然已经众所周知了,就没有必要再写了。"

4. 写好前言重头戏

论文作者还应当认识到,前言中的文献回顾(literature review)是重头戏之一,所以应当放更多的注意力在这上面。在这里,要把该领域中过去和现在的研究基本状况简明地概括出来,并且要特别注意对最新进展、经典、权威文献的引用。例如,在 Sun 等发表在 *Oncotarget* 上的一篇题为"Downregulation of long non-coding RNA ΛNRIL suppresses lymphangiogenesis and lymphatic metastasis in colorectal cancer"的文章中,作者在介绍 lncRNA ANRIL 的作用机制及前人的研究成果时写作如下。

Evidence has shown that ANRIL overexpression is a promoter in cell proliferation and a suppressor in cell apoptosis in cancer development [9,10].Several studies have reported that ANRIL silencing could activate p15INK4b and p16INK4a expression, causing suppression of cell proliferation and cellular senescence [11,12]. To our knowledge, silencing of p16INK4a can lead to progression and invasion of colorectal cancer and further result in poor prognosis [13,14].A meta-analysis demonstrated that silencing of p16INK4a by hypermethylation could predict lymphovascular invasion and lymph node metastasis in the progression of colorectal cancer [15]. Interestingly, increased expression of ANRIL also closely correlated with advanced lymph node metastasis and poor prognosis [16].In this context,we hypothesize that ANRIL,a suppressor for INK4a and INK4b loci,may be involved in the lymph node metastasis in colorectal cancer.

在这篇前言中,作者引用了大量的文献资料,简明扼要地揭示了 lncRNA ANRIL 的作用机制及前人的研究成果,自然而然地引出一个基本问题:在前人研究的基础上,假设对于 INK4a 和 INK4b loci 的抑制因子 ANRIL 可能参与结肠癌淋巴结转移,进而引出了该研究的研究目的及研究主题,从而为下文的开展做了铺垫。

5. 确保前言高潮的质量

前言的高潮应当放在揭示和分析过去的研究中所存在的问题和局限性,以及本研究的创新点上面。揭示别人研究的问题和局限性应尽量客观,切不可有意无意地贬低别人的工作,更不可断章取义,曲解前人的研究。使用语言应尽量婉转,避免"一针见血"。在阐述自己的创新点时,要谨慎小心,不可过于夸张。在评论自己的工作时,要慎用(不是不用或不可用)"首次发现""首创""第一次"以及"一流水平"等提法,以免引起编者与读者的反感。医学论文的前言对于医学论文的写作至关重要,这开门见山的几句话,能提领全文,起到承上启下、引文入题的作用。它是论文开头用以揭示研究工作的缘由、内容及主旨的简短引导性叙述,是全篇文章的"铺垫性"文字,是论文的开场白。它扼要地概述研究工作的来龙去脉,向读者提供理解正文内容的基础条件和预备知识,并激发读者对全文的关注和阅读兴趣。前言是读者对论文进行取舍的关键,它直接关系乃至决定着文章的"前途"和"命运",是医学论文写作中不可忽视的环节。

总之,前言是医学论文中至关重要的有机组成部分,它用以提供论文内容梗概,激发读者的阅读兴趣,并起着过渡、引导的作用。撰写医学论文前言虽无定式可言,但也有其规律可究。初学者只要把握其统帅全篇、领起下文和引人入胜、抓住读者的特定功用,并严格遵循其有关写作要求,用心撰写、细心推敲、精心修改,就一定能写出令人称颂、赞叹的优质前言。

第六章　方法部分翻译与写作的基本方法

第一节　方法部分的意义及作用

　　方法,又被称为材料与方法、资料与方法等。在中文文章中,资料与方法常见于以患者为对象的临床试验研究性论文;材料与方法则常见于以实验动物及细胞培养为对象的实验研究性论文中;在 SCI 论文中,多表达为"materials and methods",也有的论文表示为"methods"。根据 IMRaD 的要求,需要在科技论文中对研究所使用的材料和方法进行介绍阐述,以此让读者充分了解作者在研究中所使用的方法、材料、仪器设备以及它们是否适合这种研究,是否被公认,以便读者学习、使用、鉴别和评价这种方法。由此可见,方法部分是医学论文的重要组成部分,是判断论文中的科研成果是否具有客观性和可重复性的重要依据。其重要意义表现在反映研究者的科研设计思路,给其他的研究者重复本研究结果提供事实依据,并判断研究成果的客观性和创新性。

　　如果说前言部分说明了研究的背景及缘由,那么方法部分就解答了用什么方法和手段来实施整个研究过程。尽管人们在阅读和写作时并没有把方法这部分的内容放在最重要的位置,但方法部分仍然是论文重要的组成部分。方法部分是论文科学性的基础,是提供科学性研究的依据,如果缺了这部分内容,那研究论文根本不可能成立,因此其重要性是毋庸置疑的。并且,对于一些十分重要的方法,读者也可能进行重复或者将其用于其他实验当中,所以论文作者必须对研究的材料和方法进行全面而又详细的说明介绍,所描述的详细程度应该以别人能重复和再现文中的实验条件和结果为标准。方法部分应包含足够的信息以供其他研究者准确重复文中所描述的实验。如果其中有关键信息遗漏,别人就无法完全重复你的实验,引起结果不一致,或造成误会,甚至还会被人指责造假,所以方法部分要力求全面以及详尽。

　　由于 SCI 论文的学术性以及严谨性,这要求我们对所使用的材料和方法做详细介绍,其主要意图在于保证实验的可重复性,以便同行和读者对你所得出来的实验结果进行检验以及进一步引用重复。这同样也是用来保证文章数据可靠性的重要论据来源。SCI论文的材料和方法部分就相当于我们平时写的实验报告,这个部分在文中所占比重比较大,尤其是分析和实验性研究论文,要占全文的30%左右才能介绍清楚。这一部分的内容主要说明研究所用的材料、方法以及研究实施的基本过程和流程,它不仅回答了实验怎样做的问题,还为下文结果的顺利得出提供了物质前提和基础,在论文中起到承上启下的作用。材料是表达论文结果的客观物体,而方法是完成实验数据的手段,材料与方法的具体作用有二:首先,使读者了解实验的进展过程,为他人重复研究提供依据。科学研究必然是要经得起反复推敲和认证的,材料与方法能提供实验的具体细节和过程,讲述实验做了什么,是怎样做的,保证他人可以重复实验过程,验证实验结果。其次,审稿者可以依据论文中描写实验对象、试剂和仪器的合理性和可靠性来判断论文的结果是否可信。材料和结果本身即包含实验设计的理念,如果实验设计本身和实验实施过程被认为是有失误的或者是不合理的,那么该论文的结果会被怀疑为不可信的,是没有任何意义的。不管研究结果是如何的激动人心,这样的论文都不可能被接受。

在这一部分中,笔者首先需要将实验对象的选取方法和实验对象的来源、特征介绍清楚,这样既可以估计抽样误差,也可以让读者了解文章的内容和结论。同时,在材料与方法的介绍中也需要将研究对象的样本数和分组情况一一阐述清楚。切忌用一句随机分组来描述,这样根本体现不了具体的样本以及分组情况,令人觉得模棱两可。在方法中还需要介绍清楚实验设计方案,比如"随机对照试验""非随机对照试验""交叉对照试验""前后对照试验""双盲对照试验"等方法,然后介绍清楚研究场所或者实验室设施,根据文章类型还要介绍干预措施、盲法、测量指标及判断结果的标准等。

纵观整个SCI论文写作,材料与方法部分的写作基本上无须很丰富的SCI论文写作技巧,只做简单的客观陈述,但也要给出有力的论据,且可以佐证、重复并足以证明文章的结论,所提供的检测样品量不能太小或者带有偏向性,且要保证适合的试验时间,切忌过短。因此,尽管此部分内容相对简单,并在论文的写作顺序中推荐该部分作为第一个部分来进行撰写,但是SCI论文中材料与方法必须做到实事求是、一一交代,这样才能证明你文章中数据的准确性和实验的可靠性。千万不能弄虚作假,要做到完整、准确地描述实验过程。总之,在撰写医学论文时,作者应按照自己确定的主题,将收集到的材料(资料)和使用的方法按一定的顺序依次叙述,既要文字简洁,又要表达清楚,还要层次分明、叙述严谨,使论文真实、科学和可信。

第二节　方法的构成及主要内容

一、方法的构成

材料与方法是科技论文的基础,是判断论文科学性、先进性的主要依据。它可以使读者了解研究的可靠性和可行性,也为别人重复此项研究提供资料,但这一部分内容的写作常被作者忽视,而方法学上交代不清是文章被退稿的最常见的原因。材料与方法的标题因研究的类型不同而略有差别,调查研究常改为“对象与方法”;临床试验则用“病例与方法”。不同类型研究的材料与方法的写作也不完全一样,我们在撰写的时候要根据不同类型的研究来选择这部分内容的写作方法。

实验研究要交代实验条件和实验方法。由以下几个部分构成。

①实验条件包括实验动物(物体)的来源、种系、性别、年龄、体重、健康状况、选择标准、分组方法、麻醉与手术方法、标本制备过程以及实验环境和饲养条件等。

②实验方法应包括所用仪器设备及规格、试剂、操作方法。

③试剂如系常规试剂,则只说明名称、生产厂家、规格、批号即可;如系新试剂,还要写出分子式和结构式;若需配制,则应交代配方和制备方法。

④操作方法如属前人用过的,众所周知的,只要交代名称即可;如系较新的方法,则应说明出处并提供参考文献;如对某方法进行了改进,则要交代修改的根据和内容;创新的方法,则要注意不要将新方法的介绍和运用该方法研究的新问题混在一篇论文中。若论文系报道新方法,则应详细介绍试剂的配制和操作的具体步骤,以便他人学习和推广。

在材料与方法中,还应简要地说明在什么条件下使用何种统计学方法与显著性标准,必要时应说明计算手段和软件名称。应指出的是,统计学结果仅仅是产生结论的参考,因此,虽然有统计学意义,也不要轻易写“有显著性差异”,而常写为“差异具有显著性”。

对于大多数 SSCI/EI/SCI 论文作者而言,写作上与国内中文文章差别最大的部分就是方法部分的写作。而且,不同期刊的要求出入也相当大。科学研究的基本要求是研究结果能够被重现,而快速判定结果能否被重现的途径就是作者所描述的方法,而方法的目的便是交代被考察的对象以及对象特征、实验以及测定的方法和过程。如果方法表述不清不楚,就可能导致审稿人或读者对作者是否采取了正确可行的研究方法或技术或实验能否被重复产生高度怀疑。

但是,如果你一直使用同类或类似的方法进行研究,并且已经发表了一些论文,并在第一篇论文中已对所使用的方法进行了详细的介绍,就不必过于详尽地重复介绍这一方法,而应该使用引用文献的方式,简单且明了地叙述所使用的材料与方法,只是在有区别的地方要加以说明。在描述过去使用的方法时,比较常用的英语描述格式如下例。

> **例1**
> According to the improved Mankin cartilage pathological score standard[66],the articular cartilage samples were graded from four aspects[Mankin H J,Johnson M E,Lippiello L.Biochemical and metabolic abnormalities in articular cartilage from osteoarthritic human hips.Iii.Distribution and metabolism of amino sugar-containing macromolecules.J Bone Joint Surg Am,1981,63(1):131-139.].

> **例2**
> According to Zausinger et al.[15],a higher score indicated a severer neurological injury[15.Kapadia R,Tureyen K,Bowen K K,Kalluri H,Johnson P F,Vemuganti R.Decreased brain damage and curtailed inflammation in transcription factor CCAAT/enhancer binding protein beta knockout mice following transient focal cerebral ischemia.J Neurochem 98,1718-1731(2006).].

　　方法可以算得上是 SCI 论文写作中执行科研设计的关键之处,对于要进行的研究工作,必须按照实际情况,在事先选择好一定条件、数量的研究对象,采用特定的实验、诊断或治疗方法(包括实验步骤、方法、器材、试剂、药品),经过一定时期的观察,选取相同条件下的对照组,与他人结果比较并综合分析。方法的重要性在于其完整性,即实验中的每个环节都要注意到,不能顾此失彼,遗漏一些重要内容,也在于其可重复性。方法部分的关键是保证他人可以重复你的结果,因为在这一部分你务必描述清楚做了什么、怎么做和用了什么。审核者常常会仔细研究这一章节。如果审稿者认为实验材料和方法有缺陷,则该论文的设计也有缺陷,其结果是该论文被拒绝。方法写作的重点就在于完整的描述。接下来,笔者将按照方法的大致结构,详细地介绍各部分的内容和写作要点。

二、方法的主要内容

　　SCI 论文中材料和方法部分主要是针对该研究怎么做(how)、对谁(who)、什么时候(when)和什么地方(where)做出详细描述。在方法部分写作过程中我们应该提出研究的问题,再解释用什么具体方法如何进行研究,最后说明用了哪种方法来进行统计学处理。目前更多的 SCI 杂志要求写方法不要局限在写"methods",还应当涉及材料,包括材料的来源、性质、数量、选取以及处理事项等,而就生物医学论文而言,需详尽地描写实验中所使用的化学药品、材料、研究对象等。方法则包括实验所用的器材、设备、装置、实验条件、测试方法、随意分组情况、数量统计以及误差分析等。此外,要注意的是,在方法部分,如果你插入有实际意义的图表示意也是很受读者的欢迎的。上述这些项目应该要一一进行介绍,缺一不可。但是,在强调详细介绍材料和方法的同时,要避免不必要的详尽介绍,否则就显得过于烦琐和累赘。

例:We took up 1 mL of culture solution from a 10 mL tube with 3 mL plastic pipe and placed it onto the surface of 6-well plate.

这种对实验方法的描述过于具体,显得拖沓,其实作者只需说明在一个"6-well plate"中加入 1mL 的培养基就可以了,至于是从多大容量中取的,以及用什么方法取的,都不是需要关注的问题,修改后如下。

例:Six-well plate was inoculated with 1 mL of culture solution.

接下来,我们将对方法部分的主要组成进行详细阐述分析。

1. 研究对象(subjects/study subjects)

在撰写论文的过程中,首先应当详细阐明实验所选择的研究对象是什么以及研究对象有哪些特征。一般研究对象可分为三种,包括人或人体标本、动物和细胞,关于它们的基本信息务必要描述清楚、准确,以便读者对实验研究对象有一个很好的了解。在进行实验对象分组时,要严格遵循随机、对照、盲法的原则,使组间具有可比性。此外,实验中如有患者或健康志愿者参与,理论上的问题(如对患者健康可能产生的影响)应在 SCI 论文中进行充分描述。

(1)人或人体标本

在使用正常人、患者的资料以及人体标本时,一定要注意使患者知情并获得许可,在实验取材或者索取资料前要与患者签署知情同意书,再交由伦理委员会(Institutional Review Boards, IRB)审批,审批通过后才能够使用。在描述患者的基本信息时,主要包括研究对象的人数、性别、年龄、健康状况、所得疾病的状况、研究对象来源于门诊或者住院。此外,还需要看情况说明病例数、职业、病因、病程、病理诊断依据、疾病诊断分型标准、分组标准、病情和治疗判断依据、观察方法和指标等情况。

①在研究疾病的病因时,研究对象的实验组为患该疾病的患者,应详细写出

该疾病的公认判断标准,并说明在本研究中研究对象的纳入标准和排除标准。在选择对照组的时候,一定要注意可比性原则,应该为同期未患该疾病的人群,且该类人群的来源应当写清楚。有些作者因未注意对照组选择的合理性和代表性,使论文遭到审稿者的质疑,最后被拒稿。本文在这里建议各位作者在实验设计时应当注意实验对象的选择标准。

②在研究临床疾病不同的诊断和治疗方法时,首先应当遵循以人为本的原则,以减轻患者的疼痛和促进患者痊愈为目的。此类研究对象为患该疾病的不同患者,因此在分组时要注意研究对象的来源和组间的均衡性,以利于组间的互相比较。

③有的研究需要从患者身上取材,以人体标本为研究对象,这时一定要仔细描述取材的步骤、标本的保存方法以及如何进行后续处理等过程,使读者和审稿专家信服。

与此同时,不同研究内容的论文还有不同的具体要求和侧重点。

①研究诊断方法的论文,要写明受试对象是否包括了各类不同患者(病情轻重、有无并发症、诊断经过等)、受试对象及对照者的来源、正常值如何规定、该诊断方法是如何具体进行的等。

②研究疾病的临床经过及预后的论文,要注意说明患者是在病程的哪一个阶段开始接受治疗、患者的转诊情况、观察疾病结果的客观指标等。

③病因学研究论文,需要说明所研究设计方法如临床随机试验、队别研究等,以及是否做了计量—效应观察等。

④临床疗效观察的研究,主要说明病例选择的标准、病例性别、年龄、病情轻重等一般资料、分组原则与样本分配方法(配对、配伍等)、疗效观察指标及标准等。

⑤有关治疗方法的论文,如果是手术治疗就应当注明手术名称、术式、麻醉方法等;而如果是药物治疗就应当注明药物的名称、来源(批号)、计量、给药途径、疗程,并且还应说明草药产地及制备方法等。案例如下。

例1:Study subjects

Between January 2013 and June 2014, a total of 132 NSCLC patients at the First Hospital of Qinhuangdao City were enrolled in this study. Sixty-eight cases were diagnosed with BM(BM+) and 64 cases were diagnosed without BM(BM-). Among 68 NSCLC patients with BM, 55(80.9%) patients were adenocarcinoma, 10(14.7%) patients were squamous carcinoma, 2(2.94%) patients were sarcoma and 1 (1.47%) patient was large cell carcinoma. Among 64 NSCLC patients without BM,43(67.2%)patients were adenocarcinoma,10(15.6%)patients were squamous carcinoma,2(3.13%)patients were sarcoma,1 (1.56%)patient was large cell carcinoma and 8(12.5%)patients were neuroendocrine carcinoma. There were no differences in clinicopathological features between NSCLC patients with and those without BM (as shown in Table 1). The diagnosis of NSCLC was confirmed by pathological examination, and the occurrence of BM in NSCLC patients was diagnosed by clinicians and experienced radiologists based on the imaging examination results (cerebral computerized tomography [CT] or magnetic resonance imaging [MRI])and clinical symptoms. This study was approved by the Ethics Committee of the First Hospital of Qinhuangdao City, and written informed consent was obtained from all subjects.

例 2：Revivification, culture and passage of HCAECs

HCAECs were obtained from Cell Applications, Inc. (San Diego, CA, USA). Liquid nitrogen-preserved cells were thawed in a 37℃ water bath, and the cells were then transferred into 5 mL 10% modified serum-free cell freezing medium(RPMI)1640(Thermo Fisher Scientific Chemical and Biological Products(Beijing)Co., Ltd., China). Then, the cells were centrifuged at 1,000 rpm for 5 min, and the supernatant was aspirated. After re-suspension in 5 mL 10% modified RPMI 1640, the cells were cultured in a culture bottle(culture conditions:5% CO_2 atmosphere at 37℃ with 95% humidity), and foaming was avoided. After approximately 90% of cells ad-hered to the wall, sub-culturing was conducted. The culture solution was aspirated, and the cells were rinsed with phosphate buffered saline(PBS)twice and digested with pancreatic enzymes. As the intercellular gap increased, the enzyme solution was aspirated. The cells were re-suspended again in the same culture medium mentioned above and routinely sub-cultured. Passaged cells in exponential growth were selected for further experiments. Injured HCAECs were selected for the construction of HCAEC injury models.

例 1 中作者给这部分的小标题命名为"Study subjects",这段内容详细说明了研究对象的数量,研究对象来源于手术患者,是随机取得的。研究对象的入选标准与排除标准都详细地列出来了,并且进一步解释了原因。最后写出取材后样本的保存方法和伦理委员会知情同意等问题,可以说这部分内容包含了研究对象的全部信息。

例 2 中作者对所纳入的研究对象进行了详细介绍,包括细胞的来源、培养环境以及处理方式。

(2)动物

所有以动物为研究对象的实验设计都需要经过动物委员会(Institutional Animal care and Use Committee, IACUC)或国际上拟定的动物公约的批准。一般试验单位都有批准书,实验者要贯彻在实验过程中爱护动物、善待动物、减轻动物在实验中受到的伤害等理念。在论文撰写时首先要提到动物委员会批准该实验,然后详细描述动物名称、种系、来源(厂家、城市等)、数量、体重、性别、饲料来源及情况、饲养条件、健康状况、护理条件和处理因素等。有两点需要注意的地方:一是动物繁殖速度比较快,年龄一般可用天、周、月或年为单位来表示,需要给出详细的数值或范围;二是在对动物进行分组时,体重是经常采用的衡量标准,动物的体重可以用平均值±标准误差或范围来表达,因为对不同体重动物的处理或它们对药物的耐受程度是不同的,因此需要描述动物详细的分组状况,但应该要注意组间可比性的原则。

例 1:Subjects

A total of 72, 5-7 week-old female BALB/c mice, weighing 18-25 g each, were purchased from Hunan SJA Lab Animal Ltd. (Changsha, Hunan, China) for this study. Mice received block-shaped feed, with free access to drinking water at 25-26℃. Relative humidity was maintained at 60-70%, and padding was changed twice per week. All animal experiments conformed to local principles of animal management in the Laboratory animal management and use guide of the National Institutes of Health(NIH).

例 2:Animals

A total of 120 healthy Sprague Dawley(SD) rats(3 weeks old; weight, 250±20 g) were randomly selected and provided by the Experimental Animal Center in Shushan of Hefei city. The rats were randomly divided into three groups, had free access to water and food, cultured under an environment with appropriate temperature, humidity, and light intensity, and fasted of food and water 12 h before treatment. Sham group(n=40): rats middle cerebral artery and bilateral carotid artery were exposed without other treatment, and 10 rats were subjected to observation and 30 rats were preserved for cell transplant; control group(n=10): rats were purely ligated with left cerebral middle artery; and model group(n=70): the left cerebral middle artery and the ligation and the left internal carotid artery were ligated at the same time, and the contralateral carotid was subjected to occlusion temporary for 1.5 h. The experiments were carried out in strict accordance with the guidelines of the National Institutes of Health for the use of laboratory animals [16], and procedures were approved by NO.105 Hospital of People 's Liberation Army(PLA).

例 3: Animal grouping and drug administration

Experiments were performed on male SHRs and Wistar-Kyoto (WKY) rats(clean animals), aging 17 weeks and weighting 256.63 ± 29.47 g, and they were all purchased from Institute of Zoology, Chinese Academy of Sciences(Shanghai, China). Before experiment, all experimental rats had normal feed and consumption of water, and were raised at 25 ± 1℃ with 50% humidity for 4 weeks. Subsequently, 30 SHRs were randomly divided into three groups: the cardiac hypertrophy group(S17), the low-dose tanshinone IIA group(S17) and the high-dose tanshinone IIA group(S17), with 10 rats in each group. Besides, 10 WKY rats(W17) were set as the control group. Rats in the low-dose tanshinone IIA group were given 1 mg/kg tanshinone IIA (Nou xin kang ©, The First Biochemical Pharmaceutical Co. Ltd, Shanghai, China) through intraperitoneal injection from the first day of experiment, while rats in the high-dose tanshinone IIA group were given 10 mg/kg tanshinone IIA through intraperitoneal injection once a week [37]. Rats in the cardiac hypertrophy and control groups were intraperitoneally injected with 1 mL sterile water once a day. After 4 weeks of culture, the rats in the four groups were executed under anesthesia to obtain myocardial tissue and serum which were then stored at −80℃ for further experiment.

　　例1、2跟3虽然出自不同的文章以及不同的作者，但是其段落构成方式大致相同，实验对象都为动物（例1为小鼠，例2、例3为大鼠），文中详细写明了实验对象的数量、年龄、种系、体重、来源、饲养条件、实验方法、取材、分组方式以及动物委员会的问题，内容面面俱到，详细但是毫不啰唆。

　　（3）细胞

　　以细胞为研究对象时，对常规细胞的培养方法可以简单描述，只要求写出细胞种系、来源、类别、培养条件（所用的培养液和温度）等；对特殊细胞则需要详细描述特定培养基和处理方式。比如，要详细描述细胞如何传代、在哪一代进行的实验、具体分组情况及如何对细胞进行鉴定等。说明分组状况时，应该注意组间可比性的原则。当需要描述多种微生物种属或化合物的来源和特性时，可以采用列表的形式，否则在正文、标注或图注中进行简单描述即可。

例 1：Cell culture

　　Human GC cell lines (AGS, MKN-28, BGC-823, MGC-803, SGC-7901 and MKN-45) and human normal gastric epithelial cells (GES-1) were purchased from the Cell bank of the Chinese Academy of Sciences, Shanghai and from the human tumor cell bank at the Institute for Cancer Research, Peking Union Medical College Hospital. Cells were incubated in RPMI-1640 medium supplemented with 10% fetal calf serum (5% CO_2, 37℃, humidity 95%). The cell cultures were maintained in monolayer and passaged when they reached 90% confluence. The medium was removed and cells were washed twice in PBS. Then, cells were digested with 0.25% trypsin, which was removed after dilatation of the intercellular spaces was observed. A single cell suspension was prepared by constant pipetting and the cell culture was passaged in RPMI-1640 medium supplemented with 10% fetal calf serum.

例 2：Cell culture

　　Four colorectal tumor cell lines, HT29, SW480, HCT116 and LoVo, were purchased from Shanghai Institute of Cell Biology, Chinese Academy of Sciences. These cell lines were incubated with 10% fetal bovine serum (FBS), penicillin (100U/mL), streptomycin (100μg/mL) and glutamine RPMI1640 solution (2mmol/L; Hyclone Company, Logan, USA) at 37℃ under 5% CO_2. Normal colonic epithelial cell line, HCoEpic(Sciencell Research Laboratories, Carlsbad, USA), was cultured in DMEM solution at 37℃ under 5% CO_2. Human lymphatic endothelial cells(HLECs; Sciencell Research Laboratories, Carlsbad, USA) were cultured in endothelial cell medium(ECM; Sciencell Research Laboratories, Carlsbad, USA) with 5% FBS and endothelial growth medium supplements(VEGF-C-free)[22].

如例 1 跟 2 所示,虽然两个例子出自不同的文章、不同的作者,但作者们都单独构建了一个名为"Cell culture"的部分,首先介绍了细胞(系)的来源(公司),然后介绍了细胞培养条件、试剂等,为读者后期重复研究过程提供了清晰的步骤和方法。

2. 实验材料(experimental materials)

(1)实验药品和试剂(drug and reagent)

实验中所使用的药物、化学药品、试剂(reagent)等都要求注明名称、商标、生产厂家、纯度、浓度、出产公司、产地、城市和国别等,此外激素也需要详细地加以说明。如果实验中所用到的药品属于常规药品,且是实验室中的常备药品,只需要写出药品名称、厂家、规格、批号和来源;如果是新的非常规药品,需要写出药品的分子式、结构式、纯度、浓度等;如果是需要研究人员配制的药品就要求作者详细说明配制方法、浓度、保存要求等。

在购买商品化试剂盒时,要在论文中写出试剂盒的厂家、供应商、型号、批号及简单的使用方法,有的期刊还要求列出其地址,即国家(如美国)、州和市。在一些临床和动物实验研究中,还需要测定体内的药物代谢动力学(pharmacokinetic)指标。

叙述设备、试剂盒、试剂的时候应该用常用术语来具体描述,不要只用厂商的专门术语或只写型号。比如,不要写成"Absorbance in each well was measured at a wavelength of 492 nm using a Beckman Coulter AD 340C",因为大多数人都对 Beckman Coulter AD 340C 没有任何概念;应该写成"Absorbance in each well was measured at a wavelength of 492 nm using a multi-well plate reader(AD 340C, Beckman Coulter)"或者"Absorbance in each well was measured at a wavelength of 492 nm using an AD 340C multi-well plate reader(Beckman Coulter Inc, Fullerton, CA, USA)"。

(2)实验设备(experimental equipment)

实验中所使用的仪器、设备以及装置都需要说明名称、型号、商标、生产厂家、出产公司、产地、城市、国别等。文中对设备使用时的一些必要的操作步骤进行详细的说明和交代是必需的,尤其是对实验结果有重要影响的操作需要介绍得更详细,同时还应当标注出处和参考文献。这样做的好处是为了在"discussion"部分中能够进行对应的分析。例如,一些设备在使用前要校正(calibration),有的要求每阶段试验之后都要重新校正,以保证结果的准确性。记住一定要详细说明你的操作步骤或校正过程,以便于评审人分析你结果的可靠性。

例：Materials

Cholangiocarcinoma RBE, HCCC-9810, and QBC939 cell lines, were purchased from Cell Bank at the Chinese Academy of Sciences; fetal bovine serum(FBS)(Maverick, Beijing, China); streptomycin (Gibco, Grand Island, NY, USA); Trizol reagent(Molecular Science Research Center Inc., Cincinnati, Ohio); ABI 7500 real-time PCR system(Applied Biosystems, Warrington, United Kingdom); Roswell Park Memorial Institute(RPMI) 1640 medium(GIBCO. Uxbridge, UK); LipofectinTM2000(Invitrogen, Carlsbad, USA); 3-(4,5-dimethylthiazol-2-yl)-2,5-diphenyltetrazolium bromid(MTT) and dimethyl sulphoxide(DMSO)(Sigma Chemical Co. St. Louis, USA); Matrigel (Corning Inc., Lowell, MA, USA); NCodeTM miRNA First-Strand complementary DNA synthesis Kit(Invitrogen, Carlsbad, USA); Fast SYBR © Green Master Mix(Roche Diagnostics GmbH, Mannheim, Germany); Transwell chamber(Corning Costar, Tewksbury, MA, USA)and miR-122 mimic and negative control(NC)(Shanghai GenePharma Co., Ltd, Shanghai, China).

如本例所示,作者将实验中使用的细胞系、药品、试剂、试剂盒以及仪器单独作为一部分来写,小标题命名为"Materials",这部分内容详细说明了细胞系、药品、试剂、试剂盒以及仪器来源,把这些单独列出来,方便读者查找并据此购买所需要的产品。

3. 随机分组方法(stochastic grouping method)

①要注意对照组、实验组等是否随机,如果使用动物进行研究,需要把动物的详细分组情况一一介绍。常用的英语格式如下。

例 1：Materials and Methods

The 72 mice were randomly distributed into: a saline group(n=12), OVA-sensitized group(n=12), saline+miR-19b mimics group (n=8), saline+anti-TSLP group(n=8), OVA-sensitized+miR-19 b mimics group(n=8),OVA-sensitized+mimics scramble group(n=8),OVA-sensitized+anti-TSLP group(n=8),and OVA-sensitized+IgG2a group(n=8). Mice in the OVA-sensitized+miR-19b mimics group and the OVA-sensitized+mimics scramble group were administered with 40 ul of 20 ug miR-19b mimic(5'-UGUGCAAAUCCA-UGCAAAACUGA-3')or miR-19b scramble(5'-UUCUCCGAACGU-GUCACGUTT-3')(Sangon Biotech Co.,Ltd.,Shanghai,China)by nasal instillation every three days for a total of 10 times starting on the d 20. Also starting on d 20,mice in the OVA-sensitized+anti-TSLP group and the OVA-sensitized+IgG2a group were injected with 50 ul of 1 ug/ul TSLP antibody or IgG2a antibody(Wuhan Unibiotest Co.,Ltd.,China).This was repeated after three days.All mice were euthanized within 24 h after their last airway obstruction.

例 2:Materials and Methods

Thirty-three New Zealand white rabbits were bought by the Experimental Animal Center of China Pharmaceutical Biological Products Analysis Institute. The bladder mucosa was obtained from two rabbits with a 14-day gestational age and was used as cell resources for culturing urethral epithelial cells.Among the remaining 31 rabbits with gestational ages of 8 to 9 weeks and a weight of 1.8 kg±0.2 kg,one rabbit was used to extract adipose-derived stem cells(AD-SCs),and the other 30 rabbits were randomly divided into the experimental group(which underwent a 2/3 resection of the bladder wall, retaining the trigonum and applying 3D scaffold substantiation bladder repair),the control group(which underwent direct suturing after bladder injury)and the sham operation group(which underwent suturing only after opening the rabbit peritoneum).Urethral catheters of pressure sensors were indwelt after surgery among the three groups,and intravesical pressure was adjusted via urethral catheter clipping and opening.

例 3：Materials and Methods

A total of 40 SD rats were randomly assigned into the blank group, the sham group, the DM + MCAO group and the TLR4 inhibitor group(DM＋MCAO＋TAK242).Each group contained 10 rats.Rats in the blank group had no treatment.Rats in the DM＋MCAO and DM＋MCAO＋TAK242 groups were used for the above operation.Rats in the sham group had the same operation with only a 10-mm insert depth for 1 min in which the suture was not fixed.Rats in the blank group were fed with a normal diet,while rats in the sham,DM＋MCAO and DM＋MCAO＋TAK242 groups were fed with high-fat and high-sugar diets(containing 10% lard,10% yolk powder and 20% sucrose).In the DM＋MCAO＋TAK242 group,rats were treated with an intraperitoneal injection of 3 mg/kg TAK242 (MedChemExpress Company, New Jersey, USA), which is a specific TLR4 inhibitor.The injection was conducted once a day for 5 days.

②如果你使用细胞进行实验，也必须对细胞的类型、数量、传代次数、具体分组情况以及具体实验测定方法进行全面而细致的说明，其常见的例子如下。

例：Cells transfection and grouping

The miR-122 expression of different cell lines was measured through qRT-PCR,the result showed that the expression level of miR-122 in QBC93 cells was lower than that in HCCC-9810 and RBE cells,indicating that the QBC93 cell line was suitable for the following experiment.The reason might be that QBC93 cells were derived from liver metastasis foci of extrahepatic bile duct carcinoma,while HCCC-9810 and RBE cells were all from intrahepatic primary foci.Hence the malignant degree of QBC939 cells was comparatively high.One day before the transfection, RBE cells were seeded in 12-well plates at 0.5×10^5 cells/well. The cells were plated to 60-80% confluence within 24 hours,and $1\mu L$ green fluorescent protein(GFP)($0.5\mu g/\mu l$) were then added to the transfected cells.After 72 h incubation,the expression of GFP was observed under the fluorescence microscope with a fluorescence intensity at 350-420 nm.Detailed grouping information were as follows：the miR-122 mimic group was transfected with miR-122 mimics；the anti-miR-122 group was transfected with miR-122 inhibitors；the negative control（NC）group was transfected with miR-122-NC；the Mock group was transfected with reagent by using LipofectinTM 2000；no transfection was performed on the Blank group. The sequences of transfected miR-122 mimics，miR-122 inhibitors and miR-122-NC（designed and synthesized by Shanghai GenePharma Co.，Ltd）were 5'-UGGAGUGUGACAAUGGUGUUUG-'3，5'-CAAA-CACCAUUGUCACACU-'3，and 5'-UUCUCCGAACGUGUCACGUTT-'3 respectively.

　　如本例所示，作者十分详细地描述了细胞转染的步骤以及详细的分组情况，以便让读者清楚地了解具体转染情况以及实验分组构成。

4. 实验步骤（experimental procedure）

　　在处理整个实验步骤的过程中，对实验开展中所实施的各部分操作流程应该要阐述得重点突出、详略得当，所应当遵循的主要以及基本原则便是尽可能地给出足够多的细节信息以便让读者或者同行能够重复实验，保证实验的可行性以及可信度。实验的所有步骤是数据结果获得的过程，一般情况下撰写的基本要求是按照实验的先后顺序来写，如第一步做了什么，第二步的操作是什么等。为了让层次清楚明了、审稿者以及读者能够更清楚地将顺整个实验的逻辑构成，在撰写实验过程时，可以将所使用的方法的不同或者检测的内容的不同等分成几个小部分，然后单独为每一个小部分命名一个小标题来概括（如何撰写每一个小部分的小标题可以参见本章第三节）。如果是大家所熟知的方法、规定方法或是重复前人的方法，其步骤的撰写就可以处理得相对简单一些，只需要注明出处即可；如果实验过程中采用了新方法或者是采用了经过改进之后的旧方式，那么实验步骤就需要详细地描写，以利于读者重复实验过程。在写作时，作者可以借鉴已发表的相似论文的写法，但注意一定要避免重复和抄袭。此外，如果在实验过程中出现了问题，那么要写出该问题并且说明处理方法。叙述时，不要罗列实验过程，而只叙述主要的、关键的，并说明使用不同于一般实验的设备和操作方法，从而使研究成果的规范性更加鲜明。叙述实验经过时，通常采用研究工作的逻辑顺序，而不按实验先后顺序，要抓住环节，从复杂的事物中理出脉络，按其发展变化规律写。

例：**Materials and methods**

Cell culture and transfection

A549 and A549/DDP cells were obtained from Cancer Institute...

Fluorescence microscopy and transfection efficiency

After transfected for 24 h, cells were placed under the invert fluorescence...

Quantitative real-time polymerase chain reaction(qRT-PCR)test

Trizol(Invitrogen US)was used to extract the total RNA...

Growth inhibition assay

3-(4, 5-dimethylthiazol-2-yl)-2, 5-diphenyltetrazolium bromide (MTT)assay...

Colony forming assays

Briefly, transfected cells after 24 h were trypsinized in 0. 25% trypsin...

Flow cytometry analysis

A549/DDP cells in logarithmic growth phase transfected...

Western blot

The cells were harvested 72 h after transfection...

Statistical analysis

SPSS 17.0 software was used for all analyses and the data...

　　如本例所示，在该篇论文中，作者设置了八个小标题，其命名方式也讲究了以本段所使用的主要方法为主要线索，因此方法所述的内容也清晰可见，层次分明，易于读者获取信息。

5. 统计学分析/处理(statistical analysis/statistical methods)

　　统计学分析、处理在方法部分是不可或缺的，一般情况下都放在方法部分的最后，来概述该实验过程中会涉及的数据处理方法。这一部分要求作者有一定的统计学基础，以便对所涉及的统计学软件以及方法阐述清楚。为了防止偏倚或混杂等因素的干扰，凡是采用了预防或排除处理的措施，作者都一定要交代清楚。在撰写这部分的时候，需要注意下列四个关键点：

　　①实验重复的次数：为了保证实验结果的可靠性，一般实验至少需要重复三次。

　　②实验数据的表示方法：如数值资料可以采用平均值±标准差(SD)、平均值±标准误(SEM)、95%可信区间等；计量资料可以采用阴性、阳性、强阳性等来表示。

③简要介绍所使用的统计学方法即可,不必描述具体操作过程。并且,不同统计学方法需要严格根据研究对象和方法,实验数据的特征来选取。

④标明检验水准,在统计过程中所使用的 P 值(P value)的标准需要说明,一般都以 $P<0.05$ 为统计学标准。

例 1:Statistical analysis

SPSS19.0 statistical software was used for data analysis and measurement data were presented as mean±standard deviation and tested by normality test. The t-test was used to compare differences between two groups and One-Way ANOVA analysis was employed to compare differences among groups(homogeneity of variance test was conducted before analysis). Pairwise LSD-t test was used to compare mean value of multiple groups. A two sided $P<0.05$ was considered statistically significant.

例 2:Statistical analysis

All statistical analyses were performed with SPSS 18.0 software. The relative expression of miR-371-5p in GC tissues and adjacent normal tissues was expressed as the median(interquartile range)and analyzed by a nonparametric test, Wilcoxon's test. Other measurement data were expressed as mean±standard deviation(SD). Univariate analysis of variance(ANOVA) was used for comparisons among multiple groups. Pairwise comparisons between groups were conducted with the LSD-t test for post hoc analysis. Categorical data were presented as ratios or percentages, and proportions were compared by χ^2 tests. Correlations of miR-371-5p expression with the expression of SOX2 and KI-67 were calculated with the nonparametric Spearman's rank test. A P value<0.05 was considered statistically significant.

如上列举的两个例子,它们均体现出了本文提出的四个关键点。有了这四点,统计学分析或处理这一部分问题就不大了。

三、方法写作的要点

描述实验过程应遵循的原则是给出足够的细节信息以便让同行能够重复实

验,且避免混入有关结果或发现某些方面的内容,写作时要详略得当。遵循的原则是:如果方法新颖且不曾发表过,应提供所有必要的细节;如果所采用的方法已经公开报道过,引用相关的文献即可;如果属于方法改进,可用"briefly""in brief"将改进的部分另加说明。药品和试剂的浓度、什么时候处理的、处理时间的长度等叙述也很重要,特别是当条件有变化时。可以用流程图来说明实验过程。流程图的画法很多,有文字式的,有文字和示意图结合的,不同实验有不同做法。一般来说,后者居多(实验性学科尤其如此),因为这样能使评审人对实验过程一目了然。如果示意图画得漂亮,还可以增加一些印象分。描述时要有鲜明的层次感,对每个步骤之间的顺序和关联要描述清楚,不要造成实验过程混乱不堪的印象。此外,还要切记不要重复描述,不要遗漏动作的执行者,在追求简单表达的同时要注意内容方面的逻辑性,避免使用含糊不清的描述。过于普通、简单的过程也不必赘述,如果有多种可供选择的方法能采用,在引用文献时提及一下具体的方法。

SCI 论文写作中常存在统计方法选择不当和应用不正确等问题,笔者在这里指出来,希望大家在以后的 SCI 论文写作中能注意避免。

①统计方法描述不清,结论欠科学。文中未交代所用统计方法或交代不清,将使读者对论文的正确与否无法判断。有的作者只提一句"经统计学处理"后,就写出结论。有的甚至直接用 P 值说明问题,笼统地以 $P>0.05$,$P<0.05$,$P<0.01$ 便称结果差异有无显著性,是不科学的,因为 P 值的大小不说明差值的大小,它还与抽样误差大小有关。因此,应该写明具体的统计方法,如有特殊情况,还应该说明是否采用了校正。应写出描述性统计量的可信区间,注明精确统计值(如 t 值、F 值和 u 值等)和 P 值,然后根据 P 值大小做出统计学推测,并得出相应的专业结论。

②统计检验方法不正确,具体表现如下。

a.t 检验用于多组资料比较。

b.成组 t 检验与配对 t 检验误用。

c.对于偏态分布的数据采用 t 检验或方差分析。

d.四格表的检验误用,构成比率的误用,非正态分析资料用 $\pm SM$ 方式来描述。

这些错误的方法必然导致错误的结论。正确的做法是配对设计的计量资料宜选用 t 检验。t 检验和方差检验只能用于正态分布的数据中。当方差不齐时,应选用近似的 t 检验,若为大样本($n>50$),可选用 u 检验;多组间均数比较时,如果资料呈正态分布,且方差呈齐性时,应该用方差分析(也叫 ANOVA 分析,或 F 检验);要研究某两个或某几个总体均数是否相等,还要在方差分析的基础上,进一步做两两比较的 q 检验(也叫 Student-Newman-Keuls 检验法);当多个观察组与一个对照组进行均数间比较时,应做 Dunnett 检验。

一篇论文的材料与方法部分最直接的目的是表明实验结果的可重复性,这直接关系着结果的真实性。因此,写作时必须毫无保留地写作,对于有些机密的东西,你需要与期刊编辑沟通,在理由合理的情况下,或许编辑会同意。千万不要以为实验结果别人不会重复。很多期刊上都同时刊登一些科研工作者的通信方式(correspondence),足以证明,期刊都是有其固定的读者群的。科研工作者在从事某项研究时,所采用的方法不外乎下列四种情况,这几种情况的要求笔者都予以了详细说明。

①完全采纳先前发表的方法。当我们完全采纳先前发表的方法时,在材料与方法的写作中,一笔带过即可。如采用 TRAP 方法(1994 年 Kim 等人发表在 Science 杂志上)测定端粒酶活性,在写作时就直接写"Telomerase activity was detected by the previous method(Kim et al,1994)",无须多言。

②部分采纳先前发表的方法,并有适度修改。如果部分采纳,而有适度修改时,可这样写作。还以上文为例,根据 Kim 等人 1994 年发表的文献中提到的:我们对方法进行了如下改进,如修改了 PCR 反向引物,因此也更改了 PCR 过程中的退火温度,则可译为"The protocol was almost the same as the method reported by Kim et al,except the reverse primer(with a sequence of ××××) and the annealing temperature for the PCR amplification"或"In this report,a modified protocol based on the method reported by Kim et al was illustrated...".

③完全使用自己的方法。如果是完全自主创造的方法,那么一定要详细地写清楚,每个小细节都不能疏忽。材料与方法写作时,多以祈使句与被动句为主,时态多为过去式。写作时,一定要面面俱到,如离心时用到多少转速、所用时间(生物学领域)、所用药物的剂量、浓度、给药方式(医学与药学领域)等都要仔细写明。

④此外,在特殊情况下,有些方法虽然曾在中文期刊(Article in Chinese)上发表过,但在写作时也要仔细描述。因为是国外期刊,评审与读者看不懂中文,用中文文献中描述的方法(未在其他文献中发表),会导致他们认为你缺乏论文写作常识。

第三节 方法中小标题的使用

绝大部分生物医学科学论文中的方法都分出了若干个小标题(subtitle),这是为了使排版书写简单明了、层次清晰并方便读者阅读。因此,采用小标题的写法已经成为一种趋势,受到很多作者的青睐。有些 SCI 杂志本身就在约稿时明确要求作者列出小标题。列小标题的方法和数目并没有确切的规定,但一般原则是将实验分成几个部分,然后按照实验方法的不同来命名不同的小标题,读者可以有选择地根据小标题来阅读论文内容。这里需要注意的是,如果你在方法中使用了小标题,为了读者的方便,那么也请在结果部分对应地使用顺序相同的小标题。如果要描述的内容较多,可按层次使用子标题,并尽可能创建与结论中内容相对应的子标题,这种写法可保持文章内部的呼应,并且读者也可很快了解某种特定方法和与其相关的结果。下面是笔者从几篇论文方法部分中摘录的小标题,希望能给大家在写小标题时提供一些灵感与帮助。

例1：Subtitles of "Methods"

①Sample collection.

②Cell culture.

③Cell grouping and transfection.

④Quantitative real-time polymerase chain reaction(qRT-PCR).

⑤Immunohistochemistry.

⑥MTT assay.

⑦Cell counting.

⑧Transwell for the detection of cell migration and invasion.

⑨Western blot.

⑩Visceral metastasis from the tail vein of nude mice.

⑪H&E staining.

⑫Statistical analysis.

例2：Materials and Methods

①Subjects.

②Construction of miR-29b and LNA-miR-29b inhibitors plasmid vectors.

③Cell transfection and grouping.

④Tumor xenografts in nude mice and grouping.

⑤Quantitative real-time polymerase chain reaction(qRT-PCR).

⑥Western blotting.

⑦Immunohistochemistry(IHC).

⑧Dual-luciferase reporter assay.

⑨Statistical analysis.

例 3：Materials and Methods

①Ethical statement.

②Subjects.

③Ultrasonic examinations.

④Image data analysis.

⑤Assessment of microcirculation blood perfusion.

⑥Detection of circulating angiogenic factors.

⑦CD34 immunohistochemistry.

⑧Statistical analysis.

第四节　如何写好方法部分

一、方法部分写作的基本要求

对于写惯中文论文的作者（中文论文方法部分常常无须完整句子，无须参考文献或对方法的论证），应认识到这部分是外刊审稿人最容易提出问题的部分。在实验过程中积累的方法步骤可以放入这部分，但必须以完整句子的形式简洁、准确地描述，而不是记"流水账"。因为方法部分只能包括最终得出结果的实验方法，如果某个实验失败了或者没能提供你需要的结果，而且你已经决定在论文中不提这些结果，那么也没有必要去谈其实验方法。用适当的子标题把各种不同目的的材料和方法分类。如果期刊设有"补充方法"（supplementary methods）部分，则可用这部分来详述细节，并让纸面刊出的方法部分保持简短。要明确提供材料包括试剂、细胞、动物的来源。方法的描述最好为后面结果的描述埋下伏笔，以保持论文的一致性方便读者阅读。尽量采用大标题和小标题逐步描述。有些成熟的方法，简述即可，并引用相关参考文献；如果是自创方法，则应详细描述，尤其应提出改进点和注意点，以表明其创新性。尤其要保证所有单位都正确，实验条件（如时间、温度）都清楚。最后，如果开展了统计学分析来评价研究结果的意义，则应在方法的最后一段叙述你的统计学方法，包括所选择的显著性阈值。以下是撰写方法的几个基本要求，希望大家有所了解，并力求做到。

（1）对材料的描述应清楚、准确

通常先对材料做概述，然后详细描述材料的结构、主要成分或重要特性、设备的功能等。材料描述中应该清楚地指出研究的对象（样品或产品、动物、植物、病人)的数量、来源和准备方法。对于实验材料的名称,应采用国际同行所熟悉的通用名,尽量避免使用只有作者所在国家的人才熟悉的专门名称。

(2)对方法的描述要详略得当、重点突出

应遵循的原则是给出足够的细节信息以便让同行能够重复实验,避免混入有关结果或发现方面的内容。如果方法新颖且不曾发表过,应提供所有必需的细节;如果所采用的方法已经公开报道过,引用相关的文献即可(如果报道该方法期刊的影响力很有限,可稍详细描述)。

(3)力求语法正确、描述准确

由于材料和方法部分通常需要描述很多的内容,因此采用很简洁的语言,使用精准的英语来描述是十分重要的。需要注意的方面通常有如下几点。

①不要遗漏动作的执行者,如"To determine its respiratory quotient, the organism was…"显然缺乏正确的主语;又如"Having completed the study, the bacteria were of no further interest."也犯了同样的错误。

②在简洁表达的同时要注意内容方面的逻辑性,如"Blood samples were taken from 48 informed and consenting patients… the subjects ranged in age from 6 months to 22 years",其中语法没有错误,但六个月大的婴儿明显无法表达"informed consent"。

③如果有多种可供选择的方法能采用,在引用文献时提及具体的方法,如"Cells were broken by as previously described",表达不够清楚,应改为"Cells were broken by ultrasonic treatment as previously described"。

(4)明确描述实验对象和方法的选择

医学论文中还应说明实验过程是否符合伦理学要求;详细描述实验方法和实验步骤:实验试剂的规格、批号、型号、制造厂家名称、厂址(城市名)等;准确地记载所采用药物和化学试剂的名称、剂量、给药途径;列举建立方法的参考文献,并做简要描述(但不需全部重复描述);如果对已有方法进行了新的或实质性的改进,就要清楚地说明改进的理由。

总而言之,方法部分是用来描述论文实验过程的,这一部分的写作相对较为简单,但是需注意的问题不少,重点在于完整和科学。完整就是实验当中的每一个环节都要注意到,不能顾此失彼,遗漏一些重要内容。方法部分可按实验对象、实验设备、实验材料、实验记录、实验分析方法等来组织行文。只要能在以下四个方面做到完整和科学地描述,相信写好这部分内容不是问题。

①实验对象一般是人、动物或一些组织等,它们的基本信息要描述明确;此外要注意国外刊物大多对牵扯到人或动物的实验都有一些特定要求,这需要认真阅读投稿刊物中关于这部分内容的详细规定,如果违反,可能无法通过评审或发表。

②实验设备,要对仪器型号、生产厂家、实验过程中的用途等做详细说明;实

验设备之间的连接要科学正确,不要给人混乱或操作错误的感觉。设备使用时一些必要的步骤不可缺失,尤其是可能对实验结果造成特定影响的操作更要详细说明。这样做的好处是为了在讨论部分能够进行对应的分析。比如,一些设备在使用前要校正,有的要求每阶段实验之后都要重新校正,以保证结果的准确性;一定要详细说明你的操作步骤或校正过程,以便评审人分析你的结果。

③实验材料,不同学科有不同要求。总体上来说要注意说明材料选择的必要性,也就是为什么要选择这种材料。如果这点描述不清,可能会导致整个实验过程不成立。

④实验过程,就是清楚描述实验的整个操作流程,一般要附以实验流程图进行说明。描述时要有鲜明的层次感,对每个步骤之间的顺序和关联要描述清楚,评审人最终判断你的实验是否合理,是从这个过程描述来判断的。

第五节　方法写作中的常见问题及建议

一、方法写作中的常见问题

(1)临床资料表述不完整

①对临床患者的分组没有遵循随机对照的原则。例如:作者在文中常常写道"将患者随机分为治疗组和对照组",而没有说明是如何"随机"分组、遵循何种原则分组,甚至可能是"随意"分组,而这是所有临床研究设计的关键一步。如果没有正确地按照随机对照原则分组,导致组间均衡性差,有可能使整个临床研究的结果不可靠,结论不能成立。

②没有说明临床诊断标准。一般来说,病理诊断是临床疾病诊断的金标准,而在文中作者有时却遗漏了相关的重要资料。

(2)缺乏临床患者的随访资料

在临床研究性论文中患者的随访资料具有重要意义。对于药物疗效的分析、手术效果的判断、观察并发症的发生情况、统计癌症患者的生存期等是非常必要的。否则,整篇论文的立论和依据会大打折扣,甚至说明不了什么问题。而不少临床研究性论文中却缺乏有关资料的叙述,导致被退稿。

(3)有关资料的表述不符合统计学原则

在描述临床患者年龄和随访时间时常常用"平均年龄和平均随访时间",而这种资料往往是属于非正态性分布的计量资料,需要用中位数来表达才是正确的。笔者曾对某医学杂志共计 26 篇研究性论文的有关资料进行回顾性分析发现,平均年龄用算术平均数来表示者占 91%(115/126),而采用中位数来表示者仅占 9%(11/126);平均随访时间用算术平均数来表示者占 70%(88/126),而采用中位数来表示者仅占 30％(38/126)。由此可见大多数作者对统计学上的中位数表达方式不重视或不了解,在实际工作中不会运用。

(4)实验步骤描述得过于烦琐或简单

对实验步骤描述过于烦琐的情况常常见于研究生作者投稿。他们往往不了解科技期刊投稿的要求,把自己的毕业论文一字不差地照搬过来,其中在方法部分详尽地描述了整个实验过程中所采用的各种方法的每一个步骤,包括每种试剂各种浓度的配制等,使整篇文章烦琐、累赘,不符合科技期刊文章写作的精练原则。有的作者对实验过程的描述则过于简单,在采用某种试剂盒进行实验时,作者仅写道"具体操作步骤详见试剂盒内说明书",无更多的说明,简单到让读者一头雾水。

(5)动物实验资料交代得不完整

在动物实验中对所用的动物应详细说明其来源、雌雄、年龄、体重、种系、喂养环境等情况,而在许多论文中这方面的资料欠完整,特别是对喂养环境方面很少有交代。

(6)统计学分析方面表述不规范

常见作者在文中描述"用 SPSS 软件某某版本对实验数据进行统计学分析",而对采用何种具体的统计学分析方法却只字不提,这是本末倒置的做法。作者采用统计学计算机软件进行操作并不能说明能够正确地运用某种统计学方法对自己的资料进行分析。审稿专家和读者需要从具体的统计学方法中判断作者是否对其研究数据进行了正确处理。

SCI 论文审稿过程对材料和方法部分一些常见的负面评论有:实验方法不足以证明作者的推论;必须提供其他的研究设计方案来佐证;检测数据的方法不充分;检测样品量太小或者带有偏向性;实验的持续时间太短等。

出现上述问题的原因不外乎两点,一是作者不重视论文中这部分的写作,二是作者不了解写作规范。

不重视是因为作者一般认为论文中结果和讨论部分更为重要,故把主要精力和写作重点放在这两部分上,从而忽视了材料和方法部分的写作,对其在整篇论文中的重要意义认识不足。在来稿中,经常可以看到结果部分描述详尽,统计图、表规范整齐;讨论部分洋洋洒洒,引经据典,逻辑分析推理一大篇,而在材料与方法部分却寥寥数语,造成整篇论文的结构"头轻脚重",使读者和审稿专家通读整篇文章后不清楚作者的整个科研设计线路及所采用的统计学方法。这会反映出作者科研思路混乱,对科研论文的整体结构、写作的重点内容以及规范化要求不清楚,大大降低了文章的质量及可读性。

不了解有关方面的写作规范是指初次投稿的作者缺乏科技论文的写作经验,又没有认真去阅读杂志的稿约,对这部分的写作技巧不了解。常见的问题是仅罗列出所采用的试剂和方法,写法杂乱无章,随心所欲,前后顺序无逻辑性可言。

二、方法写作常见问题的对策

如果想避免出现上述问题,最根本的是让作者开始重视材料与方法的写作,编辑也应在稿约以及补白栏目中强调论文中这部分写作的重要性;在退修意见信以及对原稿的修改过程中对材料与方法部分加强修改和对规范化的要求,使作者真正地认识到这部分在全文中的作用,认识到其在科研论文中的重要意义。

除了重视方法学在医学论文中的重要作用之外,对实验方法的描述也应有基本的规范。针对临床研究性论文而言,除了年龄、性别、症状、体征、诊断标准、鉴别诊断、实验室检查等一般情况外,应重点介绍对患者是如何随机分组的,组间干扰因素的均衡性如何,是否对治疗后的患者进行了随访,采用何种方法随访,随访率是多少,随访时间是否足够长,结果如何,采用何种实验设计方法和统计学方法对研究结果进行分析和判断。对于实验研究性论文而言,要全面交代实验动物的来源、雌雄、年龄、饲养条件等各个方面的资料。对于前人所建立的经典实验方法,标明文献出处即可;而对前人的实验方法有所改进时,应对改进部分加以说明;如果是未重复别人的创新方法,则应详细描述每一个步骤。

总之,一篇论文如果在方法学方面存在严重的缺陷,将直接影响到研究结果的客观性和真实性。重视医学论文中方法部分的写作,对于提高杂志的学术质量、扩充优质稿源、帮助作者高质量地完成科研工作总结、提高论文写作技能大有裨益。

第六节　方法写作中的注意事项

①撰写方法的首要原则是既要确保详尽明晰,又要避免过于啰唆,掌握好适度原则。如果材料与方法描写不够详细,除了会让审稿人对论文的内容提出质疑外,也有可能导致论文发表后读者不能够重复实验,从而使论文失去被引用的机会;另一方面如果描写太过细致以至于烦琐,会让审稿者在阅读过程中不可避免地对该论文产生一种不良印象,从而影响到该论文被杂志接受的可能,增加退稿率。因此,笔者在这里建议作者在 SCI 论文写作过程中,多参考几篇类似的论文以增长经验。

②在撰写实验方法和实验过程中,一定要注意避免把实验结果写入方法部分,以免造成不必要的重复。方法部分只是简单地描述操作和实验过程,作者务必在写作时严格区分它与结果,不能把两者混淆。

③力求语法正确、表达简洁且合乎逻辑,正确使用时态语态,一般来说,方法部分多采用过去时(past tense),因为是以前完成的动作和步骤。就逻辑而言,

如"Cells were broken by as previously described",这句话本身没有问题,但在内容表达上显得不够准确、清楚,如果有多种方法可供选择,在引用文献时应提及具体的方法名称。因此,这句话可改为"Cells were broken by ultrasonic treatment as previously described"。

④正确书写单位和名词术语。此部分可能会涉及较多的专有名词和数值单位,在撰写时可能会有特殊要求,比如 P 值,有些杂志可能会要求用斜体或者小写字母来表示,需要作者细心谨慎。

⑤尽量使小标题与结果呈现的顺序保持一致。为了保证结果呈现简单明了,最好在命名小标题时与结果的展示顺序相吻合,以求做到前后呼应。

⑥一般而言,方法中的最后一个小标题应该是"Statistical analysis"。在这个标题下面,你只要简要地说明所使用的统计学方法,而不需要详细解释所使用的统计学程序。

⑦需要提醒的是,涉及保密和专利的内容应该避免写这个部分。因为科技论文既有理论上(学术上)的馈赠性,又有技术上的经济性(专利性),作者应当正确处理学术交流与技术保密的关系。交流是指学术上的交流,而保密则是指技术上的诀窍,对技术上的诀窍和要害问题应该要含而不露、引而不发,不然,不排除科技论文中的内容被公司合法地、轻而易举地取用。当然,在注意技术上专利性的同时,还必须考虑到杂志的要求以及发表的可能性,保密应保在诀窍和要害之处,而不是什么都不说。如果全部都保密,那么杂志社也可能对其真实性产生质疑而拒绝发表。

⑧仔细阅读拟投稿期刊的"作者须知",了解其对方法部分的具体要求。例如,有些期刊的"作者须知"中要求作者提供研究对象(志愿者或病人)"授权同意声明"和作者所在单位的同意函,投稿时如果缺少这方面的材料,稿件将不会被受理。

⑨每个小段落以 1～2 句概括性的描述开头,准确描述实验试剂的浓度、用量,实验温度、时间、n 值、仪器型号、材料的来源。如果是动物实验,你必须提供实验许可以及遵守动物照管条例的证明;如果是临床实验,文章需要表明已经得到发表的许可。

⑩方法部分应清楚、准确描述是如何获得研究结果的;对方法的描述要详略得当、重点突出,要包括所有必要的细节(以便他人能够重复实验);不能遗漏重要文献;描述要准确;参考拟投稿期刊的要求。

第七章 结果部分翻译与写作的基本方法

第一节 结果的重要性和目的

一、结果的重要性

实验结果是生物医学论文中的根基、核心和重要组成部分。Cetin 和 Hackam 把结果比喻成论文真正的心脏和灵魂，因为这部分内容包含了支持论文作者在文章中所提理论或假说的全部资料。全文的结论由此得出，讨论由此引发，判断推理和建议由此导出。将实验或临床观察所得数据或资料进行审核，去伪存真，再对其原始数据进行分析归纳和统计学处理就可以得出研究的结果。结果是科研论文的核心部分，科研的成败与否是根据结果来判断的，结果是论文价值所在，是研究成果的结晶。从根本上说，一篇 SCI 论文的水平高低取决于实验的成败及实验结果的价值。结果部分的写作要做到指标明确可靠，数据准确无误，文字描述言简意赅，图表设计正确合理。因此，结果在论文中起着极为重要的、不可忽视的作用，不管人们是否把它放在首位来阅读。

二、撰写结果的目的

在撰写实验结果时，论文作者所要回答的问题只有一个，那就是"在实验中观察到了什么现象"。由此可见，论文中撰写结果的目的有两个。

①告诉读者在研究期间发生了什么。在研究中会发生很多事情，作者应该把最重要且最引人注目的结果最先介绍，以引起读者的注意。

②展示研究中的发现。这就要求作者把所有观察到的结果，客观而准确地呈现在读者的面前。经过组织、总结、分析、科学归纳以及统计学处理，采用文字和图表兼用的方法，把在实验中所观察到的现象、所记录到的数据、所拍摄的资料和所测试的数据都清楚地呈现在实验结果里。

为了让读者看起来更为清晰、更有条理，人们在处理实验结果时，也时常分出小标题。有些杂志在"作者须知"中明确要求作者列出小标题。另外，如果在"材料和方法"中已列出小标题进行描述，那么在结果里，你也应该按前面的顺序，依次表述所得到的实验结果。这样会更利于读者的阅读。

第二节　结果的主要内容

结果的具体内容取决于文章的主体。结果的内容包括记录实验或临床观察的客观事实、测定的数据、导出的公式、典型病例、取得的图像等,但不同类型文章结果的内容应有不同的侧重点。如研究新诊断方法的论文,要特别注意交代实验结果是否与公认的标准进行了独立的"盲法"比较,其符合程度如何,敏感性、特异性、阳性预测值、阴性预测值各多少等;研究疾病临床经过的论文,要特别交代是否对所有病例进行了随访,随访率有多高(一般应大于80%),对影响预后的外加因素有无进行调整,结果如何等;病因学研究的文章要特别注意交代暴露组与非暴露组结果的差异程度,所得结果是否出现于暴露之后等。

一般来说,结果由数据、图表、照片和文字四部分相互结合来表达。文字是表达结果重要的、不可缺少的手段,要简明扼要,力求用最少的文字、最简洁的语言把结果表达清楚;图比表便于理解与比较,一目了然,但由于不能从图中获得确切数字,所以图不能代替表。对于具体的研究内容究竟采用哪种方式进行表达,要依据具体情况统筹安排。注意文字表达和图表的表达不要重复。

(1)数据:不用原始数据,要经统计学处理

未经统计学处理的实验观察记录叫原始数据。统计学处理的目的是使难以理解的原始数据变得易于理解,并从原始数据的偶然性中揭示某种必然规律。因此,实验结果的表达一般使用统计量而不使用原始数据,也不必将原始数据全部写出。计数资料可用相对数如百分率,但当样本数小于100时,则应在百分率后加括弧,在括弧内标明反应数/样本数,如54.41%(37/68)。计量资料如符合正态分布,应用均值±标准差(或标准误);如呈偏态分布,一般采用中位数和全距表示。如进行前后或组间比较,应说明统计检验的值(如t、u、F等)和P值。关于统计学处理的具体操作详见统计学专著,这里不做详解。关于统计名词及符号应参考中华人民共和国国家标准GB 3358—1982有关"统计名词及符号"的规定。

> 例:Positive expression of SOX2 was detected in 26.67%(16/60) of GC tissues, a markedly lower proportion than in the adjacent normal tissues(75%, 45/60, $P=1.188E$-7, Table 2). In GC tissues, KI-67 was mainly localized to the nuclei, where it was visible as brownish-yellow staining(Figure 3B). The immunoreactivity and histological appearance indicated that KI-67 protein expression occurred

more frequently in GC tissues(58.33%,35/60) than in the adjacent normal tissues(16.67%,10/60,$P=$2.428E-6,Table 2).{Li Y J,Dong M,Kong F M,et al.MicroRNA-371-5p targets SOX2 in gastric cancer [J].Oncotarget,2016,7(22):31993-32005.}

(2)图表:用于显示规律性和对比性

表与图设计的基本要求是正确合理,简明清晰。自明性(self-explanatoriness)是衡量表与图是否规范的重要标志。所谓自明性是指仅通过表与图就能大体了解研究的内容和结果。

表是简明的、规范化的科学用语。一般采用三线表,即表由顶线、标目线和底线这三条横线组成框架,两侧应是开口的。顶线与标目线之间为栏头,标目线与底线之间为表身。栏头左上角不用斜线,但栏头允许设一条或数条横线。一般表的行头标示组别,栏头标示反应指标。表的下方还可以加表注。但这种划分并不是固定的,作者可根据情况灵活安排。

图是一种形象化的表达方式,它可以直观地表达研究结果。通常我们用柱形图的高度表示非连续性资料的大小;用线图、直方图或散点图表示连续性或计量资料的变化;用点图表示双变量的关系。图的标题应在图的下方,注释可放在柱或线附近。

对于既可用图也可以用表的资料,可根据具体情况选择表达形式。一般来说,主要是表示变化趋势的资料,尤其是连续的动态资料,宜采用图的形式;需表示确切统计量的资料,宜采用表的形式。

例:Table 1 MiR-371-5p relative expressions in different clinicopathological characteristics of GC				
Clinical and pathological data	Case number	miR-371-5p relative expression ($2^{-\triangle\triangle CT}$)	Z value	P value
Age(year)				
<60	28	0.49(0.10—1.71)	-1.089	0.276
≥60	32	0.44(0.15-2.56)		
Sex				
male	29	0.58(0.14-2.01)	-0.726	0.773
female	31	0.38(0.11-2.27)		

Clinical and pathological data	Case number	miR-371-5p relative expression $(2^{-\triangle\triangle CT})$	Z value	P value
to be continued				
Tumor location				
Near the pylorus	33	0.51(0.14-2.10)	-0.163	0.870
Near the cardia	27	0.35(0.13-2.06)		
Differentiation degree				
Moderately to well differentiated	36	0.49(0.13-1.29)	0.800	0.424
Poorly to non-differentiated	24	0.35(0.12-1.97)		
LNM				
without metastasis	33	0.19(0.09-1.16)	-2.290	0.022
with metastasis	27	0.69(0.27-2.23)		
TNM staging				
I / II staging	30	0.17(0.09-1.23)	-2.698	0.007
III / IV staging	30	0.75(0.30-2.32)		

Note:GC,gastric cancer.〔Li Y J,Dong M,Kong F M,et al.MicroRNA-371-5p targets SOX2 in gastric cancer[J].Oncotarget,2016,7(22):31993-32005.〕

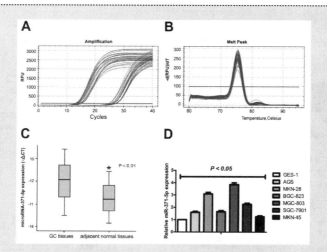

例：Figure 1(A)Amplification curves from qRT-PCR analysis of miR-371-5p and U6.(B)Dissolution curves of miR-371-5p after amplification.(C)Relative expression(median and interquartile range)of miRNA-371-5p in GC tissues and adjacent normal tissues.ΔCT was calculated as(CT miRNA-371-5p)-(CT U6 snRNA). * , $P<0.05$.(D) Relative expression(mean±SD)of miRNA-371-5p in human GC cell lines(AGS,MKN-28,BGC-823,MGC-803,SGC-7901 and MKN-45) compared with human normal gastric epithelial cells(GES-1);all $P<$ 0.05. qRT-PCR,quantitative real-time PCR;GC,gastric cancer.{Li Y J,Dong M,Kong F M,et al. MicroRNA-371-5p targets SOX2 in gastric cancer[J].Oncotarget,2016,7(22):31993-32005.}

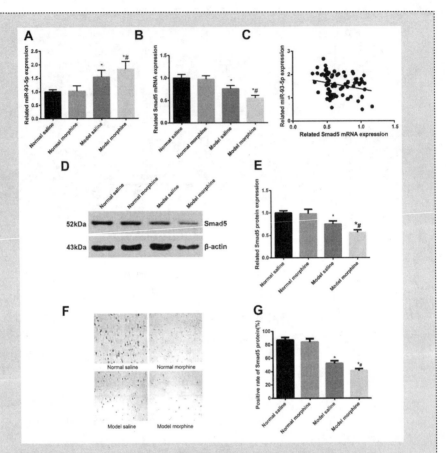

例：Figure 1. After the morphine tolerance model was built, miR-93-5p expression and Smad5 mRNA and protein expressions were detected. A：miR-93-5p expression；B：Smad5 mRNA expression；C：miR-93-5p expression was in negative correlation with Smad5 mRNA expression；D：electrophoretogram of Smad5 protein by Western blot；E：alternations of Smad5 protein expression；F：Smad5 protein expression in L5 spinal marrows by immunohistochemistry；G：semi-quantitative Smad5 protein expression in L5 spinal marrows by immunohistochemistry. 〔Xiao W F, Li Y S, Lou W, et al. MicroRNA-93-5p may participate in the formation of morphine tolerance in bone cancer pain mouse model by targeting Smad5[J]. Oncotarget, 2016, 7(32)：52104-52114.〕

例：Table 3.The PMWTs of all groups at different timing after lentivirus transfection

	7 d	9 d	14 d
L/anti-miR-93-5p group	$3.23\pm0.25^{*}$	$3.35\pm0.31^{*}$	$3.42\pm0.35^{*}$
Smad5 shRNA group	$6.11\pm0.54^{\#}$	$6.24\pm0.70^{\#}$	$6.30\pm0.75^{\#}$
L/anti-miR-93-5p+ Smad5 shRNA group	$4.11\pm0.43^{\#*}$	$4.24\pm0.46^{\#*}$	$4.35\pm0.50^{\#*}$
Blank virus group	$4.09\pm0.38^{\#*}$	$4.18\pm0.49^{\#*}$	$4.31\pm0.51^{\#*}$
PBS control group	$4.13\pm0.51^{\#*}$	$4.22\pm0.45^{\#*}$	$4.37\pm0.55^{\#*}$

PMWT, paw mechanical withdrawal threshold; PBS, phosphate buffered saline; *, $P<0.05$ in comparison with the L/anti-miR-93-5p group; #, $P<0.05$ in comparison with the Smad 5 shRNA group. 〔Xiao W F, Li Y S, Lou W, et al. MicroRNA-93-5p may participate in the formation of morphine tolerance in bone cancer pain mouse model by targeting Smad5[J]. Oncotarget, 2016, 7(32): 52104-52114.〕

（3）文字：对数据、图表、照片加以说明

下列情况可用文字表达为主或仅用文字表达。

①结果中数据的数量较小，能做同类比较的观测项目不多。

②结果的因素单一、与实验结果中的其他资料无法联系或没有太大联系的数据，一般不宜或无法用图表来表达。

③以观察形态特征为主的论文，一般不适于用表格表达，而以文字描述为主，配合以形态学的图片。在这种情况下，不可勉强地使用图表，最好的选择是在正文中进行描述。

能用文字表达的内容不用列表、绘图。已用图表说明了的内容，不必再用文字详述，只要强调或概括重点。文字表达主要是陈述本文取得的结果，不必强调过程，也不要重复材料与方法等部分曾交代过的资料，更不要将结果提升为理论上的结论，所以一般不引用文献。

结果的写作一定要采取实事求是的科学态度，遵守全面性和真实性的原则。实验结果无论是成功或失败，只要是真实的就是有价值的。切不可对实验数据任意增删、篡改，以符合"正常"结果，这有悖于科研精神。

（4）结果中数据的表达形式

表格和插图的制作和使用将会在后面的章节进行讨论。这里只对正文中数据的表达加以说明。

爱因斯坦在普林斯顿大学实验室的墙壁上曾写过这样一句话："并不是所有重要的事情都能够以数量计，而且，并不是所有能够以数量计的事情都是重要的。"作者在实际研究工作及论文撰写过程中会发现，并不是所有的数据或结果都可以在图表中展示和出现，它们还经常在正文中进行表述。这些数据可以简洁和清楚地用英文文字加以说明。

下面是用文字表达数据资料的基本方法和英语表达的几个示例。

例 1

At 14 days after transfection, expression level of miR-30b was up-regulated in miR-30b group than that in control group(4.87 ± 0.25 vs.0.98 ± 0.08, t$=58.89$, $P<0.001$), which was seen in Fig.2A, while there was no difference in KRAS mRNA level between the two groups(1.01 ± 0.07 vs.0.97 ± 0.05, t$=1.776$, $P=0.087$)(Fig.2B).

例 2

The cases of total TNF-α positive expression in metastatic group were 48(80.0%)and 38 cases in non-metastatic group(63.3%), which were significantly different($P=0.043$). The cases of TNF-α positive expression in primary tumor foci of metastatic group and of non-metastatic group were 34(56.7%)and 31(51.0%), respectively; the cases of positive expression of TNF-α in metastatic foci were 45(75.0%), which was significantly different from primary tumor foci(both $P<$ 0.05).

例 3

As shown in Fig.5, the positive expression of PCNA protein was mainly expressed in the nucleus of meningioma, and immunohisto-chemical staining showed that the nucleus of the meningioma was brownish yellow or yellowish granules, and the positive cells were distributed in the meningioma tissues. Proliferating cell nuclear antigen labeling index(PCNALI, %)in 100 mg/kg group, 75 mg/kg group, 50 mg/kg group and the control group were 5.48 ± 1.13, $7.14+2.78$, 27.69 ± 5.07, and 32.29 ± 6.33, respectively. PCNA LI in 75 mg/kg group and 100 mg/kg group were significantly decreased when compared with that in the control group(both $P<0.05$), while no significant difference in PCNA LI was found in the comparisons between 75 mg/kg group and 100 mg/kg group, and between 75 mg/kg group and the control group(both $P>0.05$).

第三节　结果的写作方法

1. 围绕主题

一项研究特别是一项大型研究,研究者可能会想通过周密的思考和设计,得出几个甚至多个方面的结果和结论,以便从不同角度写出几篇甚至多篇论文。具体就某一篇论文而言,一般只能有一个主题,除了主题之外,也可以有其他内容,但其他内容相对于主题而言都是次要的。

结果部分是医学论文的核心,是研究成果的总结,也是立论和实际应用的依据。报告研究的结果,应围绕研究的主题,用文字或图表有逻辑地、有层次地逐一列出,让读者清楚地了解作者的意图、研究所反映的问题及其理论或实用价值。为了让读者了解研究的主旨,不误解作者的意图,作者在一篇论文中报告研究的结果时,要紧扣主题,切忌面面俱到,什么都想说,结果很可能什么都说不清楚。

在实际工作中,笔者有时会听到审稿人这样抱怨:"我把这篇文章看了好几遍,可就是不明白作者到底想干什么。""这篇文章内容很丰富,但不知作者主要想说明什么问题。"从审稿人的这类反映不难看出,有些作者报告结果时没有很好地围绕主题,让人读后不知所云。

2. 资料真实

资料真实是论文最起码的要求,也是最根本的要求,它是保证论文科学性的前提。结果所用的资料或数据必须做到完全真实可靠、确凿无误,经得住时间的考验。就医学论文而言,结果部分所有内容应准确而科学地反映临床或实验研究结果的本来面目,不允许有任何弄虚作假、主观想象。只有真实,才能准确,也只有准确,才能揭示结果中所蕴含的科学道理。那种对动物死亡不计、阴性结果不报、随意虚报病例数或样本数、模仿某文的结果更改原始数据,肯定都将是不真实、不科学的资料,由此获得的结果自然是不可信的。

3. 分清主次

一篇论文往往只有一个主题,尽管结果指标可能有多个,但根据其与主题的关系,应有主次之分,即一篇论文的结果有主要结果和次要结果。主要结果是预定的最重要的结果,常决定样本量的大小。一些试验可能会有一个以上的主要结果,但不提倡,因分析的多样性可影响结果的解释,研究感兴趣的其他结果为次要结果。

既然结果有主有次,报告时自然应该有重有轻、有先有后。一般而言,应该用较多的文字报告主要结果,次要结果可简要介绍,一些无关的结果可不做介绍。在报告的先后次序上,也应先报告主要结果,后报告次要结果。

4. 科学客观

作者在报告结果时,要持科学、务实的态度,是什么结果就报告什么结果,不要受人为因素的影响。与研究假设或与研究者的主观愿望相违的结果,也应如实报告,不能随意取舍。不理想的或意想不到的结果可能反映出研究的设计和方法存在缺陷,也可能会孕育新的发现和认识。因此,报告结果要客观,实事求是,而不可随意取舍。

5. 图文恰当

结果表达的方式主要有三种:图、表和文字叙述,三者之间相互联系、互为依存。一般是文字先于图表,图表为全段行文服务。

研究结果多以数据集的形式来表示,原则上数据可用表(其中的数据必须是数字形式)表示;活用数据点成图表示。图表作为结果的表述能清晰明了地向读者传递信息,甚至可表达文字叙述难以表达的效果;还可以节省篇幅,使内容更为紧凑、突出和鲜明。图表的优点是它能吸引读者的注意力,并能有效地强调事物之间的关系。另一方面,表的表达效果比图准确,制表比绘图更为经济。作者必须从二者中做出选择,当然,不管用表或图都应严格按照制表、绘图的要求制作,必要时可加表注、图注,以使它们离开正文也能完整地表达结果。此外,每张表或图必须在正文里提到,且应放在接近提到它的地方。

文字叙述是结果表达必不可少的方式,但用简要文字叙述就能表达清楚的资料不用图或表。表和图虽然能做到"自明",但一定的文字叙述仍有必要,文章在表述到图或表内容时,要详略得当,不可简单到某项结果见图几或表几的程度,也不可对图表内容做无用的重复,而要扼要叙述图表之特征,精练图表之要点。结果表达只要把资料或数据的范围、高低、大小、特征、趋势讲清楚,不需外加研究者的评议。有时会遇上一两个有意义的结果,又不值得单独讨论,可用简短文字点到为止,以免冲淡重要结果。

第四节　结果中小标题的翻译方法

结果的标题需用一句话总结每个段落的研究内容,常见标题如:各组患者基线特征比较、各组细胞转染后增殖能力改变、各组裸鼠肿瘤移植瘤大小与质量等。结果部分的内容标题描述的是一个完整的"故事",即需用一句话总结段落的研究内容。SCI论文结果中的小标题不仅有助于作者理清关键点或成就,还可以帮助作者明确文章结构。

1. 小标题及其所构成的论文架构对于读者的作用

①提供SCI论文各部分的直接入口,以便于浏览。

②帮助读者锁定有关作者贡献的章节。

③通过小标题所组成的逻辑性"故事",指导读者快速了解 SCI 论文的主要内容。

④通过控制每个章节的长度和详细程度来设置阅读时间预期。

2. 高质量的小标题应具备的特点

①信息性丰富(informative)。在预期的通用标题(introduction、materials、results、discussion 等)之外没有空洞的标题;不同的标题可清楚地表达该小节的主要发现。

②与 SCI 论文题名和摘要密切相关(tied to title and abstract)。题名和摘要中的关键词可见于小标题中,这些关键词支撑了文章的主要研究成果。

③逻辑性强(logical)。在标题之间或每个标题的内部,读者可以看到作者所选择的逻辑顺序。

④句法一致(consistent)。每个标题可以有一个以上的子标题,句法是平行的。

⑤简洁有效(concise)。既不能过于详细,也不能过于简略,力求帮助读者发现核心。当 SCI 论文很短时,小标题可以帮助读者了解整篇文章的研究方向与成果。此外,并非所有的论文都采用无动词的标题,在有些期刊中,每个标题都是一个完整的句子。

3. 小标题及 SCI 论文框架的设计应遵循的三条原则

①研究成果指导表达形式。详细的部分没有涵盖作者的研究成果,那么这篇 SCI 论文的架构就是有问题的。此时需要审查:某个次要的部分也许可简化或将细节置于附录或脚注中;删除细节并提供原创的论文和书籍;小标题"切片和切块"太小了,具有小标题的章节只有一两段文字,应将其合并到其他章节中;顶层架构没有划分成足够的部分,例如,如果背景部分合并到前言中,则可能要设置多个小标题,同时增加架构中的顶层标题以减少一些次级标题。

②适当重复题名中的单词。对于一篇好的 SCI 论文而言,其小标题应当与 SCI 论文题名相关联。一旦小标题与 SCI 论文题名无关,则整篇文章的架构可能有问题:SCI 论文题名可能不合适,架构所反映的贡献优于题名(如一篇稿件中 "trajectory"一词在五个标题中出现三次,而题名中没有,就应当认真审查题名的合理性)。架构过于隐秘,小标题过于笼统、简洁、不及要点、所提供的信息内容不够充分或用近义词取代了关键词,这些错误都会使 SCI 论文架构质量欠佳。

③在大框架中清楚而完整地讲述"故事"。如果一系列的小标题所阐述的 "故事"没有意义,就有可能是因为论文还不成熟,架构还不够清晰,这个"故事" 没有意义,须修改 SCI 论文题名或重写 SCI 论文;小标题没有意义,须设计具有更详细信息的小标题。有一个简单而有效的方法来判定 SCI 论文架构的质量: 将 SCI 论文题名和各章节的小标题按顺序列出,然后将题名中和小标题中同时出现的单词画线,检查是否有题名中的单词没有出现在小标题中、架构内容和逻

辑上是否与题名不相关、小标题的句法是否平行、是否有的章节只有一个小标题。

4. 具体案例分析

（1）临床治疗类型

《关节镜手术治疗胫骨平台骨折术后并发创伤性膝骨性关节炎的危险因素分析》（Evaluation of risk factors for traumatic knee osteoarthritis in patients with tibial plateau fracture after arthroscopic surgery）。

结果部分的标题如下。

> 例1：观察组和对照组胫骨平台骨折患者一般资料比较
> Comparison of baseline characteristics of TPF patients between the observation group and the control group
> 例2：关节镜治疗胫骨平台骨折术后并发创伤性膝骨性关节炎的多因素分析
> Multivariate analysis for the risk factors of TKOA in TPF patients after arthroscopic surgery
> 例3：关节镜治疗胫骨平台骨折术后不同膝关节功能评分患者一般资料比较
> Comparison of baseline characteristics among TPF patients with different Rasmussen's scores after arthroscopic surgery

（2）多态性类型

《组胺 H4 受体基因多态性对变应性鼻炎患者口服 H1 抗组胺药疗效的影响》（HRH4 gene polymorphisms：a potential predictor of oral H1 antihistamine efficacy for allergic rhinitis）。

结果部分的标题如下。

> 例1：病例组和对照组临床特征比较
> Comparison of baseline characteristics between the case and control groups
> 例2：HRH4 基因不同位点多态性连锁不平衡检验
> Linkage disequilibrium analysis of three SNPs in the HRH4 gene
> 例3：HRH4 基因不同位点多态性基因型和等位基因频率分布
> Distribution of genotype and allele frequencies of three SNPs in the HRH4 gene

> 例 4：HRH4 基因不同位点多态性与变应性鼻炎患者血清 IgE 和
> ECP 水平的相关性
> Associations of HRH4 genetic polymorphisms with serum levels
> of IgE and ECP of AR patients

（3）信号通路类型

《NF-κB/P65 信号通路介导七氟烷麻醉导致术后认知功能障碍的分子机制研究》（NF-κB/P65 signaling pathway：a potential therapeutic target in postoperative cognitive dysfunction after sevoflurane anesthesia）。

结果部分的标题如下。

> 例 1：各组大鼠一般情况观察
> General conditions of rats in each group
> 例 2：各组大鼠脑电图观察结果
> ECoG activity of rats in each group
> 例 3：麻醉/手术创伤后对 NF-κB/P65 信号通路蛋白表达的影响
> Effects of anesthesia/operation trauma on the expressions of NF-κB/P65 pathway-related proteins
> 例 4：麻醉/手术创伤后对炎症因子表达的影响
> Effects of anesthesia/operation trauma on the expressions of inflammatory cytokines
> 例 5：麻醉/手术创伤后对海马区小胶质细胞标志物 Iba-1 表达的影响
> Effects of anesthesia/operation trauma on the expressions of microglia marker Iba-1 in hippocampus

（4）非编码 RNA 类型

《长链非编码 RNA-HOST2 对人骨肉瘤细胞增殖、迁移和侵袭能力的影响》（Effects of long non-coding RNA-HOST2 on the proliferation，migration，invasion and apoptosis of human osteosarcoma cells）。

结果部分的标题如下。

> 例 1：lnc-HOST2 在骨肉瘤组织和癌旁正常组织中的表达情况
> Expression of lnc-HOST2 in the osteosarcoma tissues and adjacent normal tissues

例 2：lnc-HOST2 在骨肉瘤各细胞株中的表达情况

Expression of lnc-HOST2 in osteosarcoma four cell lines

例 3：转染后各组 MG-63 细胞 lnc-HOST2 的表达差异

The expression of lnc-HOST2 in MG-63 cells among three groups

例 4：lnc-HOST2 对各组 MG-63 细胞增殖、迁移和侵袭能力的影响

Effects of lnc-HOST2 on the proliferation，migration and invasion of MG-63 cells among three groups

例 5：lnc-HOST2 对各组 MG-63 细胞凋亡和细胞周期的影响

Effects of lnc-HOST2 on the apoptosis and cell cycle of MG-63 cells among three groups

（5）网状 Meta 类型

《十六种靶向药物联合化疗治疗进展期/转移性结直肠癌的近期疗效比较：网状 Meta 分析》（A network meta-analysis of the efficacy of sixteen targeted drugs in combination with chemotherapy for treatment of advanced/metastatic colorectal cancer）。

结果部分的标题如下。

例 1：纳入研究的基线特征

Baseline characteristics of included study

例 2：直接比较 Meta 分析结果

The main results of pairwise meta-analysis

例 3：网状 Meta 分析的证据图

Evidence of network meta-analysis

例 4：16 种靶向药物联合化疗治疗进展期/转移性结直肠癌近期疗效比较的森林图

Forest plots for short-term efficacy of 16 targeted drugs combined with chemotherapy for treatment of advanced/metastatic colorectal cancer

例 5：网状 Meta 分析的不一致性检验结果

Inconsistency test of network meta-analysis

例 6：网状 Meta 分析的累积排序概率曲线

Surface under the cumulative ranking curves（SUCRA）of network meta-analysis

例 7：网状 Meta 分析的聚类分析结果
Cluster analysis of network meta-analysis

5. 结果翻译文章赏析

以《microRNA-138 介导 PI3K/Akt/eNOS 信号通路在冠脉内皮细胞损伤和炎症反应中的作用》为例。

结果

损伤模型筛选

显微镜观察细胞形态（图 1A），正常组细胞形态均匀，伸张充分，细胞相互连接呈铺路石状；损伤组细胞形态较为均匀，但与正常组相比，细胞间连接不是很紧密，细胞伸张异常，排列呈不规则铺路石状。LDH 活性检测结果（图 1B），相对于正常组细胞，损伤组 LDH 活性显著提高（$P<0.05$）。根据细胞形态观察和 LDH 活力检测结果，表明损伤组建模成功。

HCAEC 损伤模型中 microRNA-138 及 PI3K/Akt/eNOS 信号通路的变化

RT-PCR 检测 HCAEC 损伤模型中 microRNA-138、PI3K、Akt 和 eNOS 的 mRNA 的表达情况，结果如图 2A 所示：与正常组比较，损伤组细胞 microRNA-138 表达显著下调（$P<0.05$），而 PI3K、Akt 和 eNOS 表达显著上调（$P<0.05$）。Western Blot 检测 HCAEC 损伤模型中 PI3K、Akt 和 eNOS 的蛋白表达情况（图 2B，2C）与 RT-PCR 结果趋势相同：PI3K、Akt 和 eNOS 在损伤组细胞中表达显著上调（$P<0.05$）。由此可见：microRNA-138 在冠脉内皮细胞损伤中低表达，进而 PI3K/Akt/eNOS 信号通路被激活，且是负调控关系。

各组细胞的 RT-PCR 结果

RT-PCR 检测各组细胞中 microRNA-138、PI3K、Akt 和 eNOS 的 mRNA 表达情况，结果如图 3 所示：microRNA-138 在 blank 组细胞中低表达，相对于 blank 组，其在 miR-138 mimic 组细胞中表达显著上调（$P<0.05$），在 miR-138 inhibitor 组和 miR-138 inhibitor＋LY294002 组中表达显著下调（$P<0.05$），LY294002 组和 NC 组细胞中表达无显著差异（$P>0.05$）。PI3K、Akt 和 eNOS mRNA 水平在 blank 组细胞中均高表达，相对于 blank 组，三者在 miR-138 inhibitor 组细胞中表达显著上调（$P>0.05$），在 miR-138 mimic 组和 LY294002 组细胞中均表

达显著下调(均 $P<0.05$),且 miR-138 mimic 组和 LY294002 组之间差异不显著(均 $P>0.05$);三者在 NC 组细胞中表达水平与 blank 组和 miR-138 inhibitor+LY294002 组之间无显著差异(均 $P>0.05$)。

各组细胞的 Western blot 结果

Western blot 检测各组细胞中 PI3K,Akt,eNOS,p-PI3K,p-Akt,p-eNOS 的蛋白表达情况,结果如图 4 所示:PI3K,Akt,eNOS,p-PI3K,p-Akt,p-eNOS 蛋白表达在 blank 组细胞中均高表达,相对于 blank 组,六种蛋白在 miR-138 inhibitor 组细胞中表达显著上调($P>0.05$),在 miR-138 mimic 组和 LY294002 组细胞中均表达显著下调(均 $P<0.05$),且 miR-138 mimic 组和 LY294002 组之间差异不显著(均 $P>0.05$);六者在 NC 组细胞中表达水平与 blank 组和 miR-138 inhibitor+LY294002 组之间无显著差异(均 $P>0.05$)。

各组细胞的 ELISA 及 LDH 活力结果

ELISA 检测各组细胞炎症因子:TNF-α、IL-4、IL-6、IL-8 和 IL-10 浓度水平(图 5A)。与 blank 组相比,miR-138 inhibitor 组细胞中 TNF-α、IL-6 和 IL-8 浓度显著升高,IL-4 和 IL-10 浓度显著降低(均 $P>0.05$);miR-138 mimic 组和 LY294002 组细胞中 TNF-α、IL-6 和 IL-8 浓度显著降低,IL-4 和 IL-10 浓度显著升高(均 $P<0.05$);且 miR-138 mimic 组和 LY294002 组之间各因子浓度差异不显著(均 $P>0.05$);NC 组细胞中各因子浓度与 blank 组和 miR-138 inhibitor+LY294002 组之间无显著差异(均 $P>0.05$)。

LDH 活力测定结果(图 5B)显示:相对于 blank 组,LDH 在 miR-138 inhibitor 组中活力显著提高($P>0.05$),在 miR-138 mimic 组和 LY294002 组细胞中均活力显著降低(均 $P<0.05$),且 miR-138 mimic 组和 LY294002 组之间差异不显著(均 $P>0.05$);LDH 在 NC 组细胞中浓度与 blank 组和 miR-138 inhibitor+LY294002 组之间无显著差异(均 $P>0.05$)。

NO 浓度测定及 eNOS 活力测定

NO 浓度测定结果表明,相对于 blank 组,NO 在 miR-138 inhibitor 组细胞中浓度显著升高($P>0.05$),在 mimic 组和 LY294002 组细胞中均浓度显著降低(均 $P<0.05$),且 miR-138 mimic 组和 LY294002 组之间差异不显著(均 $P>0.05$);NO 在 NC 组细胞中浓度与 blank 组和 miR-138 inhibitor+LY294002 组之间无显著差异(均 $P>0.05$)。

eNOS 活力测定结果显示：相对于 blank 组，eNOS 活力在 miR-138 inhibitor 组细胞中活力显著提高（$P>0.05$），在 miR-138 mimic 组和 LY294002 组细胞中均活力显著降低（均 $P<0.05$），且 miR-138 mimic 组和 LY294002 组之间差异不显著（均 $P>0.05$）；eNOS 在 NC 组细胞中活力与 blank 组和 miR-138 inhibitor＋LY294002 组之间无显著差异（均 $P>0.05$）。

各组细胞增殖情况

MTT 检测结果表明（图 6），反映各组细胞生长增殖情况的 OD 值在 24h 时无统计学差异（均 $P>0.05$）。blank 组、NC 组和 miR-138 inhibitor＋LY294002 组细胞在 3 个时间段的增殖情况均无明显差异（$P>0.05$）。在 48h，72h 时，与 blank 组比较，miR-138 mimic 组和 LY294002 组细胞增殖活力明显降低，OD 值差异有显著统计学意义（均 $P<0.05$）；miR-138 mimic 组和 LY294002 组之间 OD 值无显著差异（$P>0.05$）；miR-138 inhibitor 组细胞生长较 blank 组显著加快，OD 值差异有显著统计学意义（$P<0.05$）。

细胞凋亡率

Annexin V/PI 双参数法检测结果显示（图 7）：blank 组、miR-138 mimic 组、miR-138 inhibitor 组、LY294002 组、miR-138 inhibitor＋LY294002 组与 NC 组六组细胞于转染及药物处理后 48h 的细胞凋亡率分别为 4.75%、8.27%、2.16%、8.43%、4.71%、4.77%。miR-138 inhibitor 组细胞凋亡率较 blank 组显著降低，miR-138 mimic 组和 LY294002 组的细胞凋亡率较 blank 组明显增加，差异均具有统计学意义（均 $P<0.05$）；blank 组、NC 组和 miR-138 inhibitor＋LY294002 组细胞凋亡率无显著差异，miR-138 mimic 组和 LY294002 组细胞凋亡率无显著差异（均 $P>0.05$）。

细胞凋亡途径相关蛋白的变化

Western blot 检测细胞凋亡途径相关蛋白的变化结果显示（图 8），转染及药物处理 48h 后，blank 组、NC 组和 miR-138 inhibitor＋LY294002 组各蛋白含量无显著性差异（均 $P>0.05$）；与 blank 组比较，miR-138 mimic 组和 LY294002 组的 Bax 和 caspase-3 水平显著上调，Bcl-2 蛋白水平显著下调（均 $P<0.05$）；miR-138 mimic 组和 LY294002 组各蛋白表达水平无显著差异（均 $P>0.05$）；miR-138 inhibitor 组中 Bax 和 caspase-3 水平显著下调，Bcl-2 蛋白水平显著上调（均 $P<0.05$）。

译文如下。

Results

Successful establishment of HCAEC injury models

Under microscope, the cells were regular and completely stretched, showing cobble-stone morphology in the normal group(Figure 1A). The injured cells exhibited relatively uniform cellular morphology. But compared with the normal cells, the injured cells were abnormally stretched and loosely connected each other, showing irregular cobble-stone morphology. In addition, as compared to the normal cells, the LDH activity was significantly increased in the injured cells ($P<0.05$)(Figure 1B). According to cellular morphology and LDH activity, the HCAEC injury models were established successfully.

Comparisons of miR-138, PI3K, Akt and eNOS expressions between the normal HCAECs and HCAEC injury models

Compared with the normal HCAECs, miR-138 expression was significantly down-regulated, while PI3K, Akt and eNOS mRNA expressions were remarkably up-regulated in the HCAEC injury models (all $P<0.05$, Figure 2A). Also, the PI3K, Akt and eNOS proteins expressions were remarkably up-regulated in the HCAEC injury models (all $P<0.05$, Figure 2B and Figure 2C), indicating that down-regulation of miR-138 expression activated the PI3K/Akt/eNOS signaling pathway in HCAEC injure. Negative regulation of PI3K/Akt/eNOS signaling pathway by miR-138 was observed.

The expressions of miR-138 and the mRNA expressions of PI3K, Akt and eNOS in each cell transfected group

The blank group had low miR-138 expression, and miR-138 expression was higher in the miR-138 mimic group but was lower in the miR-138 inhibitor and miR-138 inhibitor＋LY294002 groups than in the blank group(all $P<0.05$). However, there was no significant difference in miR-138 expression in the LY294002 and NC groups in comparison to the blank group(both $P>0.05$). Compared with the blank group, PI3K, Akt and eNOS mRNA expressions were up-regulated in the miR-138 inhibitor group but were down-regulated in the miR-138 mimic and LY294002 groups(all $P<0.05$), and there was no significant difference between the miR-138 mimic and LY294002 groups($P>0.05$). There was no significant difference in PI3K, Akt and eNOS mRNA expressions among the blank, NC and miR-138 inhibitor+LY294002 groups($P>0.05$)(Figure 3).

The protein expressions of PI3K, Akt and eNOS in each cell transfected group

The PI3K, Akt, eNOS, p-PI3K, p-Akt and p-eNOS protein were highly expressed in the blank group. As compared to the blank group, PI3K, Akt, eNOS, p-PI3K, p-Akt and p-eNOS protein expressions were up-regulated in the miR-138 inhibitor group(all$P<0.05$) but were down-regulated in the miR-138 mimic and LY294002 groups(all $P<0.05$), while there was no significant difference in these protein expressions between the miR-138 mimic and LY294002 groups(all $P>0.05$). There was no significant difference in PI3K, Akt, eNOS, p-PI3K, p-Akt and p-eNOS protein expressions among the blank, NC and miR-138 inhibitor+LY294002 groups(all $P>0.05$)(Figure 4).

The levels of TNF-α, IL-6 and IL-8 and LDH activity in each cell transfected group

In comparison to the blank group, the levels of TNF-α, IL-6, IL-8 were decreased in the miR-138 mimic and LY294002 groups but were increased in the miR-138 inhibitor group(all $P<0.05$). There was no significant difference in the levels of TNF-α, IL-6, IL-8 between the miR-138 mimic and LY294002 groups, and among the blank, NC and miR-138 inhibitor+LY294002 groups(all $P>0.05$)(Figure 5A).

The LDH activity detection showed that, as compared to the blank group, LDH activity was significantly increased in the miR-138 inhibitor group but was remarkably decreased in the miR-138 mimic and LY294002 groups (all $P<0.05$). There was no significant difference in the LDH activity between the miR-138 mimic and LY294002 groups, and among the blank, NC and miR-138 inhibitor+LY294002 groups(all $P>0.05$)(Figure 5B).

NO concentration and eNOS activity in each cell transfected group

The NO concentration detection indicated that the NO concentration was higher in the miR-138 inhibitor group but was lower in the miR-138 mimic and LY294002 groups than in the blank group(all P

<0.05). No significant difference in NO concentration was observed between the miR-138 mimic and LY294002 groups, and among the blank, NC and miR-138 inhibitor+LY294002 groups(all $P>0.05$).

According to the eNOS activity detection, compared with the blank group, eNOS activity also increased in the miR-138 inhibitor group but decreased in the miR-138 mimic and LY294002 groups(all $P<0.05$). There was no significant difference in the eNOS activity between the miR-138 mimic and LY294002 groups, and among the blank, NC and miR-138 inhibitor+LY294002 groups(all $P>0.05$)(Table 2).

Cell proliferation in each cell transfected group

The MTT assay indicated that no significant difference in OD values reflecting cell proliferation at 24 h was found among the groups (all $P>0.05$). Also, there was no significant difference in OD values among the blank, NC and miR-138 inhibitor+LY294002 groups at any time period(all $P>0.05$). At 48 h and 72 h, compared with the blank group, the cell proliferation capacity was increased in the miR-138 mimic and LY294002 groups, and OD values showed significant difference(all $P<0.05$). No significant difference in OD values was noted between the miR-138 mimic and LY294002 groups($P>0.05$). As compared to the blank group, the cell proliferation capacity in the miR-138 inhibitor group was significantly reduced, and OD values showed significant difference($P<0.05$)(Figure 6).

Cell apoptosis rate in each cell transfected group

The cell apoptosis rates in the blank, miR-138 mimic, miR-138 inhibitor, LY294002, miR-138 inhibitor+LY294002, and NC groups were 4.75%, 2.12%, 8.29%, 2.31%, 4.71% and 4.77%, respectively. Compared with the blank group, the cell apoptosis rate was increased in the miR-138 inhibitor but was decreased in the miR-138 mimic and LY294002 groups(all $P<0.05$). There was no significant difference in the cell apoptosis rate between the miR-138 mimic and LY294002 groups, and among the blank, NC and miR-138 inhibitor+LY294002 groups(all $P>0.05$)(Figure 7).

Changes of apoptosis related protein expressions in each cell transfected group

No significant difference in Bax，clevaged caspase-3 and Bcl-2 protein expressions was found among the blank，NC and miR-138 inhibitor+LY294002 groups(all $P>0.05$). As compared to the blank group，significant decreases of Bax and clevaged caspase-3 protein expressions and increase of Bcl-2 protein expression were observed in the miR-138 mimic and LY294002 groups(all $P<0.05$). There was no significant difference in apoptosis related protein expressions between the miR-138 mimic and LY294002 groups($P>0.05$). Also compared with the blank group，Bax and clevaged caspase-3 protein expressions were significantly up-regulated，whereas Bcl-2 protein expression was remarkably down-regulated in the miR-138 inhibitor(all $P<0.05$)(Figure 8).

第五节　结果写作中的常见问题和注意事项

1. 不能正确运用图表

医学论文的表达形式主要由文字和图表组成，如果能用文字表达清楚，就不必应用图表。当要表达的内容中包含大量数据，无法用文字表达清楚时，最好用图表的形式展现。如果用文字表达，数据之间要补充很多修饰语，按阅读中文的习惯，逐行地读容易造成混乱。但阅读表格就不一样，查看表格可以自动分类，项目对项目、组对组、数据对数据，而且在看这些数据时人们会自动去比较、分析数据之间的关系和走向趋势。结果中应先见文字，后见图表。图表要有自明性，做到不看文字就能明白图表的内容。文字与图表的关系应该是文字概括图表的内容，简述图表的特征和重点，图表展现全部数据结果或升降趋势，文字作为图表的补充，向读者提示重点内容，引导读者如何去看图表。SCI期刊稿件中有两种趋势，一种是图表和文字叙述都有，文字叙述没有重点，把表格中所有数据全部用文字叙述一遍，表格中再列举一遍，显得重复；另一种是文字叙述没有重点提示，只是简单地说什么内容见表几，使读者无法深刻理解表中的内容。

2. 结果中出现无效指标和参考文献

无效指标就是作为分组依据的指标不合适，比如根据血糖水平和糖化血红蛋白水平把冠心病患者分成冠心病组和冠心病合并糖尿病组，在结果中又观察血糖和糖化血红蛋白指标；又如，把糖尿病患者根据肾小球滤过率和白蛋白分成单纯糖尿病组，糖尿病肾病Ⅰ期、Ⅱ期、Ⅲ期、Ⅳ期和Ⅴ期5个亚组，结果中又观察肾小球滤过率和白蛋白。这些分组或亚组之间的指标在结果中的差异有统计学意义,正是由于有差异才分的组,但是作为结果来比较,就没有多大实际意义。对结果要实事求是地描述,内容要真实可靠,应经得起重复验证,不能有主观倾向。无论正面或反面,阳性或阴性的结果,均应客观报道,不能根据自己的主观意愿随意修改和舍取,不要添加任何解释,也不要与其他作者的结果进行对比和评价。因此,结果部分一般不会出现参考文献,也不能出现本研究与他人的研究结果一致的描述,这样的评价应该在讨论中出现。

3. 不是按顺序描述结果

结果中有几个表格时,应先从表 1 开始叙述。如果只有 1 个表格,应该先从左到右叙述,可以合并同类项,如升高的放在一起说,降低的放在一起说,没有差异的放在一起说。不要说了第一个指标,又说最后一个指标,再返回来说第二个指标。就像写大病历,查体要从头到脚地写;也像写文章,一个小标题是一个意思,这个小标题中的内容不要放到下一个小标题中叙述。更不要叙述一大段后,然后见“表×～×”,最好一段文字针对一个表格,这样层次清楚,重点突出。图也是如此,叙述的结果应该跟图出现的次序一致,不能先叙述图 3,再说图 1。

4. 对结果描述得不全面或没有描述出内在规律

在结果中应该有专业结论和统计学结论,专业结论就是说哪个高哪个低,统计学结论就是指差异有无统计学意义。专业结论应该有统计学的支持,只有差异上有统计学意义,才可以说哪个组高或低。但是在统计学上有意义在专业上却未必有意义,比如某种降压药可以使血压降低 5 mmHg,差异有统计学意义。但是实际上,人的血压在一天内波动很大,如果用药后只降低 5 mmHg,还没有血压在一天内的波动大,这样的疗效就不是太好,不具备专业意义。有些稿件在描述结果时说治疗组某些指标比对照组高,但差异无统计学意义,这样的描述也是矛盾的。为了使文章更简练,统计学结论可以用 P 值代替,如:甲状腺功能减退组的总胆固醇水平高于对照组($P<0.05$)。在描述结果时应尽量把数据间的内在联系描述出来,在重复测量中要说出不同时间点的变化趋势。如有作者观察了 95 只大鼠在 12 小时、24 小时、48 小时、72 小时、5 天、7 天不同时间点的神经功能缺损评分,有假手术组(5 只)、脑出血模型组(30 只)、阿托伐他汀 A 组(30 只,阿托伐他汀 5 mg/kg)、阿托伐他汀 B 组(30 只,阿托伐他汀 10 mg/kg)4个组,后 3 个组神经功能缺损评分均出现了先升高后降低的趋势,3 个组在 48 小时、72 小时、5 天、7 天的差异均有统计学意义,但 3 个组出现高峰的时间是不同的,脑出血模型组神经功能缺损评分高峰是在手术后 72 小时;阿托伐他汀 A 组高峰是在手术后 48 小时,阿托伐他汀 B 组高峰是在手术后 24 小时。数据说明阿托伐他汀 A 组在 48 小时就阻止了神经功能缺损的进一步进展,而大剂量的阿托伐他汀比小剂量更有效,阻止神经功能缺损进一步发展的时间更早,如果只有对组间和不同时间点的描述而没有对时间高峰的描述,就不太全面。

5. 前后数据不一致

数据不一致的情况包括：小数点位数不一致、例数不一致、百分率不一致、一篇文章中多个统计表中有关联的例数不一致等。一种是摘要中的数据与正文结果中数据不一致，一种是资料与方法中的数据与结果中数据不一致，一种是文字叙述与表格中数据不一致，这种结果可能是在修改时只注意了局部的修改，而没有全文统一考虑，忘记了修改摘要、资料与方法和文字叙述的相关部分。无论是作者还是编辑，每一次修改都要全文统一检查，避免以上的错误。

第八章 讨论部分翻译与写作的基本方法

讨论部分是结果的继续和延伸,也是一篇论文的核心和重心。之所以称之为核心,是因为它告诉了读者该研究的主要发现,对实验结果的分析、阐述,可能的机制探讨,最新的理论基础,研究的模型或假说,研究的理论价值和实际意义,研究的缺点或不足以及未来的研究设想等核心问题。总之,讨论是一篇论文中"讲道理"的部分,作者应把所要阐述的道理、机制、事物内部的深层联系以及可能的规律在这里说清楚,而其"重心"则是评论了该研究在理论上的含义及可能的实际应用价值。同时讨论也是对前言所提出的问题的回应。因此,讨论是论文中最重要的核心部分,也是难度最大的一部分,所以也常常是论文中最薄弱的一部分。

SCI 论文的基本要求包括创新性、科学性、实用性、规范性、逻辑性和可读性等。就主体部分而言,前言提出了研究的目的、意义与历史背景;材料及实验方法、结果是科学研究的最主要部分;而讨论则是把研究的结果进行分析、综合、探讨,将感性的认识提高到理性的认识,是通过科学研究进行真理探索的过程。所以讨论是一篇论文最精华的部分,当然也是最难写的部分。有的科学研究很有水平,可是讨论部分写得平平无奇,这就不免使论文逊色一筹;反之有的科研结果一般,讨论却很精彩,罗列了大量文献,类似综述或讲座式文稿,令人生厌。为了把讨论写成精华,除应符合论文的基本要求外,还应遵循 SCI 期刊对论著所提的有关具体要求。国际医学期刊编辑委员会于 2004 年 10 月发布了更新的《向生物医学期刊投稿的统一要求》,其中关于医学论文讨论部分所提要求,归纳为下列五点。

①重点讨论研究中新的和重要的发现引出的结论。不要重复前言或结果部分已提出的数据和资料。

②关于试验性研究的讨论,先对主要结果做简要总结,探究导致这些结果的可能机理或解释;将结果与其他相关研究进行比较和对照;说明研究的局限性;探索结果对未来研究和临床实践的意义;如有充实的证据,可陈述新的假设,并清楚表明这些是新假设。

③作者应将结果和研究目的联系起来讨论,但避免那些没有资料能够充分证明的陈述和结论。

④避免做出有关经济效益和成本方面的叙述,除非论文中包含了适当的经

济学资料并进行了分析。

⑤避免做出"最先发表"的声明,也不要提及尚未完成的工作。

除医学论著外,对于一般的病例报告、病例分析或临床经验总结等稿件,其讨论部分主要是对临床资料进行分析和论述,提供有意义的经验或结论,同样应参考执行上述有关讨论的具体要求。对通过随访所取得的疗效和结果,要实事求是地作出客观评价,不夸大成果,不隐瞒缺点。讨论应有重点、有条理、分层次地展开,有的放矢而不是面面俱到、过于冗长。文句则力求简洁明了。讨论部分的长短,虽然没有明确规定,一般约占全文的 1/4 到 1/3。

第一节　讨论的基本框架与内容

讨论部分是论文中的精华部分,是把实验结果提高到理论认识的部分,也是唯一可以让作者自由发挥的部分。论文的作者应在讨论中着重阐述整篇论文中有创造性的内容和独到的见解,并根据本文结果,归纳其内在联系,并将全部资料加以综合分析,然后构成几个观念或提出自己的论点。写得好的讨论可以使整篇论文富有吸引力,给读者以深刻的启发和引导。讨论部分写得好或坏,除与作者本身的知识水平、思维方法、逻辑推理能力有关外,还包含着一定的方法和技巧。

一个理想而有效的讨论应该回答四个方面的基本问题。

①在研究中,你的观察意味着什么?

②在研究中,你能得出什么结论?

③如何扩大应用你的实验结果?

④你的研究有什么短处或缺陷?

1. 在研究中,你的观察意味着什么

一般讨论之初,先简述你在研究中所得到的最主要的发现。当然,这种简述绝不是重复你的实验结果,而是根据讨论的需要,用极概括的语言,归纳并提炼出实验结果中的主要发现。这时,可以并列地写出几条,也可以明确地列出几点。

实际上,当今国外很多优秀的实验室在讨论部分不仅会提炼实验结果,更重要的是会花费很多精力讨论文章的重大发现,并且把它引申到更高的层次,试图形成一个新的理论或假说。讨论部分写得出色往往会使文章增色不少。此外,在讨论中还必须阐明你的发现和创新点与国际上的先进水平相比居于什么位置。

2. 在研究中,你能得出什么结论

这是讨论中应该重点着墨的部分。在认真构思和慎重考虑之后再动笔。这里要描写的"结论",绝不能理解为简单的结论,而是包括了五部分内容,即描述所展示结果的模式及可能的原理;与前言中的引证相呼应;对于负面结果的处理;未解决问题及对未来研究的设想和讨论中的结论。分几部分进行讨论并不重要,其顺序也要根据自己的需要而排定,重要的是讨论中应该涵盖这些内容。

(1)描述所展示结果的模式及可能的原理

在概括和归纳完实验结果之后,紧接着就要描述实验结果的模式及其可能的原理或机制,也就是描述与实验结果密切相关的模型以及主题。在此,论文作者应强调说明本研究的创新点以及实验结果或国际上的同类研究是如何支持该创新点的,国际上有没有一些研究支持或从某个侧面扶持你的创新点的。应该说,这是讨论部分的重中之重。作者应该尽可能详细地描述所进行的实验研究的特点、与众不同之处以及实验结果所说明的问题等。也就是说,作者应该清晰地描述文章的强项及其重要性,以能推动本领域的发展为宗旨,鲜明地提出本论文的独到之处。

(2)与前言中的引证相呼应

讨论应该与前言中所提出的问题相呼应,也需说明实验结果是否与你在前言中所引用的文献资料相一致。对于所研究的某一规律或理论来说,这些实验结果是同意、反驳还是一种例外的情况都需说明。对于与前人的结果完全一致的实验,虽然所写内容并不多,但却不可忽略,因为它在一定程度上说明了实验结果的可靠性。在此,作者需要归纳、综合并简要摘录所阅读文献的要点,阐述实验结果与所引文献的一致性,并说明所提示的问题以及可能的机理和假说。

当实验结果与所引文献不一致或出现了例外时,需要慎重小心。这不仅是语言表述的问题,更重要的是要深入考虑下面的问题:怎样合理地说明和解释这种不一致的结果或例外情况? 如何引用文献资料来支持你的解释? 怎样才能得到读者和编者的认可和接受?

虽然结果不一致,但可能是由于某种因素所造成的,不一定要推翻前人的实验结果。如果在同样的条件下,即使用同样的方法、器材、药物及实验对象等,却得到了完全不同的实验结果,这就意味着可能要推翻前人的实验研究、结果和结论,这是一件非同小可的事件,必须严肃认真而冷静地对待。即使你对自己的实验结果确信无疑,但在撰写论文时也需慎重。应该以和为贵,以宽容之心待人,说话要留有余地,丢掉"火药味",更不能"一棒子打死"。要做到既要把论文发表出来,让正确的结果问世,纠正不完全的或不正确的甚至不真实的结果;同时也要给同行留出一定的空间,留有足够的余地,让同行自己去思考、去调查、去研究。

还有一种情况需要说明,有时可能得到不一致的结果,而且属于新的结果或新的发现。遇到这种情况,即需要慎重,也应该大胆,两者缺一不可。所谓慎重,就是要认真对待自己的实验结果,从各个方面和不同的角度验证结果的真实性和可靠性。应该避免因为试验方法、计算方法或仪器使用的某些误差而造成错误的结果。在确认自己实验结果的基础上,应该大胆地、毫不犹豫地发表、阐述和讨论自己的结果。

（3）对于负面结果的处理

首先必须明确的是，负面结果也同样是结果，有时还可能是重要的结果。因此，对负面结果不应该忽视或回避。如果试验所得到的是负面结果，而你对此进行了反复验证，并且确定其具有显著的统计学意义，那么你应毫不犹豫地把它写成英文论文，投稿到所研究领域的专业杂志上，因为在西方的生物医学杂志中发表负面结果的论文并不少见。如果你的研究课题在此领域中占有重要位置，说不定会被优先发表。这样做绝非"投机取巧"，而是看准方向，抓住时机，争取最大可能的成功。

（4）未解决的问题及对未来研究的设想

在讨论中常常需要说明，你所实施的研究还存在哪些尚未解决的问题，应该进行哪些实验研究以解决现存的这些矛盾或解释遗留下来的问题。这是前一问题的继续和发展。如果你的研究结果与某一理论相冲突，或与前人的结果不一致，并且作了必要且合理的说明，那么考虑或设计某些实验研究来解决这一问题是顺理成章的事。但笔者认为，在讨论中详尽地描述和设计未来实验的方案是不明智的，也是不必要的。在多数情况下，作者可以在讨论中提出概括性和方向性的研究提案，这是较为常见的一种方法。

（5）讨论中的结论

在讨论的最后，人们习惯于以一个很好的结论来结束讨论部分。尽管IMRaD中对此没有任何提示和规定。因为在讨论完上述问题之后，需要且应该得出一个简短有力、清晰明了的结论，以便为整个讨论画上句号。有不少 SCI 类杂志就要求在讨论的最后得出结论。这里的结论应该简明扼要，不可拖泥带水，只用一两句话就完全解决问题。

无论是在讨论中还是在摘要中，论文的结论都应该是完全一致的。但是，一致的结论可以有不同的侧重点，也可以用不同的语句来表述。因此，它们不应该是一字不差、完全雷同或一成不变的，而应该给读者一种新鲜感。

3. 如何扩大应用你的实验结果

从理论意义到实验研究的应用价值和在实际中的重要意义均应有精确细致的描述。你应该尽量充分地肯定实验研究的重大意义，应该挖掘和广泛地开发其应用价值，以便引起编者和审稿人的注意。

4. 你的研究有什么短处或缺陷

如前所述，讨论中所述的内容基本上都是你研究的长处，也就是正面结果。同样，你也应该说明研究中的短处、缺陷、不足、局限、疑点以及相互矛盾的不一致的结果。应该看到，不管你提与不提，每项研究或每篇论文都会有它的短处或不足，不同的是其大小或严重程度。笔者认为，向国外 SCI 类杂志投稿可以"扬长"，但不必"藏拙"。在某些人看来，一提到短处或不足就是要不得的，其实不然,任何论文,包括 *Science*、*Nature* 和 *Cell* 上所发表的论文,甚至诺贝尔奖获得者的论文都不是十全十美的,都有一定的局限性,都存在着不足之处。比较起来,也许西方人比国人更注意、更重视研究中的欠缺和短处。有些 SCI 类杂志,如 *Clinical Trial* 在其结构式摘要中增加了一项内容:"limitations"。还有些杂志的论文讨论中分别增加了相应的内容,如"study limitations""limitations of the study"等。这些杂志规定作者必须在论文相应的部分说明其局限性和欠缺不足之处。因为西方的编辑、审稿人及读者比较注重论文的短处和不足,如果他们发现论文的短处而作者并未进行讨论,那他们对论文的信任将会发生动摇。

　　需要说明的是,通常需要运用一些技巧来描述文章的缺陷,如使用"although...""we believe..."等格式,能十分巧妙而完美地讲出论文的不足之处。但是如果表达得不够好,审稿人可能会提出质疑,要求你对试验系统进行完善。

第二节　讨论写作案例分析

一、写好讨论的三大要点

　　前言和讨论是最难写的两部分。"discussion"之所以难写,是因为这里最能显示一个作者研究问题的深度和广度。深度就是论文对于所提问题的研究到了一个什么样的程度,广度指是否能够从多个角度来分析解释实验结果。要写好讨论,就要做好以下几点。

　　首先,选择要深入讨论的问题,结果中有的重要,有的则可一笔带过。选择合适的结果在讨论部分进行深入讨论,是写好该部分的关键。一般来说,可根据如下原则来判断:如果你的结果体现了实验的独特性,是其他研究中没有得到的,那这个结果就是要重点讨论的问题;有些结果和前人的研究一致,并没有显著性差异,就应该一笔带过。讨论部分的一个重要作用就是要突出自己研究的创新性,并体现出显著区别于他人研究的特点。区别的大小是另外一个问题,重要的是要有区别,区别就是创新。

　　这里对于句式的用法有些技巧可以介绍。很多作者通篇都是"We confirm that...""It seems that...",这会让审稿人觉得非常单调,且感觉文章充满了不确定,也没有什么新意。因此对于自己很有自信的观点,我们可以用"We believe that...";非常新颖的、独创的结果也可以用"We put forward(discover,observe)... for the first time"来强调。

　　其次,要注意段落布局的整体逻辑,对选中的问题按一定层次从多个角度进行讨论,说理要有根据,问题要讲清楚、讲透彻。选择的问题一般都是两个以上,因此要按一定层次描述清楚。第一段告诉读者你要讨论几个部分,可以把最重要的放在中间,次之的放开头和末尾。问题无论大小,是否重要,都要从多个角度展开深入讨论。

①要有类似结果的对比,说明自己结论的独特性。

②要系统阐述为什么会有这样的结果,方法有多种,比如从实验设计角度,从理论原理角度,从分析方法角度,或借鉴别人的分析方法等。重要的是将这个问题深入阐述清楚,不能让人有意犹未尽之感。

③要写出论文的不足。这点可能很多作者觉得写了不可取,但这确实是保护自己文章的一个好办法,审稿人一般都是各自领域的专家,如果他们觉得作者刻意隐藏文章的漏洞,会失去对该文的信任。

所谓不足,包括以下内容。

①研究的问题片面,讨论时一定要说"It should be noted that this study has examined only..."或者"We concentrate(focus) on only..."。

②结论有些不足,就用"The results do not imply...""Our results are lack of...",但指出这些不足之后,一定要马上再次强调论文的重要性,以及可能采取手段弥补这些不足,为别人或者自己的下一步研究埋下伏笔。这样就把审稿人想到的问题提前作了交代,同时表明你已经在思考这些问题,但是由于文章长度、实验进度或实验手段的制约,暂时不能回答这些问题。但通过你的一些建议,这些问题在将来的研究中有可能实现。

最后,讨论部分还要注意保持和结果部分的一致性。千万不要出现讨论的内容推导出与实验结果相反的结论这种乌龙情况,那证明你的讨论思路是混乱的或你的实验压根就是失败的。讨论部分的文字描述和语言表达的精确性尤为重要,由于中英文表达的不同,在投稿之前要尽量避免出现表达上的错误,切勿因为这样的问题错过发表的机会。

二、讨论写作高分模板

讨论是科学论文的精髓部分,也是最难写好的部分。写得好画龙点睛,写得不好画蛇添足。很多作者在写作的时候,前面哀梨并剪、行云流水、一气呵成。可是一到讨论部分,便如泰山压顶,窒碍难行,把好好的一篇5分的文章拖垮至3分! 文章讨论部分怎么写才能从3分变5分?

(1)3分变5分的讨论写法

在写作之前,必须要理清思路,合理设计讨论的内容和架构。讨论的结构包括陈述主要发现、本研究的长处和短处、同其他研究比较的长处和短处。特别要讨论结果中的差别、研究的意义、未解答的问题及今后的研究方向。

首先,讨论最开始要重新说明主要发现,用一个句子表示较为理想,太长就有重复结果部分内容的嫌疑,也显得累赘;接着全面说明本研究的长处和短处,两者不可偏废。实际上,编辑和读者最注意研究的短处。编辑和读者一旦发现

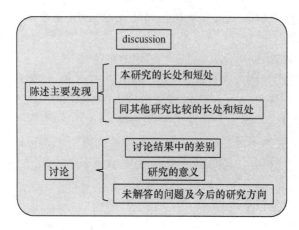

研究的短处,而作者未加讨论,他们对文章的信任就会发生动摇,心生疑窦:是否还有我们和作者都未发现的其他缺点呢?

其次,将该研究与以前的工作联系起来,不是炫耀自己的工作比以前的工作好,而是比较其优劣。与其他研究进行对照,切忌将自己的缺陷掩盖起来。重要的是应讨论为什么会得出与别人不同的结论,作者可以放开思路去推测,如果难以推测,就不该断言自己的研究结果正确,而别人的是错误的。

再次,应该讨论自己的研究表明什么,如何解释自己的研究发现,以及对临床医生或决策者有什么意义。作者甚至可以指出研究结果证明不了什么,防止读者得出夸大、不实的结论。

最后,应点明哪些问题尚未解答,以及要继续做的工作。

写好之后回顾一下,保证思路顺畅,逻辑清晰。若没有信心,可以给讨论部分加一些小标题,不但突出重点,也能够帮助读者迅速把握这一部分的思路。

以上结构(见上图)适合大多数研究论文的讨论部分的写作,按照此结构写作可以防止不恰当的推测和重复,减小偏差,提高总体质量。当然这个结构并不是万能的,只能算中庸的写法(针对 3～5 分的 SCI)。下面介绍高水平写法(针对高分 SCI),有高追求的读者可以参考。

(2)10 分以上高水平写法

所谓高水平,是指我们要讨论的不是一个结果说明了什么,而是一个结果对领域内某个科学问题的认识和看法产生了什么影响。作者要对整个领域有深刻的了解,才会知道怎样的话题最高级。

比如研究一个分子,发现它是抑制癌症的,但是它以前被认为是促进癌症的,这时候如果我们只围绕该分子是不是抑制癌症进行讨论,那就是很一般的写作;如果我们能从它的拓扑结构,或者信号通路、不同生化反应的诱发契机等方面进行讨论,才有可能成为一段高水平的讨论。下面是一篇 10 分以上 SCI 论文的讨论部分的写作案例。

We have identified the recurrent mutations characterizing presentation myeloma and their impact on survival within this treatment setting. We show that there are a limited number of recurrent variants that are seen in a significant proportion of cases and that they cosegregate with the known recurrent CNSA typical of myeloma. Minimal differences in significantly mutated genes were seen between the major subtypes of myeloma, and it seems likely that, once initiated, it is the same mutated pathways that push the disease forward. On the basis of this analysis and previous work, myeloma is clearly a disease driven by RAS pathway mutations and by MYC translocations.

With the exception of NRAS and KRAS, all genes are mutated at a low percentage, indicating the deregulation of key pathways, rather than mutations of single genes, could be important. We identified the central role of deregulation of the RAS/MAPK, the NF-κB pathway, and apoptotic response, but interestingly, mutations in these pathways had no prognostic relevance in this trial.

However, the inability to deliver an effective apoptotic response to DNA damage gave the most significantly prognostic mutational marker in this trial. Combining the known poor prognostic marker with additional mutations in ATM or ATR identifies 17% of presenting cases that have a significantly poor outcome. Mutations in ATM are known poor prognostic markers in chronic lymphatic leukemia mantle cell, and acute lymphoblastic T-cell leukemia, but their prognostic impact, until now, has not been examined in myeloma. ATR mutations have been associated with a loss of function and an adverse prognosis in endometrial cancer. Beyond ATM and ATR, we identified mutations in other members of the DNA damage-repair pathway, including ZFHX4, a member of the NuRD complex, involved in chromatin refolding. These data would suggest that patients with DNA repair pathway alterations may not benefit from alkylating agents, supporting the idea of therapy on the basis of novel agents for these patients.

The Myeloma XI trial is based around IMiD drugs, in which we have identified mutated genes that seem to have a positive impact on survival. In particular, we have identified mutations in IRF4 and EGR1. IRF4 is believed to be downstream of the IMiD target cereblon and other proteins downstream (namely, IKZF1 and KPNA2) that have been linked to survival differences in IMiD treated patients. However, mutations in these genes are infrequent compared with IRF4.

In myeloma, EGR1 has recently been shown to be involved in recruitment of MYC to the promoters of NOXA and BIM, inducing p53-independent apoptosis. This is increased through bortezomib treatment, where bortezomib enhances MYC and EGR1 expression. Furthermore, EGR1 as a candidate gene for del(5q) in myelodysplastic syndromes has been associated with response to lenalidomide. The role of mutations at the end of EGR1 remains to be ascertained.

The detection of mutations can improve our ability to detect high risk patients who experience relapse and die early, but who may benefit from specific therapeutic interventions. We have previously shown that integration of ISS and cytogenetic data (ISS-fluorescent in situ hybridization) can identify high-risk and ultra-high-risk patients. Further integration of mutational prognostic data can improve this. We have shown that the greater the number of adverse CNSAs present within an individual patient, the worse the outcome. Adding both ISS and mutations in our ISS-MUT score increases precision for early mortality and progression detection (Data Supplement). The number of molecular features required is small and could easily be incorporated into a molecular diagnostic test that couldbeimplementedintheroutinesetting. Although this predictive tool must be externally validated, internal validation undertaken indicates robust predictive ability in bootstrap resamples.

The identification of actionable mutations within myeloma opens the way for targeted treatment. The deregulation of the RAS/MAPK pathway with the most common mutations being in NRAS and KRAS is a major therapeutic target. The other targetable pathway is NF-κB, which is consistently mutated in mature lymphoid malignancies; however, the spectrum of mutations seen in myeloma is different (Data

Supplement).Overall,we identified a set of potential actionable mutations comprising 309 targets applicable to 53% of patients. In the years to come,we foresee this to increase to 440 targets applicable to 62% of patients.

In summary, we have performed the first comprehensive molecular analysis, to our knowledge, of a clinical trial, in myeloma, that identifies key CNSAs and mutations that interact and identify high risk patients who may benefit from alternative treatments. (Walker B, Boyle E, Wardell C, et al. Mutational Spectrum, Copy Number Changes,and Outcome:Results of a Sequencing Study of Patients With Newly Diagnosed Myeloma [J]. Journal of Clinical Oncology Official Journal of the American Society of Clinical Oncology,2015,33(33):3911-3920.)

可以看到,一篇好的讨论不仅条理清晰,而且语句流畅、简单清楚地对研究内容进行总结,并对于前人已取得成果的比较、研究成果的不足、该研究的可取之处,都做了详细而明确的描述。最后,还会对研究进行拓展,从研究方向、研究内容、研究成果等方面做出大胆的设想,为以后的深入研究提供思路。

三、讨论的三种常见写法

①概括—比较—我的研究。

解释:先概括结果,然后比较前人在这方面的结果的异同,最后解释你的发现,也可以在讨论小结时,进一步阐明这项工作的理论和实际方面的意义。

②我的研究—优点—相关研究—比较。

解释:先突出结果,然后给出合适的理由,最后陈述已发表的相关结果支持自己的数据。

③目前国际研究背景—我的研究—相关研究比较—解释差异和优点。

解释:可以先陈述大家广泛接受的数据或理论,比较他人结果,然后解释自己研究与他人之间的异同,最后也可以加上今后的研究方向。

事实上,讨论部分有很多模式,但在没有更好思路的情况下,不妨试试这三种写法。下面有几个案例可供读者参考。

例 1 : Discussion

T1DM is a common autoimmune disease that affects millions of people worldwide with an incidence that is increasing at an astonishing speed, among young children in particular [4]. Although newer treatment approaches based on glycaemic control have improved outcomes in patients and reduced risks for complications, major challenges still remain to be prevented and managed, prompting a new way to address the chronic disease from molecular levels [24] (背景介绍).

This study discovered that mice with STZ-induced T1DM invariably demonstrated an overexpression of TRPM7 and miR-34a(结果 1: TRPM7 和 miR-34a 在 STZ 诱导的 1 型糖尿病小鼠中表达上升). TRPM7 is a key regulator of magnesium homeostasis, which is critical to maintaining glucose and insulin metabolism and its deficiency is associated with a number of chronic diseases including diabetes [25]. Therefore, decreased magnesium following T1DM up-regulates the current carried by TRPM7 channels, promoting a surge in TRPM7 expressions [26]. A large number of previous studies have reported the relationship between TRPM7 and magnesium homeostasis which is found to be responsible for the progression of diabetes [13, 27, 28] (有关 TRPM7 表达上升的机制). As for miR-34a which has been proved to bear a causal relationship to β-cell apoptosis, there is a high possibility that when T1DM comes, palmitate and proinflammatory cytokine will act to induce β-cell apoptosis which further leads to an increase in miR-34a expression [20] (有关 miR-34a 表达上升的机制). Lovis et al. reported a similar result as ours that the levels of miR34a in pancreatic islets from diabetic mice were remarkably higher than wild-type mice under the same age [29]. In addition, it was also found that in the T1DM group, mice showed increased blood glucose levels. As is known to all, T1DM incapacitates the ability to regulate blood glucose and other metabolites after targeting the insulin-secreting β cells of the pancreas, thus showing elevated blood glucose in symptoms [2] (前人相似文献举例).

The study also found that silencing of TRPM7 and miR-34a brought about in mice with T1DM an improved spatial cognition with shortened escape latency and prolonged quadrant time, a better protected hippocampus with an increased number of neurons (结果 2：沉默 TRPM7 和 miR-34a 缩短 1 型糖尿病小鼠逃避潜伏期，延长原平台象限停留时间，降低 1 型糖尿病小鼠神经元坏死程度). Improved hippocampal specific spatial learning and memory are correlated with a decrease in hippocampal neurogenesis [30]. According to previous research, hyperglycemia related to T1DM disrupts blood-brain barrier function, depresses cerebral blood flow and even results in cerebrovascular disease and neuropathy [31]. TRPM7 over-activity coming with T1DM may cause free and total intracellular calcium overload, followed by nitric oxide production, oxidative stress and cell death, which can stop spatial cognition from normal function [32] (机制分析). Consequently, silencing TRPM brought about improved spatial cognition in mice (过渡句). In this regard, our results were consistent with those of Sun et al.[33], who pointed out in their study that TRPM7 suppression prevented deficits in long-term potentiation(LTP) and maintained performance in spatial-navigational memory tasks. TRPM7 is also an important non-glutamate mechanism which can result in intracellular ionic imbalance and neuronal cell death [34]. The silencing of TRPM7 probably helps protect hippocampus from damage and boost neuron numbers this way. Zhang et al.[14] previously had a consistent report with ours that supported suppressing TRPM7 expression prevented neuronal death in vitro and in vivo (前人文献对比分析).

Furthermore, it was also revealed in our study that after silencing TRPM7 and miR-34a, the expressions of activated Bax, Cyt-c and cleaved caspase-3 were remarkably downregulated while Bcl-2 expression increased notably (结果 3：沉默 TRPM7 和 miR-34a 明显降低凋亡蛋白 Activated Bax、Cyt-c 和 Cleaved caspase-3 表达量，降低海马凋亡程度). MiR-34a, a member of miRNAs family, bound to specific sites at the 3'-untranslated region(3'-UTR)of target genes so as to influence target mRNAs [35]. Therefore, when miR-34a is silenced, it may fail to suppress Bcl-2 expression for being unable to bind 3'-UTR of Bcl-2 gene, thus resulting in an increase of Bcl-2 expressions [19].

Also, apoptosis is found to be related mainly to two pathways, namely, the extrinsic and intrinsic pathways, the latter of which is partly regulated by Bcl-2 family, one of anti-apoptosis genes [36]. Hence, in this sense, there is a high possibility that up-regulated Bcl-2 family inhibits protein apoptosis through the intrinsic pathway, causing a remarkable decrease in expressions of Bax, Cyt-c and Cleaved caspase-3. Moreover, down-regulated expression of miR-34a was found by Chen et al. [37] to play a major part in suppressing apoptosis, which further proved our findings（关于 miR-34a 与凋亡相关的机制分析）. As for TRPM7, evidence has shown its involvement in cellular Mg2 + homeostasis and cell activities [38]. In addition, it is found to be involved in the apoptosis process [39]. Therefore, it is likely that silenced TRPM7 brings about reduced apoptosis after failing to interfere with Mg2 + , the mechanism of which, however, still needs further investigation（关于 TRPM7 与凋亡相关的机制分析）. Additionally, miR-34a has been shown to have effects on the complexity of the dendritic tree of cortical neurons as well as the morphology of hippocampal dendritic spines [40]. Inhibition of miR-34a could protect against hippocampal apoptosis and memory impairment [41]（前人相似文献举例）.

Taking what has been stated above into consideration, we can draw the conclusions that silencing TRPM7 and miR-34a helps promote the recovery of spatial cognition and hippocampus impairment in mice with T1DM（本研究结果）, thus promising a new target for managing T1DM（本研究前瞻意义）. However, we fail to elucidate the underlying mechanism as to how TRPM7 takes a part in the apoptosis of TIDM, requiring further studies to explore it（本研究局限性）. Therefore, more studies urgently need to be carried out and gradually extended to human beings so as to have the findings applied to benefit people with the troublesome T1DM（未来研究方向）. {Zhang Q J, Li J, Zhang S Y. Effects of TRPM7/miR-34a Gene Silencing on Spatial Cognitive Function and Hippocampal Neurogenesis in Mice with Type 1 Diabetes Mellitus[J]. Molecular Neurobiology, 2017: 1-12.}

例 2：Discussion

A recent study has demonstrated that angiogenesis, the process of new blood-vessel growth, has been implicated in tumor growth in the endometrium [22]（背景介绍）. In this study, we explored whether miR-29b can regulate the MAPK/ERK and PI3K/Akt signaling pathways to affect angiogenesis in EC by targeting VEGFA（重述本文目的）. Collectively, our study demonstrated that miR-29b negatively modulates the MAPK/ERK and PI3K/Akt signaling pathways to inhibit angiogenesis in EC by targeting VEGFA（本研究主要结论）.

Initially, compared with the adjacent normal tissues, miR-29b expression was significantly down-regulated in the EC tissues（结果 1：与癌旁组织相比，癌组织的 miR-29b mRNA 表达水平降低）. To the best of our knowledge, miR-29b can act as a tumor suppressor to inhibit the growth of cancer cells. In our study, using cell transfections with different plasmids, the results revealed that miR-29b could inhibit cell invasion and metastasis in both the EC RL-95-2 and the HEC-1-B cell lines（对结果 1 进行进一步的引申）. According to a study by Hiroki et al., miR-29b exhibited low expression in endometrial serous adenocarcinoma, and the reduction of miR-29b was correlated with a high degree of vascular invasion and poor overall survival, suggesting that the low expression of miR-29b can serve as an indicator of a poor prognosis of endometrial serous adenocarcinoma [23]. And Teng et al. demonstrates that miR-29b has a negative correlation with DNA methyltransferase(DNMT)3A/3B expression in patients with epithelial ovarian cancer, which may provide a novel therapeutic option for the treatment of epithelial ovarian cancer [24]. A previous study also clarifies that miR-29b plays a significant role in the mouse early embryonic development through modulating the expressions of DNMT3A and DNMT3B [25]（前人文献举例：miR-29b mRNA 表达水平在其他癌症中也是降低的）Base on the study of Alowayed et al., LEFTY2 can negatively regulate the endometrial cell proliferation and migration through inhibiting FAK activity and MKi67 expression, as well as elevating miR-200a and E-cadherin [26]. Additionally, Qiang et al. have provided evidence that the down-regulation of miR-29b is one of the mechanisms underlying the excessive accumulation of the extracellular matrix, which is the most notable pathophysiological characteristic of uterine leiomyoma [27]（从前人文献中分析 miR-29b mRNA 表达水平降低的原因、机制）. Interestingly, our findings indicated that, compared with the adjacent normal tissues, VEGFA mRNA and protein expressions were up-regulated in the EC tissues. In addition, VEGFA mRNA and protein expressions were down-regulated in the pMIR-miR-29b group and up-regulated in the LNA- miR-29b group（结果 2 ＋ 3：与癌旁组织相比，癌组织的 VEGFA mRNA 和蛋白表达水平升高；与空白组比较，VEGFA mRNA 和蛋白表达水平在 pMIR-miR-29b 组中降低，而在 LNA- miR-29b 组中升高）, suggesting the negative targeting relationship between miR-29b and VEGFA（由这两个结果进一步得出的结论）. Our dual-luciferase reporter system indicated that VEGFA was proven to be a target gene of miR-29b and miR-29 negatively regulated VEGFA（结果 4：VEGFA 基因是 miRNA-29b 的直接靶基因）. Recent studies noted that the growth factor VEGFA was identified as a target gene of miR-29b, which was consistent with our study [28,29]. According to Liu et al., miR-29b targeted VEGFA and could be used as novel biomarkers in diagnosis of glioma [30]（前人相似文献举例）. Of the angiogenic factors, VEGFA is a dimeric glycoprotein that plays a crucial role in promoting the proliferation and migration of endothelial cells and increasing the permeability of tumor-related blood vessels through binding the tyrosine kinase receptors flt-1(VEGFR-1) and KDR(VEGFR-2)[31]. Largely consistent with our results, Aghajanian et al. advocated the positive association between high circulating VEGF-A levels with the poor outcome of EC patients [32]. IHC discovered that increased MVD expression was found in the EC tissues compared with the adjacent normal tissues. Angiogenesis is important for the continuous growth of tumors and the development of metastases in EC, and MVD has been commonly used to measure tumor-related angiogenesis [33]. A previous study demonstrated that the down-regulation of miR-29b could lead to angiogenesis, metastasis and invasion of hepatocellular carcinoma (HCC) [34]（机制阐述）. In comparison to normal nude mice , those with a tumor xenograft had increased MVD. The nude mice in the pMIR-miR-29b group had decreased MVD, and those in the LNA-miR-29b inhibitors group had increased MVD compared to those in the blank group, which suggested that miR-29b could inhibit angiogenesis（结果 5：与正常裸鼠相比，接种癌细胞的裸鼠微血管密度显著增大；与 Blank 组裸鼠相比，miR-29b 组裸鼠的微血管密度显著减小；LNA-miR-29b inhibitors 组裸鼠的微血管密度显著增大）。

　　Additionally, we found that, compared with the adjacent normal tissues, the mRNA and protein expressions of ERK, Akt, mTOR and Bcl-2 were up-regulated in the EC tissues. Compared with the blank group, ERK, Akt, mTOR and Bcl-2 mRNA and protein expressions were decreased in the pMIR-miR-29b group and increased in the LNA-miR-29b inhibitors group（结果 6 + 7：与癌旁组织相比，癌组织的 ERK、Akt、mTOR、Bcl-2 mRNA 和蛋白表达水平升高；与空白组比较，ERK、Akt、mTOR、Bcl-2 mRNA 和蛋白表达水平在 pMIR-miR-29b 组中降低，而在 LNA-miR-29b 组中升高）。As Holland et al. demonstrated, once VEGFA signaling is blocked by VEGF dominant negative receptors or neutralizing antibodies, tumor angiogenesis and proliferation are damaged [31]. Biroccio et al. also found that the overexpression of Bcl-2 enhanced the metastatic potential of human breast cancer cells [35]. In the study by Iervolino et al., over-expressed Bcl-2 was observed in human melanoma cells exposed to hypoxic conditions, and Bcl-2 could increase VEGF promoter activity by the hypoxia inducible factor-1（HIF-1）and promote HIF-1 DNA binding activity [36]（与指标 Bcl-2 mRNA 和蛋白表达水平相关的机制阐述）。The activation of PI3K and the downstream serine-threonine protein kinase Akt and mTOR promote the expression of HIF-1 target gene under nonhypoxic conditions [37]. Intriguingly, Laughner et al., demonstrated that HIF-1a was up-regulated through activated PI3K and Akt in human prostate cancer cells [38]（与指标 Akt mRNA 和蛋白表达水平相关的机制阐述）。Gille et al. reported that mTOR stimulation led to PI3K in main endothelial cells and promoted cell migration, and mTOR-selective VEGF could also induce angiogenesis [39]. In addition, Trisciuoglio et al. noted that MAPK- and PI3K-dependent pathways are proven to participate in the angiogenesis mediated by VEGF

[37](与指标 mTOR mRNA 和蛋白表达水平相关的机制阐述).Thus, the up-regulation of miR-29b resulted in decreased VEGFA by negatively down-regulating the MAPK/ERK and PI3K/Akt signaling pathways(对该小节内容进行归纳).

Overall,we may conclude that miR-29b negatively modulates the MAPK/ERK and PI3K/Akt signaling pathways to inhibit angiogenesis in EC by targeting VEGFA(本研究结论).Our results provide important novel information to further understand the therapeutic effects of low expression of VEGFA by restoring miR-29b in angiogenesis in EC (研究意义).However,further work needs to address which of these possibilities apply and whether they all act in unison(局限性以及未来研究展望).{Chen H X, Xu X X, Zhi Z, et al. MicroRNA-29b Inhibits Angiogenesis by targeting VEGFA through the MAPK/ERK and PI3K/Akt signaling pathways in endometrial carcinoma[J].Cellular Physiology & Biochemistry International Journal of Experimental Cellular Physiology Biochemistry & Pharmacology,2017,41(3):933.}

第三节　讨论写作注意事项

1. 讨论中避免重复结果

在讨论中能不能呈现结果？回答是肯定的。因为讨论的本来就是结果，没有结果如何去讨论？因此,有必要根据讨论的需要,原则性和概括性地呈现有关的结果。这里所说的避免重复是指只需简明地说明数据,以便更好地为讨论服务,使讨论更为明确。如下面例子,就是错误和正确的写作方式。

误:In addition,this study reported that in contrast,in the DM + MCAO and DM + MCAO + TAK242 groups,there was an evident increase in the expression of apoptosis-related proteins(Bcl-2,Bax and cleaved caspase-3)and proteins downstream of the TLR4 signal(TNF-α and IL-1β)as well as TLR4 protein in the rat brain tissue samples compared with that of the blank and sham groups.

正：In addition, this study reported that the inhibition of the TLR4 signaling pathway can reduce neural function damage and the apoptosis of neurons, which may be related to the involvement of the TLR4 signaling pathway in regulating apoptosis-related proteins and the expression of TLR4 downstream proteins.

2. 讨论中应避免重复前言中的引证

仔细观察论文中的前言与讨论，有时会遇到类似的内容需要阐述。如前言中要介绍背景材料(如某种疾病的发病率和死亡率等)，而在讨论中也同样要写该疾病的严重性和危害性等。遇到这种情况，可以引用不同作者的文献，也可以引用同一作者的论文，但必须避免一字不差地重复前言中的引证，应改变其语言的格式进行叙述和讨论，以便免除读者的重复感。下面是错误和正确写作方式的例子。

误：Osteoarthritis(OA), a degenerative joint disease, is characterized by joint pain, stiffness and swelling, degeneration of articular cartilage, intra-articular inflammation with synovitis and changes in peri-articular and sub-chondral bone [1]. By comparing the normal and OA cartilage tissues and cells, we explored the role of TLR-2/NF-κB signaling pathway in OA and the expressions of related inflammatory factors, with the main conclusion that expressions of TLR-2, NF-κB and MMP-13 and related inflammatory factors were up-regulated with the increase of degree of OA lesions, indicating that TLR-2/NF-κB signaling pathway can contribute to occurrence of OA.

正：Progressive loss of articular cartilage in OA patients was recognized to be attributed to an interactional imbalance of anabolic, anti-catabolic, anti- and pro-inflammatory and anti- and pro-apoptotic activities [27-29]. By comparing the normal and OA cartilage tissues and cells, we explored the role of TLR-2/NF-κB signaling pathway in OA and the expressions of related inflammatory factors, with the main conclusion that expressions of TLR-2, NF-κB and MMP-13 and related inflammatory factors were up-regulated with the increase of degree of OA lesions, indicating that TLR-2/NF-κB signaling pathway can contribute to occurrence of OA.

3. 避免无根据地扩大实验结论

任何研究都会有其自身的限制，即局限性。所得到的结果和结论，都需要在深度和广度方面加以证实。因此，不可无限地扩大自己的实验结论。如把"in vitro"的资料无条件地应用于"in vivo"中；把在动物体上所得到的资料无条件地应用于人体。总之，切忌推理过分外延。错误和正确写作案例如下。

> 误：These findings suggest miR-19b reduces airway remodeling, airway inflammation, and degree of oxidative stress by inhibiting Stat3 signaling through TSLP downregulation in patient with asthma.
>
> 正：These findings suggest miR-19b reduces airway remodeling, airway inflammation, and degree of oxidative stress by inhibiting Stat3 signaling through TSLP downregulation in a mouse asthma model.

4. 避免讨论与实验结果无关和不一致的内容

不能随意在讨论中提出本实验结果无法支持的任何论点或结论。有时在讨论中出现与结果不一致的内容，即便是非常细微的差别，也可能成为被拒稿的理由。

5. 避免投机取巧的推测和假设

科技论文的写作与其他方面的创作一样，有时需要灵感，需要看准方向，抓住"苗头"，但切忌投机取巧。避免给出在将来不能验证的任何推测和设想。下面是错误的写作案例及其修改建议。

> 误：To summarize, our study provided evidence that the DPYD gene polymorphism was associated with susceptibility to pediatric ALL.
>
> 正：To summarize, our study provided evidence that the C allele of the 85T > C polymorphism was associated with susceptibility to pediatric ALL.

6. 避免冗长的文字

讨论中也应避免文字冗长、叙述臃肿和反复唠叨。由于国际上一些 SCI 类杂志对讨论没有字数限制，因此就会出现堆积文字、反复叙述等不良写作方式。撰写讨论时要开门见山、直截了当、避免含蓄，明确地做出完整的解释。近来国外对避免这一部分文字的要求日趋强烈。

7. 避免主次不分，泛泛而谈

泛化的讨论，往往欠缺深入的主题。作者在讨论中应紧紧抓住结果中的独特之处,也就是对前人没有得到的结果进行深入细致的讨论。对于这些新的结果和新的内容,你应该引经据典,多用笔墨,从深入的层面和多个角度来阐述研究的创新性,这就是"贵在其新,重在其新"。对此绝不可泛泛而论,一言带过。西方国家的讨论部分虽然有一定程度的空间来阐述自己的学术观点,但毕竟不是网上的"自由论坛"。讨论中应该有主有次,层次分明。不要在次要的问题上浪费笔墨而冲淡主题内容。另外,讨论要聚焦在自己的结果上,不要涉及与论文主题无关的话题。下面是错误的写作案例及其修改建议。

误:It was found in the study that AQP5 gene silencing could inhibit the EGFR/ERK/p38 MAPK signaling pathway. This result was consistent with the research by Zhang et al. that in AQP5 highly expressed cells, EGFR phosphorylation was enhanced and the ERK and MAPK signaling pathway was activated, while deletion of AQP5 decreased the activity of the EGFR/ERK/p38 MAPK pathway [44]. ERK/MAPK signaling pathway is involved in epithelial-mesenchymal transition(EMT) transformation in SF767 glioma cells, promoting invasive tumor growth [45]. It is reported that AQP1 plays an important role in water permeability and ultrafiltration, regulating endothelial permeability and angiogenesis [46], which may be further involved in EMT. We then boldly inferred that AQP5 must function in a similar way as AQP1 does. Therefore, we supposed that the effects of AQP5 gene silencing on the proliferation, migration and apoptosis of U87-MG, U251 and LN229 cells might be due to its suppression to the activity of EGFR/ERK/p38 MAPK signal pathways.

正:It was found in the study that AQP5 gene silencing could inhibit the EGFR/ERK/p38 MAPK signaling pathway. This result was consistent with the research by Zhang et al. that in AQP5 highly expressed cells, EGFR phosphorylation was enhanced and the ERK and MAPK signaling pathway was activated, while deletion of AQP5 decreased the activity of the EGFR/ERK/p38 MAPK pathway [44]. The EGFR/ERK/p38 MAPK pathway plays a crucial role in signal transduction in tumors, promoting tumor growth and migration at the transcriptional level [45,46]. AQP5 mediates proliferation and migration of tumor cells through the EGFR/ERK/p38 MAPK signaling pathway [47]. MAPK plays a significant role in the differentiation, , proliferation and apoptosis of various cells, and ERK as one of three members of MAPK is mainly responsible for proliferative responses [48,49].Glioma cells may over-express EGFR, which is a tyrosine kinase receptor, resulting in cell proliferation and invasion with downstream effects [50].VEGF is an important angiogenic factor for glioma, whose expression requires the activation of ERK/MAPK pathway [51].ERK/MAPK signaling pathway is involved in epithelial-mesenchymal transition(EMT) transformation in SF767 glioma cells, promoting invasive tumor growth [52].It is reported that AQP1 plays an important role in water permeability and ultrafiltration, regulating endothelial permeability and angiogenesis [53], which may be further involved in EMT.We then boldly inferred that AQP5 must function in a similar way as AQP1 does.Therefore, we supposed that the effects of AQP5 gene silencing on the proliferation, migration and apoptosis of U87-MG, U251 and LN229 cells might be due to its suppression to the activity of EGFR/ERK/p38 MAPK signal pathways.

8. 避免简单化

国外相当多水平较高的 SCI 类杂志希望讨论能较为深入，希望作者在可能的情况下多问几个为什么和向多个学科渗透。这一点与中国国内的某些杂志不同。国内的某些杂志为了刊登更多的论文，常常要求简明扼要的讨论，不希望延伸。有人把它形容为"压缩饼干"，吃起来不过瘾。习惯这种写法的国内作者在为国外 SCI 类杂志撰写英文论文时，应主动地加以改变，以适应国外杂志的需要和要求，以免给修订论文带来麻烦。下面是简单和深入讨论的案例。

简单：In our study, the expressions of MDR1, MRP1, ERCC1, Survivin and Bcl-2 decreased significantly while RhoE increased significantly in the anti-miR-196a group than the miR-NC group.The result suggested that the mechanism of miR 196a inhibition and reverse of drug resistance to cisplatin of the A549/DDP NSCLC cell line might related with drug transport, apoptosis factors and DNA repair process.In line with our study, Zhao et al.showed that miR-138 might mediate drug resistance through regulation of MDR1 and apoptosis in leukemia [30].Moreover, Wang et al.demonstrated increased miR-138 levels in the A549/DDP cells could down-regulate ERCC1 expression which related with the DNA damaged NER pathway and increase sensitivity of the drug-resistant cancer cells to cisplatin by inducing apoptosis [31].

深入：In our study, HE scores, N/Pi, Fib, Wat/Pi, Wam/Pi levels, and PAS scores were increased in OVA-sensitized groups compared with the saline-treated group. BALF samples from OVA-sensitized mice showed increased total protein, numbers of inflammatory cells, EOS, neutrophils, mononuclear macrophages and lymphocytes, and EOS%. Similarly, lung tissues from sensitized mice exhibited decreased SOD activity and increased MDA levels. These effects of OVA sensitization were reversed in the OVA sensitized + miR-19b mimics and OVA-sensitized + antiTSLP groups. CD4 + T cells, primed by TSLP-activated DCs, differentiate into IL-4-producing TH2 cells, return to the lung, and then initiate allergic inflammation by increasing production of cytokines and chemokines [23]. Since IL-4 and IL-5 have been found in bronchial biopsies, BALF, and blood of asthmatic patients, TH2-dominated, inflammation is considered a basis for asthmatic diathesis [27]. Rocio et al. reported that the airway epithelium can produce additional inflammatory and pro-remodeling cytokines, including IL-6 and IL-8, and insuffcient, amounts of antiviral interferons [28]. Furthermore, Riffo Vasquez et al. reported that TH2 cells and their cytokines are vital for the development of asthmatic features, such as lung eosinophilia, mucus hyper-secretion, mast cell hyperplasia, and bronchial hyper-responsiveness [29]. Previous studies observed reduced SOD activity in the oxidant-rich environment of the asthmatic airway, and further loss of SOD activity is also noted during asthma exacerbation via increased production of oxygen radicals by inflammatory cells [30]. Kocyigit et al. also reported that MDA levels and the MDA/TAC ratio are higher in asthma patients as compared with healthy subjects [31].

9. 避免过分夸张的语言

科技论文完全不同于文学作品，不可使用过分夸张的语言以及绝对化的词。例如"The drug will safely cure all patients with that disease"这一简单的语句可能被编者或审稿人提出两点质疑。

①你在全部患者身上都试用过这种药吗？这是任何人都无法做到，也不可能做到的。因此，说"all patients"是不符合事实，也是无法让人接受的。

②这种药是完全无毒副作用的吗？一般而言，对一种药物来说，安全性是有前提的；毒副作用是一定有的，只不过大小有所不同而已。因此，讲某种药物无任何毒副作用是无根据、不科学的。所以请作者们注意，类似这种夸张性的语言往往是导致论文被拒绝的原因之一。

> 误：Taken together, our results for the first time showed that miR-126 overexpression in RASFs reduced the expression of the PIK3R2 gene and promoted RASF proliferation while inhibiting apoptosis.
>
> 正：Taken together, our results showed that miR-126 overexpression in RASFs reduced the expression of the PIK3R2 gene and promoted RASF proliferation while inhibiting apoptosis.

10. 避免"too many qualifying words"

如果在论文中使用了"possibly""maybe""perhaps"等词，可能有些人甚至某些编者会认为这一论文的作者是真实的学者，有良好的学术风气，其实不然。

> 误：Currently, there are two explanations for the mechanism of the involvement of TLR4 in neuronal apoptosis：TLR4 maybe participate in neuronal apoptosis through the Akt/FoxO3a/Bim signaling pathway [25]；TLR4 perhaps mediate caspase-3 to be involved in nerve injury and neuronal apoptosis [20].
>
> 正：Currently, there are two explanations for the mechanism of the involvement of TLR4 in neuronal apoptosis：TLR4 can participate in neuronal apoptosis through the Akt/FoxO3a/Bim signaling pathway [25]；TLR4 can mediate caspase-3 to be involved in nerve injury and neuronal apoptosis [20].

11. 避免引文文献不足

在互联网普及的今天，检索文献是很容易的事情，作者引用文献不足或不系统都很容易被编辑或审稿人发现。无论作者引用文献不足的原因是什么，如条件限制查不到足够的文献、有意隐藏某些相关文献等，都将成为退稿或退修的依据。

12. 注意讨论的格式

不要有意把讨论部分另外开始新的一页,而应根据欲投杂志的要求,留有一定的行距和空格,再打上"discussion"。

13. 讨论其他需要注意的地方

①自始至终都要记住"逻辑"二字。若没有信心,可以给讨论部分加一些小标题,不但重点突出,也能够帮助读者迅速把握这部分的思路。

②发现和解释矛盾才是好的讨论,前人的研究发现了什么,我的研究发现了什么,与前人不同的原因解释和猜想有哪些。

③提出你研究的局限和缺点,不要将自己的缺陷掩盖起来,编辑和读者一旦发现研究的短处,而作者未加讨论,他们对文章的信任会发生动摇,心生疑窦:是否还有我们和作者都未发现的其他缺点呢?

④结果与前人的研究有出入,而自己又无法很好地解释,这种情况下切不可轻易否定别人的结果,科研重在参与,大家要心平气和。

第九章　论文图表内容翻译与写作的基本方法

第一节　图与表在科技论文中的作用

图表是语言和图形的融合,简单明了,直观性强。它通常能最先引起读者的关注。科技论文往往通过图表与读者产生共鸣。科技人员通过图表来形象化地描述其实验数据、观察结果以及科学思想。图表的作用是用语言文字代替不了的,具有形象、直观、真实、完整的特点,并能客观地反映出科技人员的研究内容、研究结果和研究水平。图表可以解决语言文字无法准确表达的问题,并且能简明扼要地揭示事物的发展变化规律,便于作者和读者分析对比。无论用多么丰富的语言,有些内容也很难被描述清楚,而图表却能给读者一种真实感,更具说服力。

图表具有两大特性。

①图表是一种常用的科技语言。科技论文的写作运用的是科技语言,科技语言由两部分构成,即自然语言和人工语言。人工语言包括图表、符号、数学、物理公式和化学公式(结构式、分子式以及反应式)等。其中,图表被各学科广泛使用,用以记载、传递、交流、积累科技知识和信息。

②图表是一种重要的独特的信息系统。图是形象、直观、真实、准确的信息系统,它能简单明了地展现某物质的形态结构、特性、相互关系与动态变化、规律与趋势。表格,尤其是数表,汇聚大量的系统化的试验观察、调查研究、统计运算所得的各种数据。图表由文字和数据构成,是对试验研究的各项重要数据的凝练和发散。图表所反映的信息直观明了,真实可靠,是值得信赖的第一手资料。将其运用到文章中,为文字论述提供重要依据、增强说服力。

图表是对自然语言和文字表述的拓展,用以增强语言文字在时间和空间上的表述力。图和表是一对双生子,是以文字描述为主体的科技论文的双翼。图表既独立于正文又是正文密不可分的一部分。图表一定要具有明确的图题图注或表题表注,否则不能构成完整的图表。而且,根据情况,为图表配上言简意赅的文字说明,使读者看到图表后就能理解图表的含义。这能提高读者的阅读效率,尤其是为那些对图表展现出的现象和结果感兴趣的读者,减少通读全文的麻烦。有的读者,尤其是同行读者,在阅读完论文的题目和摘要之后,再看看图和表,基本上就可以明确论文的内容、水平及价值。

科技论文的主旨在于记叙和描述实验(试验)研究、技术手段、论证过程、结果分析和所得结论,通常涉及观察结果和实验数据等定量化信息的计算、分析和比较等。表格能够确切地记录和提供关键的数据、定量化的论据和结果,而且能够切实地表达各部分之间的对比和逻辑关系。图形和图像则可以直观明了地表达语言文字难以描述的科学思想和专业知识。而且,规范使用图表既可以大量缩减文字,还能节省版面、美化版面,使读者看了赏心悦目,提高其阅读兴趣和阅读效率。科技论文中需要展现的一些定量化论据,如果采用数据表格的形式插入到文本中,不仅能将信息简明扼要地呈现给读者,而且各组数据汇集于一处,便于比较其大小、分布和相互关系。对于地图、大气环流形势、气象要素分布、机械构造、电路、生物形态和结构、工作或信息流程等信息的表述,即使使用大篇幅的文字来描述,也很难让读者准确地了解其含义。然而采用图形或图片(照片)的方式,则非常简洁明了。

科技论文的读者可以分为以下几类:一是一般了解性的读者,这类型的读者只看标题或只看标题和摘要,至多再看一眼图表;二是对此感兴趣的读者或与作者研究方向相近的读者,除了浏览论文的摘要外,还会认真地研究论文的图表,这类型的读者居多;三是要深入研究的读者或与作者是同行的读者,将会认真研究整篇论文。对于科技期刊而言,第三种类型的读者很重要,也占一定比例,但所占比例不高,对于这类型的读者而言,科技论文是最具研究价值的。无论是第二种还是第三种类型的读者都格外重视图表,因为图表展现出来的直观的研究结果和变化规律,是无法被检索到的。

图表的制作有规范性和原则性,熟练掌握和灵活运用这些规则才能使科技论文的精华充分发挥其效益。这里强调一点,论文中所应用的图表必须具有自明性,即看到图(图、图题和图注)和表(表、表题和表注),读者不需要通览全文就能理解图表的内涵。另外,图表的内容必须是最能揭露论文的主体思想的。图表需要使用国际标准规定的物理量和符号,尽量不用语言文字。运用统一的符号能为不同语种的读者提供阅读方便。

公开发行的科技期刊发行面很广。目前科技期刊中每篇论文都附有英文摘要,这便于科技信息在国际上的交流,但外国读者只能从论文的摘要中获取到作者做了什么,结果如何等基本信息。假设某篇论文对某个读者有重要的参考价值,限于摘要的局限性,他将很难了解该论文的精髓,这也是中文科技期刊在国际上影响力小的原因之一。鉴于目前国内科技期刊出版界的有限条件,除原有的几家对外发行的科技期刊外,不可能有更多的外文出版科技期刊。现在有些科技期刊能断断续续地在外文专集出版几期,这能增加刊物的发行,提高刊物自身的影响力。然而,我们有一种更便捷的办法,使科技期刊走向国际化,即给科技论文的精华部分——图表增加英文的图题、图注和表题、表注。论文的外文部分将由英文的题目、摘要和图表构成,以此来满足外国读者的需求。这既能让中文科技期刊拥有更多的外国读者,扩大其影响力,增加发行量,促进科技期刊在国际上的交流与合作,又能提高刊物本身的知名度。

科技期刊的作者和编辑,在兼顾全文的同时,应对图表进行设计和加工,突出全文的重点,从而提高刊物的质量和使用率。

第二节　图的绘制与使用

科技论文中插图种类繁多,其中函数图最常见。函数图一般用于描述实验结果,展现各变量之间静态或动态的数量关系或实验结果的对比。它能直观地反映事物的变化趋势,揭露内在发展规律。由于这个特点,函数图通常只需画成简易图,即删除坐标轴上密集的标值线,在纵横坐标轴上画出必要的标值短线即可。有些论文稿件,其函数图上画满了密集的坐标线,这是没有必要的。作者或编辑在加工过程中应将其删除。经过简化的函数图一般说服力强,所占篇幅小,描绘较为容易,使用比较方便。

一、绘制及使用图的原则

图随文走是编排图片位置的原则。在正文中出现"见图××"的字样后,才能在版面上安排相应的图,且尽量安排在同一版面。图通常只能下挪,不可前移,如果一个版面内仅有一张图片,而且是横排,那么图片应靠切口排列(单页码时,图题靠右;双页码时,图题靠左)。

物理量、符号和单位构成标目,物理量和单位根据标准规定,用量和单位的比值表示,一般不使用汉字而用符号,物理量用斜体,单位用正体,即 T/s、m/kg、W/J。标目应与被标注的坐标轴平行,居中排印在坐标轴和标值的外侧,纵坐标标目的编排为顶左底右。

标值不宜过密,必要时只描绘标值短线。标值尽可能不超过三位数,或小数点之后不超过 1 个 0,这就需要选好标目上物理量的单位,如"3000 m"用"3 km"替代,"0.005 g"用"5 mg"替代。

为了充分利用版面又便于各变量之间的比较,可将由参变量引起的数条函数曲线绘制在同一幅函数图上。当同一幅图上出现两条以上的曲线,且它们的纵坐标需要分别立于图的两侧时,右侧纵坐标的标目与标值仍需放在坐标轴的外侧,即右侧,标目的编排与左侧纵坐标相同。

图通常需经缩放后才能达到制版的要求。缩放制版后,以 6 号字符大小,0.25~0.30 mm 线宽为宜。这就需要在编辑加工的过程中让线条的粗细及字号大小与缩放比例相匹配。在对图进行加工处理时,还应注意,如果该图排成分栏,则缩放后图宽以 4.5~6 cm 为宜(16 开本);如果排成通栏,则以 10~12 cm 为宜,这样能使版面美观紧凑。

总而言之,图的绘制及编排主要遵循以下几个方面的要求。

①图需要精选,应具有自明性,切忌与文字描述重复。

②图需要精心设计和绘制,要大小适中,线条均匀,主辅线分明。图中文字与符号均为植字,不能手写,缩放后字的大小以 6 号或新 5 号为宜。

③坐标图标目中的量和单位符号应齐全,分别立于横纵坐标轴的外侧,居中排列。横坐标的标目由左至右,纵坐标的标目由下而上,顶左底右。坐标图右侧的纵坐标标目的标注方法与左侧标注方法相一致。

④图中的术语、符号和单位应与表格及文字表述相一致。

⑤图要有图序(以阿拉伯数字连续编号)(如仅有 1 张图,图序仍为图 1)和精练的图题。图序和图题之间空 1 个字符的字距,通常居中位于图的下方。

二、线条图的绘制

插图由线条图和照片图构成,它以直观的方法使读者迅速明白事物的形态、结构、变化趋势及特点,可以减少繁杂的文字描写。有时插图能将文字难以表述清楚的情况展现得一目了然,有些实物照片还能为论文提供客观证据。但作为科技论文的"形象语言"和"视觉文字",插图必须使用统一规范的语言手段,要使用相应学科的专业符号,防止乱用或混用国外标准或已经废除不用的旧标准。

线条图是科技论文撰稿中最常运用的一种表现形式,包括图序、图题、标目、标值、坐标轴、图注等 6 部分。要合理设计线条图,使其符合统计学与规范化的要求。图形要简明扼要,完整清晰地展现出欲表达的主题内容。全图外廓以矩形为宜,高与宽比例约在 5∶7 左右,应避免过于扁或长。图中文字说明要简明扼要,必要时可用数码或代号标示,并附以图注说明。要有纵坐标和横坐标,并标明量和单位,同时要有图例及图例说明。

①图序和图题。按文中出现的先后顺序用阿拉伯数字连续为插图编号,给出图序和图题。图题应是最简练的、最能反映该图特定内容的词语的逻辑组合,一般是词组(很少是句子),而且绝大多数是以名词或名词性短语为中心语的偏正词组(很少使用动宾词组),要求准确得体、简明扼要、通俗易懂。图序、图题一般编排在图的正下方。

②标目。标目用以说明坐标轴的物理意义,包括物理量名称(或物理量名称和符号)和相应的单位,其形式为量与单位比值,即"量名称或量符号/单位",比如"p/MPa""压力/MPa""压力 p/MPa",也可用"$p(MPa)$""压力(MPa)""压力 $p(MPa)$"来表示;不用传统的、不科学且易引起歧义的表述方法,如"p,MPa""压力,MPa""压力 p,MPa"等。百分号"%"虽然不是单位,但在标目中可当单位处理,如"完成比例 50%"。物理量的符号应使用国家标准规定的斜体字母标

注,单位符号应该使用国家标准规定的正体字母标注。

③标值。标值是坐标轴定量表达的标准,编排在坐标轴的外侧,紧靠标值短线的位置。根据改用标目中的单位的方法,使标值尽可能不超过 3 位,或小数点后不多于 1 位。如,用"50 km"代替"50000 m","1 kg"代替"1000 g","5 mg"代替"0.005 g"等。而且,要使标值规整化,如因实测数据使标值非规整为 0.275,0.580,0.866,…时,应规整为 0.3,0.6,0.9,…,不能用不规整的实测数值直接作为坐标标值。

④坐标轴。当标有具体的标值时,由于标值的大小就已明确反映了增量的方向,所以不需在标出标值的同时再重复画出箭头。只有当坐标轴为定性的变量,即没有给出具体标值时,坐标轴的末端才需要按增量方向画出箭头,并标明 x,y 及原点。

⑤图注。图注既可放在图中,也可放在图外,但要简明扼要,表述规范。

⑥适当地使用同类曲线的重叠。为了加强对比效果,有时当有两条以上曲线具有同一参变量时,可以将这些曲线绘制在同一幅函数图上,即共用一条横坐标轴,分立左右两条纵坐标轴,此时两条纵坐标轴的标目和标值都要标明。

三、照片的使用

照片的使用应注意图片的清晰度及对比度。图中需要标注文字、数字或符号时,尽可能使用电脑编辑加工,保证图片清楚、美观、协调,并提供电子文档;不能使用电脑编辑加工时,应另外用纸画图标示出来,不能直接在图上进行描绘。实物照片涉及尺寸时,需要标注比例尺。

第三节　表的绘制与使用

表格用以记录数据或事物分类,简单明了、清晰明确。表格与图的内容不能重复。表格是统计资料的一种重要表达方式,具有表达力强、易得要领、便于数据计算和分析比较及节省版面等优点。简单明了、层次清楚、具有自明性是制表的基本要求。表的结构要简洁,让人一目了然。内容按逻辑顺序进行编排,主谓划分清楚。通常学术期刊都要求将表题、标目、注释等用中、英文并排排列,以便外国读者查阅。按照内容和编排形式,表格主要分为数据表和系统表。其中,数据表是科技论文和科技书刊中最常见的表格,以卡线表的形式列出相关数据或数量,而且有些非数据型的符号、公式、表达式或论文中需要表述的相关事项也可以采用卡线表的形式展现出来;系统表主要用于表述多个事项之间的隶属关系和层次关系,有时也运用类似于汉语主题词表的编排方式把事项的层次关系、属性等展现出来。目前,科技期刊一般采用的是三线表,无线表、文字表、卡线表也能在科技期刊中使用。三线表由卡线表衍变而来，它藏匿了卡线表的所有纵线及表身的行线。在科技论文中，宜使用三线表。

表格应具有自明性，即读者无须借助正文的描述就能很清楚地知道表格所要传达的内容。表格在论文中宜精不宜多，能用简练的文字来阐明的内容，则不宜用表格表述（有时为了便于编辑排版，表格的数量要严加控制）。从数量上来说，每千字正文所包含的表格最好不多于一个。另一方面，某些内容虽然可用表格来展现，但可能并非最佳方式。比如，当要表述某类病人在治疗过程中体温的变化时，表格固然可以展现出来，但其效果就远不如曲线图来得直观。用表格展现几个指标的对比，有时也会远不如直方图来得醒目。表格应美观清晰，但不应有过多装饰成分，尤其是电脑制图广泛普遍后，某些作者过分讲求"美感"，而忽略了医学科技论文的原有风格。

表格的制作主要包括以下几点要求。

①无论是数据表格还是系统表格都包括表号、表名（表题）和表身。每一个表格应有简洁明了的表名，与表号一起居中位于表身之上。数据表格的表身通常采用三线表，而不使用传统的卡线表（无竖格线，左上角栏头中无划斜线）。栏头中排列各项目名称，将其作为栏目，栏目可以横向排列也可纵向排列，栏目应当使用符合国际标准或本专业熟知或共用的名词、量名称、量符号，确切地表述该栏的项目名称。量名称和符号后用斜杠"/"与单位相连，如"气温 $t/℃$""气压 P/hPa"。如果整个表格变量的单位相同，则栏头中的单位可以省略，把共用单位标注在表身的右上角。表格中要采用国际标准计量单位和符号，单位标注应规范，如"$m·s^{-1}$""$g·kg^{-1}$""K"或"℃""hPa""dB""dBz"。如果单纯的三线表不能清楚地展现出欲表达的信息或者容易造成数据混淆，则可以适当地添加辅助线。表头上的辅助线主要用于区分各栏目间多层次的隶属关系，将同属于一个栏目的多个分栏目编排在一条短线之下；表身上的辅助线主要用于划分众多数据的不同隶属关系或数据簇，避免数据混淆，便于读者阅读查询。

②表格中的数字应当准确和规范：同栏目中的数字精确度应当一致；纯小数点之前的"0"不能省略；同类型数字需上下小数点对齐；上、下栏或左、右栏内容相同时，要重复填写数值，不能采用"同上""同左"等字样来代替；表内不宜留空白，可用"—"表示未测或无此项，"0"表示实测或计算结果为零。

③表格中某些信息需要注解时，可以在表格右端增加备注栏或在表格底线下添加表注。表格中需要注解的内容用阿拉伯数字加圆括号在该内容上加注上标，并与表注序号相一致。

④对于主要展现隶属关系的多层次事项，应使用系统表的形式。系统表格的布局应符合读者的阅读习惯，由上而下或自左向右排列，编排要层次分明、隶属关系明了，布局整齐美观，节省版面。表中的文字和符号力求简洁明了、含义明确，避免使用大段文字或非共识的量符号组成的表达式。

表格中尽量使用数据(观测、实验、计算结果)或等级,减少文字描述和说明,不仅能增强表格内容的准确性、逻辑对比性,而且可以压缩表格空间。尽量合并同类型的表格。

第四节　表头与图注的书写方式

一、表头

表头(table legend)又名项目栏,需用横线将表头和表体隔开。作为一个表格的标题,表头通常居中位于表的正上方,使用 12 号黑体字。表头字数不宜过多,以能清楚表达该表含义的最少字数为限,让读者一看就明了其内涵。按所需对比的内容分类排列,其项目文字力求精辟、醒目,必要时需标明计算单位。表头包括横标口和纵标口。横标口位于表格的左侧,用以表明横行各项的含义,犹如一个句子中的主语;纵标口位于表格的上方,用以说明纵行各项的含义,犹如一个句子中的谓语。若纵行各项的单位相同时,以单位加括号的形式写在表格的右上方。表头首格通常作为纵栏的栏,文字一般横行排列。

若对表格内容进行编排时出现上下或左右超出版面(横栏栏目多,纵栏栏目少;纵栏栏目多,横栏栏目少),为方便阅读,可将横栏改为纵栏,纵栏改为横栏,表头和数据相应调整。

二、图注

图注(figure legend)是指插图中的注释或诠释语句,包括约束条件(试验条件)、量、名称及单位的说明,分图序号与分图题,与插图中注解序号相对应的阐述等。大体上,图注可分为三类,即条件类、说明类、混合类。因此,在对图注进行加工时,编辑需要仔细审阅和修正,甚至需要重新设计和编排,以实现图注简洁明了、表达规范。相关标准对插图给予了明确的规范,但有关图注的规范较少。也有不少文献对图注的规范编排提出建议,但经笔者分析发现,这些建议较为零散甚至不合理。本文对图注规范进行了系统的归纳与总结。

①图注的位置。若插图中需要注明较多的文字解说,而插图的版面上又没有充足的空白,那么只能用序号或符号代替需要阐述的文字注于图面上,然后以图注的形式,将序号或符号所表示的实际意义注于图下。换言之,若插图中的注释或解释说明性语句较少时,则无须采用图注形式,直接在图身合适的位置上做简单标注即可;若注解或解释说明性语句较多,需采用图注形式时,图注应置于图身之下、图题之上。由于图身是主角,图注是配角,考虑到插图的整体布局及美观性,图注应在图身下方退两格排列,使其主次有别,且图注长度不能超过图

身的宽度,若图注文字较多时,则可分行排列。

②图注的字号和字体。图注文字是对图身中某些数字或符号的解说。正如论文正文中注解文字的字号要小于正文字号一样,图注文字的字号也应小于图题及图身正文的字号,以示区别。如论文正文字号为 5 号,则图题及图身正文字号为小 5 号,图注字号为 6 号;论文正文字号为小 4 号或小 5 号时,以此类推。考虑到图的整体性和美观性,图注文字无须更改字体,与图身正文一致即可。

③图注的序号。图注内容较复杂时,应归类整理,对解说进行编序处理,使得图注内容条理清晰。注意科技论文插图的图注序号,与论文正文的层次分级序号的使用有所不同。

④图注的注释符号。除了用编序的方式来注明图注内容,还可根据实际情况,使用更为直观的注解符号来进行说明。

使用注解符号时,应注意图注中所有注解符号需与插图中解说部分的符号相一致。而且,其外观形态(长短、大小、粗细)与插图中对应的符号是同样大小或按比例缩小,不可超过插图中符号的尺寸。同一类型的注解符号的压缩比例应全文一致。

⑤图注的语言。插图中图注的语言文字应言简意赅、清楚明晰。图注中,量、名称和单位的表述必须遵从国家的相关规定,所选用的术语词汇应与论文正文中相一致,应删除与正文无关或正文中未提及的图注内容。

为图注编序,能使较为复杂的图注内容有条不紊、层次分明,方便阅读。而在处理更为复杂的图注内容时,由于图注只是图形的辅助部分,其版面不宜超过图身,因此在实际操作时,可根据实际情况,将图注的部分内容放在论文的正文部分加以叙述与补充。

表头和图注的表述方式没有完全统一的规定,各科技论文尚未有字数限制。总的来说,对表头和图注进行处理时,应注意以下几点:

①图注和表头应清晰明确地体现图表的内容。

②图注和表头的书写应言简意赅,力求用最少的文字清楚表述其内涵。

③表头和图注的书写不一定要使用完整的句子,可以是词、词组。由于不同的科技论文有不同的要求,表头和图注的写法也存在区别。在编辑表头和图注之前,必须认真地阅读相关要求,严格按照规定书写。

第五节　图表中常用的表达以及时态

一、表中常用的表达以及时态

表题要简洁明了,一般不超过两行,表题末尾不使用标点符号。表题、表中栏目和表注中英文首词的首字母需大写,其余小写,避免多个项目间相混淆。表的各栏目参量都应注明单位,若所有栏目的单位相同时,可将单位标在表题末尾;若单位不相同时,在相关栏目内注明即可。表内数据一律使用阿拉伯数字,同一栏目保留小数的位数需一致,上下行数据应对齐,一般以小数点或"+""−""±"等符号为参照物。表内数据必须与正文契合,切忌过多重复。表内不宜留空白,可用"—"表示未测或无此项,"0"表示实测结果为零。即使相邻栏内的数字或内容相同,也需重写,不可使用表示相同的符号来代替。表内不设"备注"栏,解说性文字应放在表注而不宜置于栏目里。如表中某一数据,或其他情况需添加注释时,可在右上角添加标注符或①②③等,在表下方依次解说即可。若某一数据(如 P 值)需注明统计学意义时,可在其右上角添加"*"号、"♯"号、数字序号或其他符号,在表下加以解释说明,如"$*P < 0.05$""$♯P < 0.01$",以及与其相比较的组别。

　　需注意,若需表示"与某组比较 P 小于或大于某一数值"的意思时,英语语序恰恰与汉语相反。如上例,"$P < 0.01$ compared with the control group"若写成中文,则为"与对照组相比,$P < 0.01$",许多作者甚至编辑都把它写成"(As) compared with (the) control group,$P < 0.01$",这种表达与一般习惯不相符。此外,"compared with"可简化成"vs"或"vs."。换言之,可用"vs"代替"compared with",比如"$P < 0.01$ compared with the injury group""$P < 0.01$ vs the injury group"。除此以外,"与…比较"还可用词组"in comparison with"表示。

　　对于过长的项目词,可使用其缩写形式,但需在表下标注;在正文中出现过的,表下可不加注解。中文版杂志的表题需双语表述;统计学符号也应区别对待。表中缩写词哪怕是在正文中出现过的,表下仍需添加注解。由于英文的图表是为了方便外国读者的阅读,而正文中的缩写词对应的是汉语,外国人看不懂,就起不到交流或宣传的作用。若表2以后的缩写跟表1相同,则不需重复标注,但需告知读者。

> The abbreviations (s) is/are the same as that/those in Table 1
> On the meaning of abbreviation (s),see Tab.1
> For abbreviations (please) refer to Tab1
> See Tab 1 for specification of the abbreviations
> The abbreviations are specified in Table 1

　　常见表下注示例。

> ①Results are expressed as mean ± standard deviate (SD);

② * Significantly different from controls;

③ $P < 0.01$,(vs)compared with controls;

④ * The values represent the mean ± standard deviate(SD) number of ingested yeast cells per monocyte;

⑤Data are given as the mean number of monocytes per high power field 1 standard deviation;

⑥ Figures are mean ± standard error(SE)unless otherwise stated;＋,Fisher's exact test.

二、图中常用的表达以及时态

图片的诠释性话语的顺序需与图片相一致,用阿拉伯数字表示。标注使用方位词(如"left/right""upper/top/above""middle""lower/bottom/below portion/section"等)描述的,需在图注中一一说明。病理照片要标注染色方法和原放大倍数,如"HE,Original magnification,× 1500",置于照片下文字的后面。完整的图文包括图题、图注及图中文字。图的阐述宜使用词组或短语,不宜使用句子。

Abdominal radiograph of patient 2,revealing unusualentity in right lower quadrant(arrow)

Radiograph of the chest,showing a large right posteriorthoracic mass deviating the mediastinum into the lefthemithorax

The open arrow identifies the 50,000 mol. wt message-independent product of the rabbit reticulocyte.

下面是几个完整的图注示例。

多态性类型文章:

表 1 哈萨克族病例组与对照组一般特征比较

表 2 哈萨克族人群 12q24 区域基因 rs671 和 rs4767364 位点多态性 Hardy-Weinberg 平衡检验结果

表 3 12q24 区域基因 rs671 和 rs4767364 位点多态性与哈萨克族食管癌易感性关系

Table 1 Comparisons of baseline characteristics of patients with esophageal cancer and healthy controls in a Kazak population

Table 2 Hardy-Weinberg equilibrium tests of the genotype frequencies of rs671 and rs4767364 polymorphisms at chromosome 12q24 in a Kazak population

Table 3 Correlations of rs671 and rs4767364 polymorphisms at chromosome 12q24 with the risk of esophageal cancer in a Kazak population

蛋白表达类型文章：

表 1 SALL4 蛋白表达与结直肠癌患者临床病理特征之间的关系

表 2 结直肠癌预后相关危险因素的 Cox 多因素回归分析

图 1 血清 SALL4 蛋白表达水平对结直肠癌诊断价值的 ROC 曲线

Table 1 Correlations of SALL4 expression with the clinicopathological features of patients with colorectal cancer

Table 2 Cox regression analysis for the risk factors of the prognosis of colorectal cancer

Figure 1 Receiver operating characteristic(ROC)curve of the diagnostic power of serum SALL4 level for colorectal cancer

信号通路类型文章：

图 1 不同组大鼠胎盘组织中 JAK2/STAT3/SOSC1 信号通路蛋白表达情况

图 2 各组大鼠肾脏组织电镜观察(12000 倍放大)

表 1 各组大鼠处理方案

Figure 1 The protein expressions of the JAK2/STAT3/SOSC1 signaling pathway-related proteins in rat placental tissues among three groups detected by Western blotting

Figure 2 Ultrastructure observation of renal tissues of rats among four groups under a transmission electron microscope(×12,000)

Table 1 Treatment regimens for the rats in each group

非编码 RNA 类型文章：

表 1 RT-PCR 所使用的引物序列

表 2 结直肠癌组织中 lncRNA-ANCR 和 EZH2 mRNA 和蛋白的相对表达水平与病理特征的相关分析

图1 结直肠癌细胞系（M5，HCT116，lovo，SW620，Caco-2，DLD1，HT29 and SW480）和人正常肠道上皮 细胞系中 lncRNA-ANCR 和 EZH2 mRNA 和蛋白的转染后表达水平

Table 1 The primer sequences for real-time quantitative polymerase chain reaction(RT-PCR)

Table 2 The correlations of the expressions of lncRNA-ANCR, EZH2 mRNA, EZH2 protein and H3K27me3 protein with pathological features of patients with colorectal cancer

Figure 1 The expressions of ANCR, EZH2 mRNA and EZH2 protein in eight CRC cell lines(M5, HCT116, lovo, SW620, Caco-2, DLD1, HT29 and SW480)and normal human intestinal epithelial cells(HIECs)after transfection

网状 Meta 分析类型文章：

图1 文献筛选流程图（图注：最终27篇临床对照研究符合纳入标准进入本 Meta 分析）

图2 17种治疗方案4个主要结局指标 SUCRA 值的聚类分析图

表1 17种治疗方案6个不同结局指标的直接与间接比较的 OR 值和 P 值

Figure 1 Flow chart showing literature search and study selection. Twenty-seven randomized controlled trials that met the inclusion criteria were included in this network meta-analysis

Figure 2 Clustered ranking plots based on SUCRA values of four outcomes in seventeen treatment modalities

Table 1 OR values and P values of six endpoint outcomes of seventeen treatment modalities under direct and indirect pairwise comparisons

需要说明是：关于"figure"这个词，不同的杂志有不同的表达习惯，主要是以下四种。①Figure，原词全称，仅首字母大写；②FIGURE，整个词大写；③Fig.，缩写加省略号；④Fig，缩写不加省略号。《军医大学学报（英文版）》（*J Med Coll PLA*）采用的是第四种形式，"Fig"，其中如"×390"表示该照片的放大倍数。另外，当要表达"如图所示""图×表明""参看某图"含义时，可参照以下表达方式。

①As shown in figure 1,.../...is shown in figure 1.

②Figure 2 illustrates.../...,as illustrated in figure 2.

③...is indicated in figure 3./...,as indicated in figure 3.

④Figure 4 gives... /...is as given in figure 4.

⑤...is drawn in Figure 5./Draw...in figure 5 to represent...

⑥...is represented by figure 6.

⑦Figure 7 depicts...

⑧...may be seen in figure 8.

⑨...is/are plotted in figure 9.

⑩...is explained in figure 10.

⑪Consider figure 11,in which...

⑫Refer to figures 11 and 12.

⑬Look at figure 13.

⑭Check figure 14

⑮To see why,examine figure 15.

⑯...(arranged)as in figure 16.

⑰...is as in figure 17.

⑱...(Fig.18).

三、制作图表的注意事项

尽管学术期刊对统计图表有严格的要求,但在实际操作过程中,经常会发现图表存在诸多问题。图表中的一些疏忽会影响科学内容的准确表达。

图表的正确性和可读性对于一篇论文的质量来说是非常重要的。在加工和校对稿件的过程中,应把握一致性、规范性、自明性和美观性原则,将图表与正文一起审阅,即在正文中碰到与图表有关联的数据或论点时,一定要对照图表观看,应注意每一个细节。有时候碰到某些数据(比如差值、相对值或百分比之类的数据等)时,可能还需动笔计算。只有秉着认真、负责的态度,仔细地对待每一篇论文,并不断积累经验,才能将图表乃至论文的出错率降到最低,进而提高文章的整体质量水平。

图表的编排应注意以下四条原则,即一致性、规范性、自明性和美观性,用以提高图表的正确性、规范性和全局的美观。

1. 一致性

一篇文章囊括诸多要素,如题名、作者署名、摘要、前言、结论、正文的文字部分(以下简称正文)、插图和表格、参考文献等。作者能将这些要素构成一个有机的整体,那么各要素之间固然存在许多内在联系,即存在许多一致之处。通过对照这些要素之间的关联,若发现本应一致而不一致的地方,则表明此处存在至少一处错误。以下将从五个方面讨论如何运用一致性原理来找出图表中的错误。

①图表与正文内容相一致。图表中的内容尽管是独立存在的,但也与正文内容紧密相连。而正文需要运用图表中的数据来对文中内容进行论说及论证,因此更应注重其一致性问题。

②数据的一致性。数据误差涉及一些差值、相对值或百分比,图表中数据与正文中的叙述存在偏差。

在科技论文中,函数图是最为常用的插图。函数图虽然是由直线或曲线构成的,但是这些线上每个点都表示一个具体的数值。它们的数值分别与横、纵坐标轴上的刻度值相对应。

数据的有效数值可反映出数据测量方法的精确度,不能任意书写。在加工和校对过程中,应注意图表和正文中的有效数值是否相一致,以及与前后文是否相一致。发现问题后不能随意更改,只能等作者核对,给出正确的数据之后再进行修改。

③插图中比例尺和图片缩放大小相一致。有些插图可能会存在比例尺,编辑或排版人员在对其进行加工时(尤其是在缩放插图时)需格外仔细,确保图中的比例尺和图片在修改时的变动相一致。有效的解决方案是:将稿件中图片和比例尺合并为一层,当图片大小改变时比例尺也按相应比例随之变动。

④图表中文献的引用和正文文献顺序相一致。为了方便读者对比文章的数据和引文的数据,图表中有时候会包含文献中的数据,这时就涉及文献的引用。鉴于图表和正文的相对位置经排版后经常发生改变,编辑在加工和校对过程中应留意图表中的文献序号是否与正文中的文献序号相一致。

⑤类似的图表中各要素的一致性。当文中存在多个类似的插图或表格时,为了通篇文章的美观,校对时应当注意图(或表)的大小、图(或表)中的文字大小和方向以及图(或表)中的符号要相一致。比如,文中有多个图包含类似的化学结构式(如苯环、杂环)或电子云密度图等时,在校对排版时应关注其大小是否协调,避免出现大小相差悬殊的情况。在图中用不同符号表示不同数据组时,应在不同的图中用同一符号表示同一组数据。

2. 物理量、单位和标值的规范性

图表中不可避免地会用到物理量和单位,加工或校对稿件时,应检查物理量和单位的使用是否规范。

3. 自明性

虽然图表与正文的内容密切相关,但它也是相对独立的。为了方便读者能直接读懂图表内容,提高阅读效率,图表应具备自明性;同时,具备自明性的图表,更加有益于国际交流。通过阅读英文摘要和图表,不懂中文的读者就能大体明白文章的基本内容。

图注和表注是图表重要的组成部分,全面、准确而简洁地注解是实现图表自明性的一种有效途径。在对稿件进行加工时,应注重图题和表题是否简洁明了、通俗易懂。需缩短较长的图题和表题,将一些诠释性的语句放在图注和表注中。特别是有关实验条件和物理量、符号及图表中首次出现的缩写的详细解释,需要在图注和表注中直接说明;为了方便外国读者的阅读,我们建议图表中的文字使用双语表达。

编辑在对图表进行加工和校对时,应核实图表中出现的符号是否在图注或表注中有注解,即便有些符号已在正文中给予了解释,仍需在图注或表注中用中英文进行解释说明。另外,多个图或表的图注及表注不可重复,相同的注释在第二次出现时可省略,或简要表明其与前文中的某个图(或表)的注解相一致即可。

4. 美观性

除了保证文章的正确性,还应注意图表的美观性。在加工和校对图表时,需要注意以下几点。

①图表应居中位于版面和栏内。

②表格中的数据应对齐,可根据实际情况选择左对齐、右对齐、居中或小数点对齐。目的是让表格整体上显得美观。

③含有多条曲线的图,若不用彩色印刷,应使用不同的线条(比如实线、虚线、点线等)或不同的符号(比如实心或空心、正方形或三角形等)来确保这些曲线在不使用彩图的情况下也能轻易地区分开来。

④标值应与坐标轴上相应的标值线对齐。

⑤图中坐标轴上的标值线通常情况下是向内的,但若是在靠近标值线的位置,有一些曲线或图形可能与标值线相混淆,可采取纵坐标轴左移或横坐标轴下移的方法,让读者快速地辨别出标值线的位置。

第十章　合理引用参考文献的重要性

第一节　正确使用参考文献的意义

一、参考文献的定义及地位

在各类出版物中,引用前人(包括作者自己过去)公开发表(公开发表是指在国内外公开发行的报刊或正式出版的图书上发表;仅供内部交流使用的刊物上发表的文章以及内部使用的、不宜公开的资料不在此列)的文献中的观点、数据和材料等,都要对其在文中出现的地方予以标明,并在文末列出参考文献列表。

在引用前人成果时,需要对其在文中出现的地方做一个标记,见到这个标记,读者就知道这里引用了参考文献;按照这个标记在参考文献列表中就能找到刊登这个成果的详细信息。在正文中引用参考文献的地方加一个标记,称为参考文献的标注,标注的方法称为标注法。总而言之,参考文献是指作者在其所进行的科学研究过程中为说明问题、证明论点等而引用或参考前人或他人(包括自己)已公开发表的知识成果所做的必要标注,即作者在撰写或编写论著、论文过程中所引用的有关资料,用来表明所引文献的著作权人及出处。

参考文献是论文不可或缺的组成部分,与正文一起构成一个严谨的科学研究过程的完整形式。参考文献为论文所研究的内容提供相关背景资料,对于帮助研究者确定研究起点、制订研究方案、整理资料、评价结论观点及撰写论文都具有十分重要的作用。科技论文所承载的大多数研究成果是研究者对前人工作的继续和发展。论文的作者通过参阅和利用一些文献资料,借鉴前人的研究成果,从而确定自己的研究方向和工作内容,以进一步深入研究。

目前,参考文献已成为衡量科技论文学术质量高低的指标之一,并已纳入科技期刊学术质量评估体系。

二、参考文献引用的现状和存在的问题

1. 参考文献"引"而"不准"

一些作者由于缺乏参考文献引用方面的基本知识,又缺乏认真的科研态度,

在引用参考文献时,可能会出现从有关文献或资料中间接转引参考文献(我们称之为"二次引用")的情形,这时候应查找原始文献并核对所引用内容或观点,以免出现该文献在引用时因某些原因产生的错误被延续下去。

另外,在引用过程中如需调整表达,所做的修改或调整不能超出或有悖于原始文献所表达的意思,以及不能出现以偏概全等问题。

在引用前人著作中的论述或观点时,必须与原文在内容上保持一致,并注明出处,否则极有可能引用错误,这是对他人科研成果的不尊重,也不方便读者查阅。

2. 参考文献"用"而"不引"

论著过程是一个复杂的脑力劳动过程,作者需要付出巨大的心血和诸多的汗水,尤其是前期的查找资料工作需要花费大量时间。但是,在查阅大量文献资料的过程中,作者如不了解引用参考文献的具体规范要求,在收集文献过程中没有注意摘录引文的具体出处,做好著录参考文献的取舍、位置标注以及著录格式等,那么在具体写作中可能就会出现参阅、引用参考文献"只用不引"或"只引不注"的情形。参考文献"用"而"不引"现象会造成原始参考文献断裂,实际出处不明,也会增加查找原始参考文献出处的难度。

3. 参考文献"有"向"缺失"

原则上,学术期刊编辑对参考文献的规范化都有明确的认识,在编辑、加工学术论文时,也能够按照参考文献的规范化要求进行编辑、加工、处理工作。但受出刊时间限制,一些编辑可能不会仔细核对每一篇文章的所有参考文献的具体出处;受版面限制等因素,编辑也可能为了提高载文量而删减论文的参考文献。

在编辑学术论文时,由于文章的参考文献的数量与有限的版面之间存在矛盾,将参考文献减少或省略无可非议。但如若参考文献作为作者所论述观点的重要依据时,将其随意删除造成缺失,不仅会使论文的论证失去根基,严重影响论文的可信度和严谨性,也违背了学术规范,更不利于学术期刊的检索和评价。

以上现象反映出学术期刊的部分作者和编辑对参考文献的重视程度还不够,这些做法不仅有悖于参考文献的引用原则,而且直接影响学术期刊引文评价的客观性和真实性。因此,作者和编辑应提高对参考文献的重视程度,尤其要规范学术引证与学术注释,维护引用文献的公正性。

三、正确使用参考文献的重要意义

1. 体现作者的科研能力、科学态度、研究基础及科学依据

引用参考文献能反映出作者处理与运用信息的能力。恰当地选取参考文献的数量、出版时间、类型、地域、载体等可以体现作者科研能力的强弱、视野范围

的宽窄以及思想观点的新颖程度等,进而反映出作者学术水平的高低,帮助读者预估学术成果价值的大小。例如,一篇科技论文,其引用的参考文献的数量可以体现作者知识储备的广度和深度,从参考文献的语种分布可以看出作者对国内外学科发展的跟踪能力;从参考文献的出版时间可以反映作者对学科进展的掌握情况以及选题的前瞻性;从参考文献的类型可以分析出作者对学科发展的捕捉能力;从参考文献的著者、被引用次数及期刊的知名度也可评判作者的研究水平等。

科学研究具有传承性,一项学术成果通常是在已有的成果之上经过不断深化发展获得的。因此参考文献可以起到连接新、旧科研成果的桥梁作用。准确规范地使用参考文献能够体现作者实事求是、严肃认真的科研态度。

在论文中涉及研究的背景及目的等的阐述,作者必然要对前人的相关工作进行评价,著录参考文献既能表明言之有据,又可以体现论著的起点和深度。立论基础扎实、起点高的论著,所论述的问题就越接近学科前沿,所得出的结论的普适性也就越强。这在一定程度上为论文审阅者、编者和读者评估论文的价值和水平提供了客观依据。参考文献注明被引用的理论、观点、方法及数据的来源,体现论文的真实科学依据;相反,不包含参考文献的科学论著,则容易让人认为作者忽略了科学工作的继承性,欠缺科学学风和态度。

2. 有益于维护知识产权,保护作者及他人著作权

据统计,在一项富有创造性的研究课题中,通常 90% 的内容是从以往文献中获得的(即引用前人研究结果),创新部分仅占 10%。我国《著作权法》第 22 条规定:"在作品中适当引用他人已发表的作品,可以不经著作权人许可,不向其支付报酬,但应当指明作者的姓名、作品名称,并且不侵犯著作权人依照本法享有的其他权利。"因此,在引用他人学术成果时,著录其参考文献是作者应尽的法律义务。正确使用参考文献既能防止侵权行为的无意识发生,同时又维护了他人的著作权,尊重了他人的劳动成果。

3. 有利于审稿人评定稿件质量

审稿人作为相应学科或领域的优秀科研代表,对该领域的科研进展情况有大量的资料储备,在审阅稿件时,通过标注的参考文献,一方面,可以看出作者在他人已公开发表成果的基础上做出的实质性研究或提出的论点;另一方面,可通过参考文献的数量、类型、内容相关度、引用外文资料的比例来衡量作者研究的广度和深度,为评定其稿件质量提供一定参考。

4. 可提高编辑工作者的工作效率

作者在撰写论著时使用准确、规范的参考文献,包括引用的位置、正文中出现的顺序及准确性,以及正确、统一的标注法,可极大地提高编辑工作者的工作效率,使其可以将更多精力用于编辑、加工具体的文章内容。

5. 方便读者阅读和使用

参考文献作为论文不可或缺的重要组成部分，不仅供作者借鉴，读者阅读后有时也会需要对其中所引用的文献资料进行更详细的查阅。读者查询或阅读论著的主要目的是学习和研究，参考文献能为读者深入探讨某些问题提供线索。准确无误地引用参考文献详细信息，提供文献检索途径，便于读者利用追溯法查阅原始文献以及相关的一系列文献资料。同时，读者通过阅读参考文献，还可以核实作者引用的文献是否支持作者的观点，从而检验本论文论点的科学性。

6. 节省论著篇幅

论著中对于前人已提出的论点可引用文献，不必详述，并在文中标注参考文献号码，审阅者及读者可根据参考文献的标注查看一次文献。这不仅可以精炼语言，节省篇幅和版面，而且可以避免一般性表述和资料堆积，增加信息密度，使论著篇幅短且内容精。

科技论文参考文献的引用主要集中在前言和讨论两部分，前言部分主要通过引用参考文献说明该论题或领域的研究现状，引出问题或提出自己将要展开的论点及立题等；讨论部分则是借前人文献论证自己的观点或结论，并以前人研究结果展示与他人或自己既往论点的一致性或分歧等。材料与方法中一般较少引用参考文献，若有引用（通常是具体实验的操作方法），可省略大量文字，避免重复，若所用方法只是部分相同，则只需对具体的不同部分或改进部分进行必要的介绍，而相同部分则引用文献。

7. 有利于对期刊水平做出客观评价

参考文献的规范著录，可以准确地反映引用文献的出处。一篇文章或某一期刊被引用的频次高，说明此文章及其作者或所载期刊在相关领域具有一定的学术水平，被同领域科研学者所认可。因此对期刊所载论文被引用频次进行统计分析，既可用于评价科技期刊编辑质量和学术水平，为评定核心期刊提供重要依据，也是评价该论著学术水平的重要依据。

目前，将参考文献的被引用频次纳入科技期刊学术质量评估体系，已逐渐被广大业内人士所接受，有助于促进科学情报和文献计量学的研究发展。

第二节　如何正确合理地引用参考文献

一、正确使用参考文献的主要原则

参考文献是一篇优秀论文的重要组成部分，不可或缺。参考文献的选用、编录应遵从科学性、准确性、规范性及新颖性的原则。

1. 科学性原则

科学性原则具体包括充分性及必要性两个方面。以"论文主题需要"为导向，必要且充分地引用参考文献。

坚持充分性原则具体体现在所引用文献需尽可能的范围广，包括数量、类型、出版时间、语种、载体等，具体观点与文章论点相向或相悖的，只要与证明、论述论题有关，均可纳入引用。要做到既不多引，又不漏引，以加大论著的广度和深度。

坚持必要性原则，应选择对自己研究最有影响的文献，即主要的或最必要的文献。如无特殊需要，不必罗列众所周知的教科书、普通常识性知识或者陈旧资料，避免事无巨细地有文必录。应只著录与研究内容紧密相关、专业领域的文献。具体体现在两方面。第一，一定要有参考文献。这是因为科学研究具有传承性和相关性，研究者不可能也没有必要从头开始研究，现在的研究应该是在既往研究的基础上进行的，是对前人研究工作和成果的继续和发展。论著中涉及的背景等内容应该通过文献标引出来，这样不仅可以减少不必要的重复劳动，也能使自己的研究在更高的起点上进行。第二，引用文献一定要与主题相关，能够对论著有说明、补充、证明之功效，否则，则完全没必要引用。

2. 准确性原则

参考文献引用的科学性和准确性对于任何行业都是非常重要的。引用观点必须准确无误，不能断章取义，只有资料真实且正确，才能保证作品的质量与学术水平。

准确性原则首先应注意选用公开发表的文献。公开发表是指在国内外公开发行的报刊或正式出版的图书上发表。在供内部交流的刊物上发表的文章和内部使用的资料，以及不宜公开的资料，均不能作为参考文献引用。公开发表的文献在相关领域已通过专家的审阅，能够保证其权威性及正确性，具有说服力。同时，也有利于编辑核对及读者查阅使用，提高信息使用率。

对于引用前人文献中的具体内容，既要忠实于原文，不可断章取义，也不能前后矛盾、牵强附会。同时，无论引用的是原文或者只是阐述了原文的观点，都应明白无误地标明出处。

另外，要恰当选取参考文献引用的位置。一般情况下，题名、摘要、关键词、结论部分无须引用参考文献，前言（引言）部分为了交代研究的背景及现状等内容需做适当引用，以表示本研究的起点及高度。正文中论证的部分引用参考文献较多，包括用前人的研究结果来佐证自己的结论，或是对他人的结果提出质疑，进行反证。

3. 规范性原则

论著中引用参考文献应按照 GB/T 7714—2015《信息与文献　参考文献著录规则》中的规范，论著作者和期刊编者都应熟练掌握并严格执行，共同促进参考文献使用的规范化。其中既包括核对原文,也包括认真修改参考文献的每个著录项目,核对参考文献引用的位置、正文中出现的顺序及著录项目是否准确、无遗漏。不可随意"从略",也不可马虎了事,否则将会使一篇质量和水平较高的学术论文大打折扣。参考文献按标准规范性著录,关系到论著的整体效果,而且对读者应用参考文献也会产生示范作用,同时便于大型数据库的建立以及对文献数据进行交换、处理、检索、评价和利用,从而利于文献管理和学术交流。

坚持规范性原则应做到正确处理首创与引用的关系,真正做到"用"而"引"。为了维护参考文献的真实性、准确性,作者在写作过程中,加强规范引用参考文献意识,提高学习规范、掌握规范、运用规范的自觉性。另外,应养成读书做笔记的习惯,在阅读大量的学术文献时,应对有价值的观点、理论等及时做好分类、记录,便于写作过程中对参考文献的查找和引用。最后,要注意仔细核对著录参考文献的各个项目,如果论著中直接或间接地引用了他人的学术观点、数据、材料、结论等,作者应如实地说明出处,做到对参考文献既要"用"又要"引",既要"引"也要"准"。

4. 新颖性原则

科学研究的传承性要求对所引参考文献的出版时间有所限制。在选择参考文献时,应以能反映新观点、新经验、新方法、新技术的文献为主,尽量引用最新、最全、最有价值的文献,取新舍旧,确保作品的新颖性。因为引用较新的文献能够反映论著作者对最新科研工作的了解及掌握,可以避免重复性工作,体现论著的创新性。另一方面,新的研究成果能涵盖既往科研成果,并反映前沿水平。

医学论文尤其应注重参考文献的新颖性。随着科学技术的发展,医疗领域的新技术层出不穷。新医疗、新技术在临床上很快能得到应用,因此,相关的论文也能以较快的速度得到发表。然而在实际编辑工作中,无论研究型论文还是综述类文章,引用年代较久远的参考文献的现象仍然居多。研究型论文应借鉴国外先进的实验方法及新理论、新技术。综述类文章应对某一领域的知识进行横向与纵向的分析综合,报道最新进展状况,并提出目前存在的问题。

二、正确使用参考文献的注意事项

作者在论著过程中忽视参考文献的情况时有发生,其中以下几个方面表现得尤为明显。

1. 区分参考文献和文中注释

参考文献是作者论著过程中所引用的已公开发表的文献,集中编录于文末。注释主要包括释义性注释和引文注释,一般排印在该页地脚或集中列于文末参考文献列表之前。释义性注释是对学术论文正文中某一特定内容的进一步解释或补充说明;引文注释则包括各种不宜列入文后参考文献的引文以及个别文后参考文献的节略形式。那么,引文属于参考文献还是注释?引文是为了论证或说明某一观点,包含作者本人的思想不多,因此,无论是直接引文还是间接引文都应归类于参考文献,而且凡是引文类的参考文献都应尽可能地具体到页码,而注释则无须指明具体页码。

2. 合理选用文献

（1）引用文献注意数量、出版时间等方面的信息

引文数量要因文而异,该多则多,该少则少,关键是要与所研究内容的领域和研究方向紧密结合,消除"文献数量代表论文质量"的错误认识。在日常工作中,有些论著的参考文献一大堆,而经过稿件初审发现,其中一部分文献与作者所述观点、所论主题没有任何联系。究其原因,一是文献采集、梳理不及时、不正确,对所收集的资料没有认真地阅读、分析、归纳、梳理,而只是随意堆在一起;二是为了抬高"身价",盲目引用并无密切联系的权威人士的文献,或者过多地引用自己在其他研究领域发表的文献,以证明研究视野的开阔。这种做法是不可取的。文献搜集应尽量全面,包括各种类型、不同语言的出版物。建议研究类论文参考文献数量在40篇以内,综述类文章则没有具体的控制要求。

合理引用文献还包括文献出版时间。参考文献过于陈旧,比如20年前的,甚至更早,说明该作者没有关注近年来相关方向的学术信息,那么其学术成果的新颖性就要大打折扣。一般来说,只有掌握最新的学术信息,才有可能获得最新的学术成果。在当今这个科学发展日新月异的时代,知识更新速度更快,如果所引用参考文献过于陈旧,所获得的信息可能过时、老化。

（2）合理选用权威文献

正确、恰当地引用权威文献,不仅能增加论点论据的可靠性,还能反映出论文的学术水平。但这必须要与论述的主题密切相关,否则,引用再权威的文献也是一种牵强附会。比如某权威专家在不同分支、不同方向上的研究论著,其他学者在学术研究中没有必要将其全部著作列为参考文献,而只引用对自己有借鉴和指导意义的文献即可。

（3）有效引用外文文献

随着科学技术的发展,在某些研究领域我国已经走在世界前列,并拥有一批著名的专家学者,学术成果颇丰。一味引用外文文献来标榜学术价值的做法并不可取。恰当选用切合论题的中西方参考文献对于论著的参考价值同等重要。

（4）不要把常规性知识和教科书列为参考文献

常规性知识是指人所共知的公理、定义等,教科书所阐述的也是最基本的思想、概念和方法,只要是从事科学研究的人员都熟悉且能熟练运用的。参考文献是科研工作的基础和起点,对科研成果的评价也是一个重要的参照体系,反映了所涉及领域所取得的科研成果的深度和广度。

（5）所引文献应曾公开出版发行

引用的文献必须是国内外公开出版发行的科学技术文献,包括期刊论文、科

技图书、科研报告、会议论文、学位论文、技术标准、专利说明书、报纸等。未发表的论文及资料、译文、文摘、转载以及内部资料、非公开发行书刊的文章以及个人通讯等，均不能作为参考文献引用。当引用这些公开出版发行的资料时，其作者、文题、刊名、出版年、卷（期）、页等可用圆（方）括号插入正文内。未经查阅或未找到原文者，应在该资料来源之前加"引自"二字，不能直接写原文。已被正式刊物通知采用但尚未出版者可引用，但在刊名后应用括号注明"待发表"。

三、引用参考文献的格式

参考文献标注的内容一般包含以下四个方面：文献作者、文献题名、文献载体、出版时间。作者在论著过程中需时时做好记录，完成后仔细核对每条引用文献的各个项目，包括引用位置、在文中出现的顺序是否与文献排序一致等。而编辑在加工稿件时，要对以上项目进行规范化处理，弥补作者的不足之处。有些论文标引文献不够准确，著录项目残缺不全，文内与文末文献引用不对应，导致文献无法查找、无法还原。所以，研究者在学术研究过程中一定要认识到参考文献的重要性，认真学习相关的制度和规范，做到准确应用，规范著录。

1. 参考文献著录方法

根据国标 GB/T 7714—2015《信息与文献　参考文献著录规则》规定，"顺序编码制"和"著者-出版年制"为我国著录文后参考文献的国家标准。参考文献著录采用顺序编码制在我国运用得比较普遍，具有明显的优点。顺序编码制即按正文中引用文献出现的先后顺序连续编码，并将序号置于引文右上角或行文中（具体形式根据出刊要求而定）。同一处引用多篇文献时，将各文献序号——全部列出，非连续序号间用逗号","分隔，连续序号间用起讫符号"-"连接。多次引用同一文献时，在正文中标注首次引用的文献序号。

在正文后，参考文献应按照其在正文中的出现顺序——对应列出。每条文献著录应准确，各个项目的次序和著录符号应符合规定。根据不同刊物要求，具体参考文献著录方法需具体处理。例如，一般来说，参考文献的作者不超过三位时，全部列出；超过三位时，只列前三位，后面加等，作者姓名一律采用姓前名后著录法，外国人的名字部分可以缩写，并省略缩写点"·"。

中文参考文献格式为：作者．文献题名［文献类型标识］.刊名，出版年份，卷号（期号）：起-止页码。其中，文献类型标识为：学术期刊文献［J］、学术著作［M］、论文集［C］、学位论文［D］、报告［R］等。

文后参考文献的具体著录格式示例如下。

①专著、论文集、学位论文、报告：［序号］主要责任者．文献题名［文献类型标识］.版本（第一版不标注）．译者．出版地：出版者，出版年：起止页码。

②期刊：［序号］主要责任者．文献题名［J］.刊名（外文可缩写），年，卷（期）：起止页码。

③论文集中的析出文献：[序号]析出文献主要责任者．析出文献题名[A]//论文集主要责任者(任选)．论文集名[C].出版地：出版者，出版年：析出文献起止页码。

④报纸：[序号]主要责任者．文献题名[N].报纸名，出版日期(版次)。

⑤专利：[序号]专利所有者．专利题名[P].专利国别：专利号，出版日期。

⑥电子文献：[序号]主要责任者．电子文献题名[文献类型标识/文献载体标识]电子文献的出处或可获得地址，发表或更新日期/引用日期(任选)。

其中，电子文献类型标识：数据库[DB]，计算机程序[CP]，电子公告[EB]；电子文献载体类型标识：磁带[MT]，磁盘[DK]，光盘[CD]，联机网络[OL]。

⑦国际、国家标准：[序号]标准起草者．标准编号，标准名称[S].出版地：出版者，出版年。

⑧各种未定义类型的文献：[序号]主要责任者．文献题名[Z].出版地：出版者，出版年。

关于中文参考文献的引用格式此处不详述。

国际上，参考文献著录使用顺序号列录系统，又称为温哥华系统，其著录方式与国内"顺序编码制"原理一致。温哥华系统是1978年在温哥华召开的生物医学杂志编辑人员会议上设计确定的。温哥华系统主要应用于生物医学及医学领域，有时也用于其他学科，如数学、化学和物理学等。顺序号列录法是按照论文正文部分所引用的参考文献出现的先后顺序连续编号的，即在正文中、引文末标明参考文献的顺序号，具体标注格式需根据具体出刊要求。基本上分为两种形式，其一，将顺序号直接放在引文末括号(圆括号或方括号)内；其二，右上角列录，即第一种方法里的内容上标。

其他文献著录方法还有姓名年代列录系统、引文顺序系统及混合系统。其中姓名年代列录系统又称为哈佛系统，已成为自然科学论文中最普遍的一种参考文献格式。使用哈佛系统无须编号，只需在论文正文中使用作者姓名和出版年代著录文献。即，在引文后括号(一般使用圆括号)内著录所引文献的作者姓氏与出版年代。引用多个文献时，用分号";"隔开，其顺序按年代的先后顺序排列。引文顺序系统和混合系统主要应用于人文和社会科学领域，在此不详述。

关于外文文献的引用格式，拿一般论文及专著来说，格式中通常包括顺序号、作者、题目、杂志名、出版年、卷号、期号和起止页码。不过SCI生物医学科技杂志不同，具体格式要求也就不同。论文作者只能严格按照杂志的要求进行著录。

例 1：Ischemia/reperfusion （I/R） occur in trauma，vascular reflow，thrombolysis treatment，percutaneous transluminal coronary angioplasty and organ transplantation [1].Early restoration of blood flow through the occluded coronary artery limitsinfarct size and preserves cardiac function，thereby decreasing mortality [2，3].｛引自 Song C L，Liu B，Diao H Y，et al. Down-regulation of microRNA-320 suppresses cardiomyocyte apoptosis and protects against myocardial ischemia and reperfusion injury by targeting IGF-1［J］.Oncotarget，2016，7(26)：39740-39757.｝

对应文献列表：

1. Hwa J S，Jin Y C，Lee Y S，Ko Y S，Kim Y M，Shi L Y，Kim H J，Lee J H，Ngoc T M，Bae K H，Kim Y S and Chang K C. 2-methoxy-cinnamaldehyde from Cinnamomum cassia reduces rat myocardial ischemia and reperfusion injury in vivo due to HO-1 induction. Journal of ethnopharmacology，2012，139：605-615.

2. Arslan F，Smeets M B，O'Neill L A，Keogh B，McGuirk P，Timmers L，Tersteeg C，Hoefer I E，Doevendans P A，Pasterkamp G and de Kleijn D P. Myocardial ischemia/reperfusion injury is mediated by leukocytic toll-like receptor-2 and reduced by systemic administration of a novel anti-toll-like receptor-2 antibody. Circulation，2010，121：80-90.

3. Zeng X C，Li X S and Wen H. Telmisartan protects against microvascular dysfunction during myocardial ischemia/reperfusion injury by activation of peroxisome proliferatoractivated receptor gamma. BMC cardiovascular disorders，2013，13：39.

例 2：Systemic lupus erythematosus （SLE） is a chronically complex systemic autoimmune disease which affects women 10 times more frequently than men，especially women of child-bearing age [1]. Generally speaking，many organs and tissues in the human body are likely to be involved in SLE，skin，joints，hematopoietic system，kidneys，central nervous system，and heart in particular thereby resulting in a large variety of symptoms [2].｛引自 He X J，Yan D，Wei X，et al. Roles of 1，25 （OH） 2D3 and vitamin D receptor in the pathogenesis of rheumatoid arthritis and systemic lupus erythematosus by regulating the activation of CD4+ T cells and the PKCδ/ERK signaling pathway[J].Cellular Physiology & Biochemistry International Journal of Experimental Cellular Physiology Biochemistry & Pharmacology,2016,40(3-4):743.}

对应文献列表：

1.Kyogoku C,Langefeld C D,Ortmann W A,Lee A,Selby S,Carlton V E,Chang M,Ramos P,Baechler E C,Batliwalla F M,Novitzke J,Williams A H,Gillett C,Rodine P,Graham R R,Ardlie K G,Gaffney P M,Moser K L,Petri M,Begovich A B,Gregersen P K,Behrens T W.Genetic association of the R620W polymorphism of protein tyrosine phosphatase PTPN22 with human SLE. Am J Hum Genet,2004,75:504-507.

2.Urbonaviciute V,Furnrohr B G,Meister S,Munoz L,Heyder P,De Marchis F,Bianchi M E,Kirschning C,Wagner H,Manfredi A A,Kalden J R,Schett G,Rovere-Querini P,Herrmann M,Voll R E. Induction of inflammatory and immune responses by HMGB1-nucleosome complexes: implications for the pathogenesis of SLE. J Exp Med,2008,205:3007-3018.

例 3：The role of IL-1B in cancer tumor dissemination 246 is well recognized,and its expression is involved in reduction 247 of tumor cell adhesion and disruption of mesothelium integri-248 ty,resulting in tumor malignancy [38].Moreover,the GC 249 progression of invasion and metastasis is associated with IL-250 1B activities and even as a marker of prognosis and survival in 251 GC patients [39].{引自 Lin G,Ou J L,Tong Z,et al. Effect of expressions of tumor necrosis factor α and interleukin 1B on peritoneal metastasis of gastric cancer[J]. Tumor Biology,2015,36(11):1-8. }

对应文献列表：

38. Watanabe T,Hashimoto T,Sugino T,Soeda S,Nishiyama H,Morimura Y,et al. Production of il1-beta by ovarian cancer cells induces mesothelial cell beta1-integrin expression facilitating peritoneal dissemination. J Ovarian Res,2012,5(1):7.

39. Tahara T,Shibata T,Nakamura M,Yamashita H,Yoshioka D,Okubo M,et al. Effect of il-1beta and tnf-α polymorphisms on the prognosis and survival of gastric cancer patients. Clin Exp Med,2011,11(4):211-217.

对比以上三例不难发现，在作者姓名缩写形式、前后顺序以及是否列出全部作者，杂志名使用全称或缩写等具体格式要求方面，不同杂志有不同要求。

2. 参考文献著录中的注意事项

（1）参考文献著录项缺失、错误

著录项包括文献题名、期刊卷号、期号、出版地、出版者、出版年、起止页码等等。有些文献存在文献责任者不全，且未按正确的姓名列出顺序，缺少文献题名，出版年位置错误，起止页码不全等错误。

更有甚者，如文中标注了引用序号，文献列表却无对应参考文献。这有可能是作者在增加、删除文献时，粗心大意造成的。相反地，如正文中无参考文献标注序号，文后却有参考文献列表，使编审人员和读者无处考证文献被引处，无法区分作者与文献作者的成果，难以界定知识产权。

另外一种情况是，在科技论文中，如出现"有研究人员发现""近年来研究表明""相关文献报道""与国内外文献报道一致"等字样时，均应在文中引用处标注参考文献，以将作者的研究成果或观点与文献作者的区别开来，同时可避免抄袭、剽窃他人研究成果的嫌疑。若正文内容末没有标注文献序号，文后文献列表也没有对应参考文献具体引用信息，那就是"漏引"的情况，作者和编辑需仔细核对以避免此类情况发生。

文献列表著录符号使用错误。文献列表著录使用的符号如":"","","//""（）""[]"","."."等是文献著录的特有符号，不同于一般的标点符号，符合特定标准或具体杂志要求，在使用时应加以区分，不可随意替换、删减等。

刊名著录错误。同一篇文章中刊名缩写不一致、不规范或刊名缩写错误。刊名中的虚词如 the、in、off、or、and、on、from、to 等一般应删去，以-ogy、-ics、-try 结尾的学科名词应将-ogy、-ics、-try 省去。如 Journal of Nuclear Science and Technology 应缩写为 J. Nucl. Sci. Technol.

（2）参考文献的标注序号混乱

①引用文献未按在文中出现的先后顺序编码。如将文献[12]标注在文献[11]之前。

②正文中参考文献标注序号与文献列表中的序号不对应。正文中引用的是甲作者的文献，而文献表中对应的是乙作者的文献。此类错误多半是由于粗心所致，只要细心就可避免。

③同一篇参考文献多次引用标注不同的序号。正文中不同地方多次引用同一篇文献，只需标注第一次出现时的序号，文献列表中也只著录一次即可。

④参考文献序号在引文标注中的位置错误。引用文献标注序号应放在对应的文献作者或引用内容末，不应被其他文字或标点符号分开。

例：Recently，several studies have demonstrated that development of CHF is associated with increased ER stress[7-9]，increased phosphorylation of PERK[7-9]，and increased phosphorylation of translation initiation factor eIF2α [3,10,11]．{引自 Liu X，Kwak D，Lu Z，et al. Endoplasmic reticulum stress sensor protein kinase R-like endoplasmic reticulum kinase（PERK）protects against pressure overload-induced heart failure and lung remodeling．[J]．Hypertension，2014，64（4）：738-744．}

对应文献列表：

7. Minamino T，Komuro I，Kitakaze M. Endoplasmic reticulum stress as a therapeutic target in cardiovascular disease. Circ Res，2010，107：1071-1082．[PubMed]

9. Okada K，Minamino T，Tsukamoto Y，Liao Y，Tsukamoto O，Takashima S，Hirata A，Fujita M，Nagamachi Y，Nakatani T，Yutani C，Ozawa K，Ogawa S，Tomoike H，Hori M，Kitakaze M. Prolonged endoplasmic reticulum stress in hypertrophic and failing heart after aortic constriction： Possible contribution of endoplasmic reticulum stress to cardiac myocyte apoptosis. Circulation，2004，110：705-712．[PubMed]

3. Lu Z，Xu X，Fassett J，Kwak D，Liu X，Hu X，Wang H，Guo H，Xu D，Yan S，McFalls E O，Lu F，Bache R J，Chen Y. Loss of the eukaryotic initiation factor 2 alpha kinase general control nonderepressible 2 protects mice from pressure overload-induced congestive heart failure without affecting ventricular hypertrophy. Hypertension，2014，63：128-135．[PMC free article][PubMed]

10. Liu X H，Zhang Z Y，Andersson K B，Husberg C，Enger U H，Raeder M G，Christensen G，Louch W E. Cardiomyocyte-specific disruption of serca2 in adult mice causes sarco（endo）plasmic reticulum stress and apoptosis. Cell Calcium，2011，49：201-207．[PubMed]

11. Kerkela R，Grazette L，Yacobi R，Iliescu C，Patten R，Beahm C，Walters B，Shevtsov S，Pesant S，Clubb F J，Rosenzweig A，Salomon R N，Van Etten R A，Alroy J，Durand J B，Force T. Cardiotoxicity of the cancer therapeutic agent imatinib mesylate. Nat Med，2006，12：908-916．[PubMed]

本例中文献 3 为上文中引用过的文献,按照其第一次出现时的序号(即 3)进行标注,无须再次编序,在文末列表中也只需著录一次即可;另外本例引用了较多参考文献,其中标注序号与所引文对应,没有被其他文字或标点符号分开。

另外,根据不同杂志要求,一句引文若涉及多个参考文献,须将所有引用参考文献按在引文中出现的顺序一次列于句末进行标注。

例:TGF-β restrains the proliferation of many human cell lines and tissues including thyroid, and a major role of TGF-β/Smad signaling has been suggested in the induction of epithelialmesenchymal transition (EMT) in TC cells [21,22].{引自 Zhao J J, Hao S, Wang L L, et al. Long non-coding RNA ANRIL promotes the invasion and metastasis of thyroid cancer cells through TGF-β/Smad signaling pathway:[J].Oncotarget,2016,7(36):57903.}

对应文献列表:

21. Zhang J, Wang Y, Li D, Jing S. Notch and tgf-beta/smad3 pathways are involved in the interaction between cancer cells and cancer-associated fibroblasts in papillary thyroid carcinoma. Tumour Biol,2014,35:379-385.

22. Baquero P, Jimenez-Mora E, Santos A, Lasa M, Chiloeches A. Tgfbeta induces epithelial-mesenchymal transition of thyroid cancer cells by both the braf/mek/erk and src/fak pathways. Mol Carcinog,2015.

本例中,前后分句分别对应文献 21、22,而在排版中并未将两个文献分别对应放在前后分句句末,而是按照对应顺序一一放在句末。

(3)责任者著录错误

此类错误常出现在外文文献中。欧美人的姓名习惯为名前姓后,姓一律用大写,名可以用缩写字母,缩写名后省略缩写点;而 GB/T 7714—2015 要求,参考文献一律采用姓前名后的著录方式,"姓—名—名",名可缩写,姓不可缩写,复名的中间用连字符隔开。因为对外国人姓氏的不了解,容易出现姓名著录错误。如"Samuel Jones Loyd"其中"Jones Loyd"为复姓,应著录为"JonesLoyd S",而不是"Samuel J L"或"Loyd S J"等。姓名前缀 De、Des、Du、La、Le、Les、Dalla、Von、Van、Der、Den 应和姓作为一个整体,不可拆开,不可随意去掉。还有作者将学位名误为姓名,英、美等西方国家作者在论文署名时通常将学位写在姓名之后,如"MD"为医学博士,"PhK"为哲学博士等。

另外,关于责任者数目。很多文献只著录 1 个或 2 个责任者,就用等或 et al

结束。责任者 3 人以下全部著录,3 人以上可只著录前 3 人,后加",等"或",et al"。不过仍然按照具体杂志具体要求的原则执行。

第三节　致谢

一、致谢的必要性

一项研究工作,总离不开多方面的帮助、合作。一篇论著的完成必然得到了多方面的帮助。对于在工作中给予帮助的人员,在文章中给予书面致谢以示对其在论著过程中酝酿、准备、写作方面提供的辛勤劳动的尊重。致谢一般单独成段(章)置于论著的最后面,不是必要组成部分。致谢的附录对于整个论著具有重要的意义。

①体现论著的严谨性、真实性和科学性,界定了作者自己的研究成果与他人的研究成果,分清作者与非作者对论著的贡献,反映作者尊重知识产权的学术道德行为及严谨求实的科学作风,同时体现了论著本身的价值和可信度。

②对致谢对象的具体贡献给予实实在在的肯定,是对他人劳动和贡献的尊重,有利于促进科研协作和互助。对审稿人或编辑提出的建设性修改、补充意见的致谢,还可促进其责任意识的增强及学识水平的充分发挥。

③具体化的致谢可以使读者看出该研究工作和学术成果产生的相关背景、起因、资料来源以及协作关系,尤其对一些以后可能被誉为重大研究发现的事件,能够为其科学史的研究提供珍贵的文献线索。

④具体化的致谢可以避免某些作者不正当地利用"名人效应"使文章通过评审,如一些作者并未就具体问题或论点与某知名专家进行过实质性探讨或得到其具体指导,但在致谢中笼统地假称得到了某知名专家的指导或与其进行过有益讨论,甚至声称本文已经过某知名专家的审阅等。另外,被感谢者并非论文的合作者,往往只是在某方面或某一点上对论文成果有帮助,而对论文整体质量水平不承担相应的责任,如,某位知名专家只是为某年轻作者提供某篇重要参考资料或就某观点提出讨论或商榷意见,如果感谢某人对本文写作的帮助或审阅,就可能暗示该专家与本文整体质量水平相关或部分(完全)同意论文的观点或结论,很可能使被感谢者不悦或尴尬。而具体表明感谢的内容就可以避免这种情况。

二、致谢的对象

国家标准局公布的 GB 7713—1987 指出,可以在正文后对下列方面致谢。

①国家自然科学基金、资助研究工作的奖学金基金、合同单位、资助或支持

的企业或个人。

②参与讨论或提出指导性意见的人员，指导或协助本研究工作的实验人员。

③在研究工作中提出建议和提供帮助的人。

④给予转载和引用权的资料、图片、文献、研究思想和设想的所有者。

⑤提供过某种间接信息，但与该论文没有直接关系的人员，如该论文观点受某网络文献的启发等。

⑥其他应感谢的组织或个人。

归纳起来，感谢对象主要有两类。一类是在经费上给予支持的，如国家自然科学基金，资助研究工作的奖学金基金，合同单位，资助或支持的企业、组织或个人等；另一类是在技术、方法、条件、资料、信息等工作方面给予支持帮助的，如协助完成研究工作和提供便利条件的组织或个人，在研究工作中提出建议和提供帮助的人，给予转载或引用权的资料、图片、文献、研究思想和设想的所有者，以及其他应感谢的组织或个人。除此之外的不在致谢之列。国内期刊论文一般是对协助完成研究工作和提供便利条件的组织或个人，以及在研究工作中提出建议和对论文提出修改意见的人员致谢较多，而对提供转载和引用权的资料、图片、研究思想和设想的所有者以及其他应感谢的人提及较少，基金项目一般不在致谢中提及，而是在其他地方列出。例如，在感情上给予关心、在生活上给予帮助、在精神上给予支持者，均不在致谢之列。

按惯例，要感谢某人，首先要经过某人的同意，不要强加于人。

一般情况下，作者应在论文的结论后面书面致谢，其顺序一般依照贡献大小排列。致谢的言辞应体现作者诚恳的态度和热忱的心情，词语恳切，内容实事求是，而不应是客套语，更不能使人有轻浮、吹嘘的感觉。总之，致谢内容应简短中肯、情真意切。

三、致谢的注意事项

作者对为其科研工作和论文写作做出过实质性贡献，但尚不足在文章上署名者，一般在文尾以公开致谢的形式来肯定其给予的帮助和贡献。但也常出现两种不良倾向，一是对确实给过实质性帮助的人，不公开致谢。论文的致谢，实质上是作者署名的补充，涉及被致谢者诸如荣誉等权益问题，不公开致谢是一种侵权行为；二是致谢中写上未曾参与甚至未曾阅读过论文的名教授、专家、领导的大名。论文作者和被致谢者不同程度地对论文都承担着责任，无端写上别人名字，实质上是推卸责任、强加于人的做法，是对读者、社会不负责任的行为。这些做法，损害健康的学风，违反了科学道德规范，影响科研的正常秩序，也造成编辑工作的被动。要避免这种行为，需要作者、编辑乃至有关部门的共同努力。

①宣传教育，使作者及有关人员懂得上述做法的危害性，对于已造成一定后果的行为者，除批评教育外，还应给予必要的经济处罚等。

②编辑人员要提高职业道德和业务素质。录用稿件要以质量为标准,不把名人推荐和参与作为用稿的依据。要有一定的专业知识和较广博的学识,能辨别稿件质量的优劣,择优用稿。要与一大批作者和专家保持联系和沟通,随时了解其科研、学术情况,使自己信息灵通,还应有职业的敏感性,能识别无中生有的"致谢"。在编辑加工过程中对内容过于笼统、含糊的"致谢"应提请作者修改、补充,使内容适当具体、明确,同时,应注意篇幅限制,做到言简意赅。

③严格审稿制度。审稿是保证论文和期刊质量的重要途径,特别是一些学术水平要求较高的科技期刊,更应把好审稿关。

④进一步健全编辑出版管理制度。科技论文的致谢已约定俗成,但无明文规定,执行起来有随意性,无约束力。有关部门可尽快制定一个比较完善的规定,以便有章可循。一些切实有效的措施在制文时可考虑采用。

⑤在期刊征稿说明中应明确要求"致谢"应简要而概括地表述他人或机构对研究工作,以及论文撰写的贡献要点或涉及的具体方面。

⑥在修订《科学技术报告、学位论文和学术论文的编写格式》(GB 7713—1987)时,对有关论文"致谢"部分的内容和表达格式的规定应进一步明确,对致谢内容的适当具体化应有原则性要求。

四、致谢常用模式

致谢的文字表达方式很多,但首先要实事求是,不能浮夸虚饰。文字简练、通俗。与上述致谢对象相应的,有以下一些常用的句型。

(1)致谢基金项目

指因为获得资金而致谢的情况。对象一般为资金的提供者,具体包括基金组织、项目或计划、科研机构甚至政府机构等。

当提到的是基金名称时,其后一般跟着批准号(或合同号)。

例如:the National Natural Science Foundation of China, grant 50078006。注意基金名称中每个实词的首字母要大写。下面给出几种常用表达,其中 X 表示基金名称。

> The financial support of X is appreciated.
> X provided financial support for this work/study/research.
> This work is supported/sponsored by X.

(2)致谢具体人员

一般因为获得评论、讨论、建议或其他帮助等而对具体人员致谢。为了使致谢对象具体化,除匿名评审专家或编辑人员不得不用"the reviewers"或"the editors"泛指外,一般应点出致谢对象的称谓、姓名、工作单位等。以下句型中 A 为具体感谢人员,B 表示在某方面的具体帮助。

> The author thanks A for his/her B.
>
> A is appreciated for his/her B.
>
> The B of/by/from/with A (during the course of this work) are appreciated.
>
> Thanks to/Thanks are due to A for his/her B.

(3)致谢机构(或大学)

对允许发表论文、提供设施等向机构等提出致谢。以下用 Y 表示机构名称或大学。

> The author thanks Y for permission to publish this paper.
>
> The author thanks the support and cooperation of the authorities at Y to publish this paper.
>
> This paper is being presented with the kind permission of Y.
>
> The author acknowledges the facilities made available by Y.
>
> Thanks to Y for support provided.

(4)实现"区分知识产权"功能的常用句式

①声明论点只代表作者而不代表资助机构的。

> Any opinions and views expressed in this paper/publication are those of the authors and do not necessarily reflect those of the sponsor/sponsoring organization/sponsoring Agency.

②阐明论文的前身是学位论文或会议论文等。

> The work described in this article was conducted by the first writer as part of his Ph. D. studies at the University of Colorado under the supervision of the second writer.
>
> This paper is a revised version of a keynote lecture presented at the ASCE Probabilistic Mechanics Conference at Notre Dame University, 2000.

③承认工作不够全面,对文章估价、致歉或展望。

The bibliography presented is by no means complete but it gives a comprehensive representation of different finite element applications on the subjects. The author wishes to apologize for the unintentional exclusions of missing references and would appreciate receiving comments and pointers to other relevant literature for a future update.

第十一章 生物医学论文翻译与写作难点分析

对于翻译的原则或标准,不少中外翻译家提出了各自的主张,可谓是仁者见仁,智者见智:如严复的"信、达、雅",傅雷的"神似"说,钱锺书的"化境"说,许渊冲的"三美"说,刘重德的"信、达、切"。而生物医学论文翻译是医学科学信息的跨文化传播,目的在于介绍国外先进的医学科技经验和技术,使不同国家和民族能够进行医学科技和文化的交流。其基本标准应该是"忠实"和"通顺"。要达到这两个标准,译者必须掌握一定的专业词汇,了解医学英语的句式特点及深厚的医学专业知识,辅以必要的翻译技巧,并进行大量的翻译实践。这给广大译者,尤其是生物医学领域的研究人员造成巨大困难。

同时,医学英语作为一门非常有特色的学科,主要描述和讨论医学科学事实,提交医学研究成果,传授医学知识等,具有其独特的词汇体系和句法特征。如词汇量大,一词多义,复杂、长句多,长句和从句出现频率高,较之普通英语翻译和写作,更具专业性,更需精准性。下面就生物医学论文翻译与写作进行的难点汇总阐述。

第一节 词汇的特点及精准翻译

一、医学英语词汇的词源和特点

1. 希腊语和拉丁语是医学英语词汇的主要来源

医学英语名词中,大约70%来源于希腊语,25%左右来源于拉丁语,来源于英语的不到5%,其余则源于法语、阿拉伯语、德语等。源于这两种语言的医学英语词汇多为派生词,即多包含词根、词缀。现代英语中的医学词根、词缀,也绝大多数源自希腊语和拉丁语。派生词是用一个现成的词或词根加上另一些本身并不单独存在但有固定意义的词素所构成。它具有词义的单一性和准确性、词的构成显示词的意义、分段式构成易于记忆、词根及词缀灵活性高等特点。由于派生词是按照规则由词素以一定的方式构成的,因而只要理解其中的各个组成部分,通常情况下就能推断出词的意思。

例如：前缀"ecto-(外部的)"，可构成 ectotoxin（外毒素）、ecto-genesis（体外发生）、ectopia（异位）等。词根"cyto-(细胞)"，可构成 cytology（细胞学）、erythrocyte（红细胞）、leucocyte（白细胞）等。后缀"-itis"表示"某炎症"，如 arthritis（关节炎）、hepatitis（肝炎）、nephritis（肾炎）等。dyspepsia（消化不良）便是由前缀"dys-(坏，不正常，困难)"加后缀"-pepsia（消化）"构成。同理，表示"好"的前缀"eu-"与后缀"-pepsia"构成"eupepsia"一词，表示"消化良好"。类似的例子不胜枚举。

此外，有许多较为正式的医学英语词汇源于拉丁语。如："abdomen（腹部）""dorsal（背部的）""in vitro（体外的）""in vivo（体内的）""umbilicus（脐）"等。1895 年，国际公认拉丁语为世界医药界国际用语，规定正规的处方或药名用拉丁语书写，这越发彰显了拉丁语在医学语言中的地位。当然，英语的一些词亦保留于现代医学英语中，其中包括许多人体部位的名称。这些词的共同特点是词形简短，少含词根、词缀。典型的有"arm""bone""chin""ear""eye""foot""hand""heart"等。

值得指出的是，拉丁语和希腊语对其他印欧语种影响深远，所有印欧语都曾从中吸收有益的成分。因此，许多源自其他欧洲语言的医学英语词汇，追本溯源，都极有可能源自希腊语或拉丁语，前面提及的"massage"与"quarantine"便是如此。简言之，谈及医学英语词汇的词源，拉丁语和希腊语是绝对的主角。

2. 医学英语词汇的主要特点涉及音、形、义等

有不少词汇，为普通英语的常用词，但用于医学英语中却有特殊的医学意义。如"administer（管理，执行）"在医学英语中常被用来表示"用（药）"；"foreign"表示"外国的"可谓众所周知，而在医学语境中，它还可以表示"外来的，异质的"，常以"foreign body（外来物质，异物）"这一短语形式出现。

这类词汇为数不少，以下再举数例，括号中乃其医学语义："complain（主诉）""deliver（分娩）""host（宿主）""labor（分娩）""local（局部的）""primary（原发性的）""pupil（瞳孔）""secondary（继发性的）""temple（太阳穴）""terminal（末期的）"等。

有不少医学词汇，中英文的表达在音或形上非常接近，这固然是人类思维与经验的相似性使然，而更多则是通过两种语言之间的音译或直译而来。

中英文在读音上近似的医学词汇，大部分为中文音译自英文，同时也有部分（且越来越多）英文音译自中文的医学词汇。常见例子有：阿司匹林（aspirin）、艾滋病（AIDS）、基因（gene）、克隆（clone）、帕金森病（Parkinson's disease）、盘尼西林（penicillin）、万艾可（Viagra）、qigong（气功）、Tai chi chuan（太极拳）、Tuina（推拿）、yang（阳）、yin（阴）。

而中英文形式上对等或近似的医学词汇亦不在少数。例如："brain death（脑死亡）""chicken breast（鸡胸）""double chin（双下巴）""HFMD(即 hand, foot and mouth disease,手足口病)""mad cow disease（疯牛病）""milk tooth（乳齿）""the Black Death（黑死病）""wheelchair（轮椅）""wisdom tooth（智齿）"等。

"心脏病"可简单表述为"heart disease"，亦可用专业术语"cardiopathy"；同理，"肾结石"可说成"kidney stone"，亦可说成"nephrolith"；"近视"既可用"near-sightedness"表达，亦可用"myopia"表达；"远视"可说为"far-sightedness"，也可说成"hyperopia"；表示"小便'可用非正式词语"pee"，也可用正式词语"urinate"或"urine"；"月经"也有通俗说法"period"和专业术语"menstruation"。

3. 一词多义是英语中十分突出的特点

英语中有大量的词既用于日常英语，又是医学英语中的常用词汇。但在医学英语中，其词义已发生变化，具有一词多义的特点。确定词义很重要，同一单词在不同的语言环境中往往有不同意义，有时甚至词义都相差甚远，因此容易导致理解上的错误。这是翻译的一个难点，衡量是否选准的重要标志就是看其表达的意思是否符合医学习惯。如"general"一词，与另外不同的词搭配可具有不同的词义，所以翻译时必须根据英语的不同搭配关系和有关医学知识来判断词义。如："general check-up（普查）""general round（总查病房）""general anesthesia（全身麻醉）""general peritonitis（弥漫性腹膜炎）""general hospital（综合性医院）""general practitioner（普通医生）"等。在医学英语中，这种一词多义的现象非常普遍。在翻译时，要根据上下文和逻辑关系，从一个词或词组的基本意思出发，进一步引申词义，最后选择合适的表达。如果逐词"死译"，就会使译文晦涩难懂，甚至导致错误。

4. 应注意冠名术语翻译的准确性、规范性和统一性

医学英语中的解剖结构、疾病、手术、临床检验等冠以人名、地名成为冠名术语，如"tularemia（土拉菌病）"（Tulare 是加利福尼亚的一个地方，该病就是在此地首先发现的）。冠名术语中为数最多的为人名冠名术语，一般由两部分构成，前一部分是姓名，后一部分常常为"syndrome（综合征）""disease（病）""test（试验）""reagent（试剂）""method（法）""reaction（反应）""operation（手术）""treatment（疗法）""theory（说）"等。在翻译人名冠名术语时一定要注意准确性、规范性和统一性。我国名词委外国科学家译名委员会提出了"名从主人，约定俗成，服从主科，尊重规范"等原则审定和协调译名。"名从主人"是指冠名术语的人名部分的类型、拼写等应随主人而定，医学冠名术语多以音译为主就是体现了这个原则；"译语从俗"的典型例子有"Gram's method（革兰氏法）"，照规范译法应为"革兰姆氏法"。

二、根据词性翻译

1. 名词

在生物医学英语论著中,同一意境通常可由多个普通、不同的名词来表达,而一些名词的翻译也异于通常的翻译规则,名词修辞的运用更增添了科学论著的文学性,译者必须结合上下文和已有的医学知识,给出准确的翻译。

> Although the relative contributions of various calcium-regulated processes to neuronal cytoskeleton damage are yet not known, several lines of evidence suggest that overactivation of calpains may play a major role in the pathology of traumatic brain injury (TBI) and cerebral is chemia in vivo.
>
> 译文:尽管不同钙离子调控的反应过程在神经元细胞骨架损伤中的各种相对作用还不为人知,一系列的研究证据提示卡配因家族成员的过度激活在体内创伤性脑损伤和脑缺血的病理发生中起主要作用。

分析:

①"contribution"的原意指"捐献,贡献",这里使用"contributions"说明反应过程所起的作用,而且表明"神经元细胞骨架损伤"是多个反应过程综合作用的结果,相当于"actions""effects"等,故这里采用类义法译作"各种作用"。

②"名词＋s"在普通英语中常表示名词复数,而医学英语中"专有名词＋s"则代表了"具有相似结构和功能特征的一类物质构成的家族",因此本例中"calpains"就是由目前已知若干成员构成的卡配因家族,翻译时要充分体现出来,相似的名词还有"caspases(胱冬肽酶家族)"。

2. 动词

生物医学论文中,有些动词的意思是其基本义的扩展,翻译时须根据具体语境做出准确、具体的理解,故翻译难度增大。

> 例:Although our own and other laboratories have shown that systemic administration of Calpain Inhibitor Ⅱ reliably inhibits calpain activation, these studies by themselves do not allow us to conclude that Calpain Inhibitor H attenuated the pathophysiological effects of SAH solely through inhibition of calpain.

> 译文：尽管我们自己和其他实验室的研究已经表明全身给予卡配因抑制剂Ⅱ能可靠抑制卡配因的活性，但不能根据这些实验本身得出卡配因抑制剂Ⅱ可单纯通过抑制卡配因的活性来削弱 SAH 的病理生理作用这一结论。

分析："allow"通常指"准许、许可"，文中该词充分反映了研究结果对结论产生的推动作用，这是生物医学研究过程中研究者与研究对象和研究结果之间关系的具体体现。但如果选择"these studies by themselves"作主语则译文会显得缺乏逻辑，因此可将"allow"后的宾语转化为句子主语，而与"allow"偶联的动词不定式"to"后的动词转化为句子的谓语，其译文更符合汉语的逻辑。相似用法的单词或词组还有"permit（导致，引起）""lead…to conclude（使得出结论）"等。

3. 形容词

生物医学论文中的形容词主要用于说明事物的特征与特性，有些形容词能很好地起到缩短句长、营造语境的作用。一些形容词在生物医学论文中的意思与在一般文献中的意思有很大不同，如翻译不当，会令译文生硬晦涩，含混不清，因此只有把握其内在含义，通过联系具体医学知识，将其译作符合生物医学标准的译文才能达到翻译效果。

> 例：Parallel ultrastructural studies were performed upon cerebral arteries and their adjacent perivascular subarachnoid spaces.
> 译文：（我们）同时对脑动脉及其邻近的血管周围蛛网膜下腔进行了超微结构研究。

分析："parallel"原意是"平行的，相同的"，本句通过"parallel"传达了两个意思：超微结构的研究涉及脑动脉和其邻近的血管周围蛛网膜下腔；对这两个部位的研究具有同等重要的意义，因此翻译时要兼顾这两层含义。

4. 副词

一些副词的巧妙应用不仅体现作者的写作技能，而且往往可使文章增色，在生物医学英语论文中常起到传达"弦外之音"的效果，也是对读者理解力的检验。论文中个别副词的汉译需要译者结合医学知识，通过自身的领悟进行合理的翻译，以使译文脉络清晰、通俗易懂。

> 例：Subarachnoid hemorrhage was remotely induced via perforation of the circle of Willis of rats with an endovascular suture during MR imaging.
>
> 译文：MR(核磁共振)成像期间,通过血管内置人缝线在远端刺破大鼠 Willis 环(大脑动脉环),引起蛛网膜下腔出血。

分析："remotely"有"遥远地,偏僻地"的意思,如果生硬地翻译,非专业人员很难理解"遥远"和"远端"之间是怎样的一种关联。在解剖学中,"Willis"环位于颅内,缝线只能通过颅外血管向颅内延伸进入"Willis"环,此时缝线的头端相对于其插入点确实处于"遥远"的状态,因此翻译成"在远端"既符合解剖学特点,也易理解。

5. 介词

在生物医学论文中,介词或与不及物动词搭配构成词组,或夹于两名词之间,表示一个完整的动作或状态,翻译时应根据已有的医学知识,将其转化成合适的动词,此为转换译,是翻译介词时常用的翻译方法。句子内容不同,与同一介词搭配的名词不同,其转换后的动词意思也有相应不同,是翻译中的难点。

> 例：A small but significant increase in caspase-9 mRNA was seen in the ipsilateral cortex across time after severe injury magnitude.
>
> 译文：严重损伤后,损伤同侧皮质中 caspase-9 mRNA 可随时间出现轻微但有(统计学) 意义的升高。

分析:当"介词＋名词"充当其前面名词的修饰语时,介词需要转化为动词处理。"across"作为介词有"交叉""在……另一边"的意思,句中的"across"原义有"交叉"的意思,这里转换译作"随"。

生物医学英语论文虽然属于科技文章,但近年来修辞等文学手段的融入日益增多,一些词汇的灵活运用,凸显生命科学写作中的文学内涵。有些词汇往往可发挥一句话或一个意群的作用,反映了目前生物医学英语论文简洁、鲜明的特色,而科技论著的科学性与文学性的有机结合,代表了生物医学英语论文写作的趋势。

6. 数量词

在医学英文文献中,常遇到数量的倍数、分数、百分数和增减等问题,由于汉语与英语在数量的表达方法上不完全相同,英语表示倍数比较或倍数增减的句型多种多样,对于数量的增加以及表达数量的固定词组必须注意正确的翻译和处理方法,如果表述不当,则会差之毫厘,谬以千里。

下面列举几种常用的英语表达形式及其翻译方法。

①比较："A is N times as long as B""A is N times longer than B"。以上二句都应译为：A 的大小是 B 的 N 倍（或 A 比 B 大 N−1 倍）。

> 例：The concentration of IFN-γ in group A is 3 times higher than that in group B.
>
> 译文：A 组的 IFN-γ 浓度是 B 组的 3 倍（或译成：A 组的 IFN-γ 浓度比 B 组的高 2 倍）。

②倍数增加："increase to N times""increase N times/N-fold""increase by N times""increase by a factor of N"。以上四句均应译为：增加到 N 倍（或增加 N−1 倍）。在这类句型中"increase"常被"raise""grow""go/step up""multiply"等词代替。英语中凡是表示倍数的增加，都包括底数在内，表示的都是增加后的结果。

> 例：Expression of CHRM3 increased to three times in patient's colorectal cancer compared to adjacent normal colon.
>
> 译文：与邻近的正常结肠组织相比较，患者结直肠癌组织中的 CHRM3 表达增加了 2 倍。

③倍数减少：如"reduce N times""reduce by N times""reduce by a factor of N""reduce N times as much（many）…as"。均应译为：减少到 1/N。英语中可以用倍数来表示减少的程度，但汉语中一般不使用"减少多少倍"的说法。所以，在汉译时应将句中的倍数转换成分数或百分数。

> 例：The mortality of this disease is reduced four times after operation.
>
> 译文：手术后，此病的病死率降低到原来的四分之一。

④在百分数、分数增加（减少）翻译时，可以直接译为"增加（减少）几分之几""增加（减少）百分之几"，英汉表达并无差异。

例：The trial showed that lung cancer screening with low dose CT of the thorax in smokers decreased lung cancer-specific mortality by at least 20%.

译文：该研究显示，对吸烟者进行胸部低剂量 CT 筛查可以使肺癌病死率至少下降 20%。

三、根据搭配翻译

一个普通单词与不同的单词搭配在不同语境中可能表达不同的意义，翻译时应注意形容词和名词的搭配，以及名词和动词的搭配。

例：Patients should be warned not to have heavy food.

译文：应告诫患者不要吃难消化的食物。

例：Stones are present in a high percentage of the patients, and gallbladder function, as demonstrated by cholecystography, is usually impaired, but not always.

译文：有胆结石的患者占较大的比例；而且胆囊功能——如胆囊造影所示——通常遭受损害，但情况不总是这样。

分析：在上面的例句中，"heavy""high"都未翻译成它们的本义，而是分别译成"难消化的""大"。这是根据它们的搭配词汇而选择的词义。

四、根据上下文语境翻译

英语有些多义词，不能只靠词性和固定搭配来确定它的词义，译者应当结合上下文，研究它与其他词句的关联，以便决定采用哪个词义。所涉及的范围有时超出了它所在的句子。

例：By definition a cataract is opacity in the lens. For practical purposes, however, the term is best applied to those opacities of the lens that impair sight. [lens：透镜，（凹凸）镜片；（眼球的）晶状体；（照相机的）镜头]

译文：白内障的定义是晶状体混浊。然而实际上，白内障仅指损害视力的晶状体混浊。

> 例：In some countries no substitute drugs are prescribed；addicts simply are required to abandon drugs and go through withdrawal. (drug：药；麻醉药品；成瘾毒品；滞销货；withdrawal：撤退；退隐；停止服药)
>
> 译文：有些国家不准为有毒瘾的人开替代药品，一味地要求他们进行戒毒，直到断瘾。

五、词义具体化

英语某些代表抽象概念或者属性的词，在一定的上下文中实际是指代一种具体事物，在保证传达特定上下文中主要意义的前提下，将该词译为能反映原意的汉语词语。

> 例：Rarely, subserosal involvement gives rise to ascites（腹水）with high eosinophil counts in the fluid.
> 误译：偶尔，浆膜下受累可能产生腹水，液体内嗜伊红细胞计数高。
> 改译：偶尔，浆膜下受累可能产生腹水，且腹水内嗜伊红细胞计数增多。

> 例：The bacterial pneumonia may complicate influenza at both extremes of age.
> 误译：细菌性肺炎可能使流行性感冒复杂化于年龄的两端。
> 改译：幼儿和老人患流行性感冒可能并发细菌性肺炎。

六、词义抽象化

所谓抽象化，就是用译入语中比较抽象、概括的词汇来表达原语中比较具体、形象的词汇。

> 例：The cornerstone of therapy in lung abscess is the administration of the antimicrobial drug in adequate dosage.
> 误译：肺脓肿治疗的基石是服用剂量足够的抗菌药物。
> 改译：治疗肺脓肿，主要依靠服用剂量足够的抗菌药物。

例：Probably the one drug that is most famous for doing double, triple, and maybe even quadruple duty is aspirin.

误译：最出名的负有双重、三重甚至四重责任的药物可能要数阿司匹林了。

改译：最出名的具有双重、三重甚至四重作用的药物可能要数阿司匹林了。

七、词义的转换

有时，英语句中某个词在词典中找不到它的适当词义，可能是该词的意义有新的发展或转移。译者应选其本义或一个比较适合现在语境的意义，按照引申法去确定词义，最后用规范的译文表达出来。

例：The Starling hypothesis states that hydrostatic forces are primarily responsible for fluid movement out of the capillaries, whereas oncotic pressure is primarily responsible for fluid movement back into capillaries.

误译：Starling 氏假说认为，对液体渗出毛细血管负责的主要是静水压，而对液体返回毛细血管负责的主要是胶体渗透压。

改译：Starling 氏假说认为，促使液体渗出毛细血管的主要是静水压，而促使液体返回毛细血管的主要是胶体渗透压。

分析："be responsible for"还可译作"造成……的原因"，从此义引申，译为科技文章中常常表示原因的"促使"，既简洁又得体。

例：Laboratory tests and diagnostic procedure are obtained following the interview and physical examination.

误译：实验室检测和诊断操作是在会谈和体检之后进行的。

改译：实验室检测和诊断操作是在医生面诊和体检病人之后进行的。

第二节　句子的特点及合理转换方法

一、理解句子深层结构

句法是医学英语不同于日常英语的一个主要特征之一。对于句子的翻译，应基本着眼于深层结构，而不过多地考虑表层结构。不管原文怎么表达，翻译时只要将原文的深层意思传达出来就行。

> 例 1：Patients with hypertension due to primary hyperaldosteronism show low serum potassium, high serum sodium, and high bicarbonate.

> 例 2：Low serum potassium, high serum sodium, and high bicarbonate can be seen in patients with hypertension caused by primary hyperaldosteronism.

分析：上面两句一个用主动语态，一个是被动语态；一个是"due to"，一个是"caused by"；一个是"show"，一个是"can be seen"，它们的表层结构差异很大。但两句表达的意思相同，或者说它们的深层结构相同。因为不管是第一句，还是第二句都可以译成：原发性醛固酮增多症引起的高血压病人常有低血钾、高血钠和高碳酸血症。

所以，从某种意义上说，医学英语句子翻译的关键是要着眼于深层结构，在表达时则要摆脱原文表层结构的束缚。以往医学翻译中常出现的一些问题，如译文不地道、不通顺等，虽然有些应归咎于缺乏专业知识，不懂术语，但若从深层结构和表层结构的角度加以剖析，就会对这些问题认识得更彻底。下面用一些例子来说明正确理解深层结构，摆脱表层结构束缚的重要性。

> 例：When little more can be done for the heart disease itself, the elderly patient can still be kept happy and fit by carrying on appropriate activities within his cardiac and general physical ability and maintaining his dignity and status in the community.
>
> 原译：当对于心脏病本身没有更多的可以做的时候,老年病人仍然能通过进行心脏和全身体力允许的适当活动以及通过保持病人在社会团体中的尊严和地位获得幸福和健康。

原文表层有"when..."这一结构,译文用了"当……的时候";原文有"by"短语,译文用"通过……"。其实译者只要理解深层的意思,就可以不受上面这些表层结构的束缚,而用地道的中文表达：要是对于心脏病本身没有其他措施可行,老年病人可以适当做些心脏能力和全身体力允许的活动,同时保持其原来在社会团体中的尊严和地位,这样老年病人仍然可以享有幸福,保持健康。

从上面的几个例子,可以看到表层结构对生物医学翻译工作者的束缚。摆脱这些束缚的办法就是着眼于句子的深层,可以参考美国翻译理论家奈达提出的三步转换的设想,他认为最有效、最科学的翻译方法应经历三个转换步骤：第一步,取原文句子,追溯出结构最简单、语义最清楚的核心句;第二步,将这些核心句从原文语言中译过去;第三步,按照翻译过来的核心句生成译文语言中的表层句子。使用这种方法有助于译者理解原文,从而使译文准确、流畅。

二、被动句的翻译

被动语态在医学英语中使用极广,凡是不必、不愿或无从说明动作的主体,在强调被动行为以及在便于连贯上下文的情况下,都可使用被动语态,但汉语中却较少使用被动句。因此,在翻译被动句时,需要照顾汉语的表达习惯。在医学英语中被动语态使用较多,其原因在于科技文章主要论述客观存在的事实和科学论断,并且希望强调和突出所论述的事物,因此,谓语动词常采用以客观事物为主体的被动语态。在医学英文文献中,由于人们所关注的是行为的对象,即疾病和患者,而不需要明确行为者本身,即医务和科研人员,所以多用被动语态。为使译文通顺,可采用下列几种译法。

①在动词前加"被""由"等词,译成中文被动句。

> 例：The disease may be caused by a new influenza virus.
>
> 译文：此病可能是由一种新型流感病毒引起的。

> 例：ACT scores were carried out usually to assess the control of asthma.
>
> 译文：ACT 评分常被用来评估哮喘控制情况。

②句子的主语是无生命的事物，而行为者又不十分明确，可译成中文主动句。

> 例：The operation was performed under general anesthesia.
>
> 误译：手术在全身麻醉下被进行。
>
> 译文：全麻下手术。

分析：误译不符合中文的语言习惯，不能满足"达"的翻译标准。而译成主动句"全麻下手术。"显然更为通顺而简洁。

③若英语原句中未提及主动者，而译文也无须提及主动者时可译成中文的无主语句。

> 例：Stata software（version 10.1）was used for statistical analysis.
>
> 译文：应用 Stata 软件（10.1 版本）进行统计学分析。

④以"it"作形式主语，以被动语态作谓语，其后接以由"that"引起的主语从句的表达形式可译成中文主动句的形式。

> 例：It is estimated that around two millions of people in Australia are affected by COPD.
>
> 译文：据估计，在澳大利亚大约有 200 万人患有 COPD。
>
> "It"引导的被动语态惯用句型，通常采用以下译法：
>
> It is known that...译文：众所周知
>
> It is found that...译文：据发现……；有人发现……
>
> It is generally accepted that...译文：普遍认为
>
> It is estimated that...译文：据估计
>
> It has been proved that...译文：已经证明
>
> It has been illustrated that...译文：据图表所示

三、长难句的翻译

英语中,特别是科技英语文献中句子冗长、结构繁复的现象很常见。而医学英语文献出于叙事说理的需要,其长句更是屡见不鲜。之所以如此,一方面是使用了各种各样的修饰语;而另一个主要原因,便是其句子的组织结构的扩展使句子变长,而其内容也随之复杂起来。有些长句,各种成分间的关系错综复杂,意思很难分辨,而且搞清楚各成分的意思之后,各个层次在翻译时如何安排也颇费周折。因此,长句的处理,往往成为翻译中的棘手问题。处理不当,就会使得译文晦涩难懂,令人读来一头雾水。然而,长句的翻译并非全无规律可循,只要掌握一定的技巧,理清原文的句法结构,抓住全句的中心内容,弄清句子各层次间的逻辑关系,就能用简洁、通顺的汉语翻译出原文的意思。

由于英汉两种语言表达习惯的不同,句法结构也有很大的区别。汉语一般采用结构紧凑的短句,而英语(尤其是科技英语)常使用结构错综复杂的长句。造成这种现象的原因是英语中常使用各种短语、插入语、修饰语、从句等。但不管一个句子多长,在语法上总有规律可循。翻译长句通常按照下列步骤进行:首先,分析句子的语法结构,找出主句的主语和谓语,找出各从句和修饰语,弄清它们之间的相互关系;其次,分析句子的逻辑关系(因果、时间等);最后,按照汉语的习惯和表达方式,正确译出原文的意思。

例:Since the exacerbation of COPD and its treatment with beta-agonist and systemic steroids may worsen heart failure and diabetes, respectively, it is understandable that a prolonged stay might be needed to get these comorbid conditions under control.

译文:由于COPD急性加重需要应用β受体激动剂和全身皮质类固醇,而这些药物分别会加重心衰和糖尿病病情,因此,这些患者可能需要延长住院时间来控制上述并发症。

例:There seems little doubt, therefore, that when 800- a peptic ulcer is in a stage of causing symptoms, direct exposure of it to hydrochloric acid will usually induce typical ulcer pain.

译文:因此,在消化性溃疡处于症状期时,如溃疡直接接触到盐酸通常会引起溃疡疼痛,这一点似乎没有什么疑问。

分析:

①本句含有三处分隔现象:首先,"that"引导的同位语从句通常应紧跟其所

修饰的名词"doubt"之后，但这里被插入语"therefore"所分隔；其次，同位语从句本身是一个主从复合句型，"that"没有像通常那样直接跟着其主句"direct exposure...ulcer pain"，而是被"when"引导的时间状语从句所分隔；再者，句中"exposure"与其搭配的介词"to"被后置定语"of it"所分隔，此处的"it"指代"peptic ulcer"。

②本句的主句为"There seems little doubt"，而在翻译时语序做了调整，放在句尾，更符合汉语表达的习惯。

长、难句翻译的具体步骤：

①确定主语、谓语，化繁为简，掌握全句的中心思想。

医学英语文献中，除简单句外，使用频率最高的句子类型为并列句、复合句或并列复合句。有时一个长句就是一个较长的段落。句子一长，结构就趋于错综复杂，从而造成理解上的困难。因此，在理解的基础上，需化繁为简将各个主句、分句、从句都尽量化为简单句。确定主语、谓语，掌握全句的中心思想，下面举例加以说明。

> 例：Dramatic relief from arthralgia and tissue, such as finger clubbing and periosteal proliferation, may follow removal of a pulmonary tumor.
>
> 译文：关节疼痛和手指杵状化以及骨膜增生等组织方面的变化，都可随肺部肿瘤的切除而显著缓解。

首先确定主语"relief（缓解）"，谓语"may follow（可能随着……而出现）"。因为是及物动词，因此其宾语为"removal（切除）"，三者合而为一，就得出全句的中心思想"缓解可随着切除而出现"。句子的其余成分并不改变这个中心思想，只不过补充说明缓解的是什么，缓解的程度如何，切除的又是什么，如把这些思想一一用来补充加入中心思想，并将"缓解"一词从名词转换为动词，就得出反映全句的内容的上述译文了。

②根据原文结构和含义，用汉语的表达习惯，结合各种翻译技巧，进行综合处理。

医学英语论文习惯使用长句来表达复杂而严谨的概念，即采用句子扩展的方式来表达，但汉语与其表达方式不同，汉语习惯使用若干短句做层次分明的叙述。也就是在英译汉的过程中，将长句拆成几个短句，按时间先后、逻辑顺序、意思的轻重来重新安排。总的原则是要使译文层次分明、文字准确、含义清楚。要按照汉语的表达习惯对原文进行综合处理。有主有次，使得译文通顺流畅，准确传神。在翻译长、难句时还有一个改变原文结构的问题，下面举例加以说明。

> 例：These receptors are nerve endings that discharge impulses according to the extent of stretch in the wall of the vessel in which they are imbedded.
>
> 译文：这些感受器是神经末梢，它们嵌入血管壁，根据该血管壁扩张的程度发生冲动。

本句结构是一个主句再带上一个定语从句，该从句又带上它自己的定语从句。如果按刻板法硬译，将后置定语挪到被修饰的名词前，译出的句子将令人费解，而且难以译顺。现采用"定语分译"法，将句子译成三个短句，只是让第二个定语从句向前移动，作第二个短语译出，不仅使逻辑性强而且译文通顺，层次明晰。

> 例：Breathing consists of inspiration which takes in air that ordinarily contains about 20 percent of oxygen and expiration which gives out air that contains about 16 percent of oxygen.
>
> 译文：呼吸由吸气和呼气两个过程组成：吸入气体通常约含20％的氧气，而呼出气体含16％的氧气。

本句是由基本结构"Breathing consists of inspiration and expiration"扩展开来的。由于两个并列的介词宾语各自带有自己的定语从句，而两个定语从句又分别带有一个由"that"引出的定语从句。因此，全句扩展得比较长，要译好本句，须采用"先立主干，后分枝叶"的手法，先译出基本结构，然后再把四个定语从句分译成两个并列的句子，做到主次分明、眉目清晰。

英汉两种语言在句法、词汇、修辞等方面均存在着很大的差异，因此在进行英汉互译时必然会遇到很多困难，需要有一定的技巧作指导。具体来说，常用的句子翻译技巧有增译法、省译法、转换法、拆句法、合并法、正译法、反译法、倒置法、插入法。

四、具体翻译方法

1. 增译法

指根据英汉两种语言不同的思维方式、语言习惯和表达方式，在翻译句子时增添一些词、短句或句子，以便更准确地表达出原文所包含的意义。这种方式多半用在汉译英里。汉语无主句较多，而英语句子一般都要有主语，所以在翻译汉语无主句的时候，除了少数可用英语无主句、被动语态或"There be..."结构来翻译以外，一般都要根据语境补出主语，使句子完整。英汉两种语言在名词、代词、连词、介词和冠词的使用方法上也存在很大差别。英语中代词使用频率较高,凡说到人的器官、归某人所有的、与某人有关的事物时,必须在前面加上物主代词。因此,在汉译英时需要增补物主代词,而在英译汉时又需要根据情况适当地删减。英语词与词、词组与词组以及句子与句子的逻辑关系一般用连词来表示,而汉语则往往通过上下文和语序来表示这种关系。因此,在汉译英时常常需要增补连词。英语句子离不开介词和冠词。另外,在汉译英时还要注意增补一些原文中暗含而没有明言的词语和一些概括性、注释性的词语,以确保译文意思的完整。总之,通过增译,一是保证译文语法结构的完整,二是保证译文意思的明确。

例:取组织和细胞蛋白,按 BCA 试剂盒(武汉博士德公司)说明书测定蛋白浓度,将提取的蛋白加入上样缓冲液后在 95℃煮 10 min,每孔上样 30 μg,10%聚丙烯酰胺凝胶(武汉博士德公司)电泳分离蛋白,电泳电压 80 V 转 120 V,湿转,转膜电压 100 mV,时间 45～70 min,PVDF 转膜,5%BSA 室温封闭 1 h,加入相应一抗。

译文:The concentrations of proteins extracted from tissues and cells were determined using the BCA Protein Assay Kit (Wuhan Boster Biological Technology, Ltd., China) according to the manufacturer's instructions. Extracted proteins were mixed with the loading buffer, boiled at 95℃ for 10 min, and then 30 μg protein was added to each well of a 10% polyacrylamide gel (Wuhan Boster Biological Technology, Ltd., China). After electrophoresis at 80 V to 120 V, the protein was transferred to a polyvinylidene fluoride membrane (100 mV for 45-70 min). The membrane was blocked with 5% bovine serum albumin for 1 h and then incubated with the following primary antibodies...(译文下划线字体即为增译)。

2. 省译法

这是与增译法相对应的一种翻译方法,即删去不符合目标语思维习惯、语言习惯和表达方式的词,以避免译文累赘。

例:于患者脐孔上缘置入 10 mm 的套管作为观察孔,置入 30°腹腔镜以观察胆囊及其周围情况。(中文下划线字体即为省译)。

译文:A cannula (10mm) was placed on the upper edge of umbilicus of the patients for inspection, in which 30° laparoscope was set to observe the gallbladder and its surrounding area.

3. 转换法

转换法指翻译过程中为了使译文符合目标语的表述方式、方法和习惯而对原句中的词类、句型和语态等进行转换。具体地说,就是在词性方面,把名词转换为代词、形容词、动词,把动词转换成名词、形容词、副词、介词,把形容词转换成副词和短语。在句子成分方面,把主语变成状语、定语、宾语、表语,把谓语变成主语、定语、表语,把定语变成状语、主语,把宾语变成主语。在句型方面,把并列句变成复合句,把复合句变成并列句,把状语从句变成定语从句。在语态方面,可以把主动语态变为被动语态。

> 例:患者发病 12 小时内取外周血 5 mL,血液样本中加入 EDTA 抗凝,室温下静置 30 min,3000 r/min 离心 10 min,分离上清液,保存于 EP 管中,-80 ℃冰箱冷冻保存备用。
>
> 译文:Peripheral blood (5 mL) was collected from each patient within 12 h of symptom onset and then placed into EDTA-contained tubes at room temperature. Thirty minutes later, supernatant was immediately separated by 10-min centrifugation (3000 r/min) and stored in EP tubes at -80℃ until analysis. (译文下划线字体在翻译上使用了转换法)。

> 例:每孔加入终止液 50 μL,终止反应。
>
> 译文: The reaction was terminated following/the addition of 50 μL stop buffer. (译文下划线字体在翻译上使用了转换法)。

4. 拆句法和合并法

拆句法和合并法是两种相对应的翻译方法。拆句法是把一个长而复杂的句子拆译成若干个较短、较简单的句子,通常用于英译汉;合并法是把若干个短句合并成一个长句,一般用于汉译英。汉语强调"意合",结构较松散,因此简单句较多;英语强调"形合",结构较严密,因此长句较多。所以汉译英时要根据需要注意利用连词、分词、介词、不定式、定语从句、独立结构等把汉语短句连成长句;而英译汉时又常常要在原句的关系代词、关系副词、主谓连接处、并列或转折处、后续成分与主体的连接处,以及意群结束处将长句切断,译成汉语分句。这样就可以基本保留英语语序,顺译全句,顺应现代汉语长短句相替、单复句相间的句法修辞原则。

> 例：局部消毒、铺巾，采用 5% 利多卡因 5 mL 进行局部浸润麻醉，使用尖刀在皮肤上划 2~3 mm 的切口。
>
> 译文：After local disinfection and draping, 5% lidocaine (5 mL) local anesthesia was administered <u>and</u> an incision of 2-3 mm was made.（译文下划线字体在翻译上使用了合并法）。

5. 正译法和反译法

这两种方法通常用于汉译英，偶尔也用于英译汉。所谓正译，是指把句子按照与汉语相同的语序或表达方式译成英语；所谓反译，则是指把句子按照与汉语相反的语序或表达方式译成英语。举个很简单的口语化例子：在美国，人人都能买到车，正译为"In the United States, everyone can buy a car"，反译为"In the United States, cars are available to everyone"。

> 例：
>
> 纳入标准：(1)年龄超过 65 岁的老年人，合并有心、脑、肺等其他疾病，不能耐受手术者；(2)急性胆囊炎、胆囊积脓，非手术治疗未见好转者。
>
> 译文：
>
> Inclusion criteria: (1) elderly AC patients (> 65 years old) with cardiac, brain and lung comorbidities, and <u>unable to</u>（正）tolerate surgery; (2) patients with AC and empyema of gall-bladder, <u>failing to</u>（反）response well to non-surgical therapies.

> 例：早期发育阶段，胚胎通过胎盘转移从孕鼠血清中获得骨形成蛋白 7。
>
> 正译：The fetus <u>obtains</u> bone morphogenetic protein-7 from serum of pregnant mice through placental transfer during early stages of development.

> 反译：Bone morphogenetic protein-7 from serum of pregnant mice is <u>available to</u> the fetus through placental transfer during early stages of development.

6. 倒置法

在汉语中，定语修饰语和状语修饰语往往位于被修饰语之前；在英语中，许多修饰语常常位于被修饰语之后,因此翻译时往往要把原文的语序颠倒过来。倒置法通常用于英译汉,即将英语长句按照汉语的习惯表达法进行前后调换,或进行全部倒置,原则是使汉语译句安排符合现代汉语论理叙事的一般逻辑顺序。有时倒置法也用于汉译英。

例:本研究纳入 2014 年 3 月～2015 年 3 月于我院医学影像科行肝胆特异性对比剂增强磁共振动态多期扫描的肿块型肝内胆管细胞癌患者 59 例。

译文:A group of 59 IMCC patients undergoing dynamic multiphase scanning of Gd-BOPTA-enhanced MRI at the Radiology Department of ×××between March 2014 and March 2015,were enrolled into our study.(译文下划线字体在翻译上用了倒置法)。

例:更换含 10 g/L BSA 和体积分数为 1‰ 胎牛血清的 RPMI-1640 培养液,显微镜下测量划痕区距离。

译文:The cells were maintained in RPMI-1640 supplemented with 10 g/L bovine serum albumin (BSA) and 1‰ fetal calf serum (FCS) and the scratch area was measured under the microscope.

7. 插入法

指把难以处理的句子成分用破折号、括号或前后逗号插入译句中。这种方法主要用于笔译中。偶尔也用于口译中,即用同位语、插入语或定语从句来处理一些解释性成分。

例:选取 2014 年 1 月至 2014 年 11 月在我院门诊及住院就诊的 103 例肺结核患者作为病例组,其中男 64 例,女 39 例,平均年龄 48.6 ± 14.9 岁。

译文:A total of 103 TB patients(64 male and 39 female) with a mean age of 48.6 ± 14.9 years,hospitalized between January 2014 and November 2014 at the Key Laboratory of Xinjiang Endemic and Ethnic Diseases,Cooperated by the Education Ministry with Xinjiang Province,were enrolled into our study as the case group.(译文下划线字体在翻译上使用了插入法)。

例：肺结核，作为全球性的公共卫生攻克重点，成为世界范围内感染性疾病死亡的第二大原因。

译文：Tuberculosis (TB), one of the highest priorities for global public health, is the second leading cause of infection-related mortality over the world. (译文下划线字体在翻译上使用了插入法)。

第三节　时态特点及准确选择

生物医学论文翻译和写作的重点之一是英语句子的表达，构成英语句子的核心是其谓语，而谓语的关键是所用动词的时态。因此，在进行英文文字加工的过程中，必须对谓语动词的时态给予特殊的关注。

英语谓语动词的时态共有 16 种，但在英语科技论文中用得较为频繁的只有两种，即一般现在时和一般过去时。现在完成时、过去完成时和一般将来时有时也会用到。我们在翻译和写作过程中常常遇到时态用得不规范的情况，现就一些规律性问题做些探讨。

时态问题是中国医学工作者在翻译和写作医学英语论文时遇到的一个重要问题。时态的不恰当使用，会让读者混淆论文作者的研究发现和已被科技界接受的科技知识或真理，产生误解。解决这一问题的关键在于确定一个时间参照点，以此参照点为基准来确定各段、每个句子谓语动作所发生的时间。在科技论文写作过程中，可以将写论文的时刻定为现在时间，在此之前和之后的时间分别定为过去时间和将来时间。科技论文动词时态的使用已有一些约定俗成的规则和规律。

①众所周知的事实（以往的研究结果）应使用现在时态。

②方法和结果的描述应使用过去时态。

③陈述部分（presentation）应使用现在时态，如：Table 1 shows that...

④责任的转移应使用过去时态，如：Hyland demonstrated that...

为避免读者混淆论文作者的研究发现和已被科技界接受的科技知识或真理，有必要坚持 Day 提出的时态适用原则，过去时态用来描述具体事件，如使用的研究方法，某次实验或研究项目所获取的实验结果；现在时态适用于普遍真理，如标准或方法，以及无可争辩的陈述。

一、生物医学论文时态使用步骤

医学论文属于科技性学术论文，它遵守一般的学术论文写作要求，包括时态的使用。跟绝大多数的实证性论文一样，医学论文陈述信息时，也有其标准的模式,即文章分为介绍、方法、结果、讨论四部分。可归纳为十一步。

第一步,提供论文研究的相关背景知识。这一步通常主要采用现在时。

第二步,回顾相关文献。含有两类信息,即介绍以往相关研究,以及指出以往相关研究的局限。当指某一个研究案例时,使用一般过去时,如:Pike et al reported that…。当提及一个以上的研究时,使用现在完成时,如:Acute hemodynamic studies in patients at the time of implantation have shown that left ventricular pacing in the "Wrong" can be detrimental and lead to further dyssynchrony. (*American Journal of Cardiology*)。当提及一个以上的研究,并且这些研究对本研究有提示作用时,使用现在时态,如:Their results suggest that the DD genotype is a risk factor for the development of renal failure. (The Lancet,Vol 346. august 26,1995)

第三步,介绍该研究。这一步骤中可能包括论文调查所采用的方法,也可能涉及样本数据,但主要的构成元素是交代论文的研究目的。这一步骤可采用一般现在时,也可以使用现在完成时,如:The aim of the present study is to clarify the association between smoking and eradication…[*the American Journal of Medicine*. (2006)119,217-224]

第四步,描述数据收集程序,属于方法中的第一小步。主要目的是讨论有关数据识别、选择和定界的各个方面的问题。指明样本大小时,通常采用一般现在时或一般过去时。除了指明样本大小使用一般现在时或一般过去时,过去时态使用得最频繁。原因是,论文中所提到的方法和步骤尚未得到学术界的认可,所得到的结论也只能在文章本身研究的条件下适用,还不具有普遍性,不能视为既定真理。

第五步,描述试验步骤。这一步骤通常出现于涉及实验室研究的论文,如:After 1 hour incubation at 37 ℃,the slices were washed in PBS…

第六步,描述数据分析步骤。这一步在涉及统计学分析或定量分析的论文中出现。这一步骤通常采用过去时态,如:Orthogonal planned comparisons were used to examine differences…(*Journal of Experimental Marine Biology and Ecology*)

第七步,说明与研究预期相一致的结果,这是结果部分的第一小步。它陈述研究中的总体发现,同时也介绍与研究相关的其他重要发现,还介绍一些诸如表格、曲线图、画报之类的视图。描述视图时,使用一般现在时,如:The characteristics of cases and controls are shown in table;又如:Table 2 shows that…。描述研究结果的,使用一般过去时,如:Mean overall survival was 21 months.

第八步,说明与研究预期相冲突的结果。这一步骤出现的频率并不高,所以可以认为它是一个选择项,并不是必不可少的步骤。

第九步,突出总体研究结果,这一步属于讨论部分的第一小步。这一步骤较短,有时只包括一个复杂句,概括主要的论文结果,通常使用现在时态,如:

The result of this study suggests that OC use has no significant effect on the risk of breast cancer in women under 45 years of age.

第十步,解释具体的研究结果。它重新描述论文中的主要观察结果,指出它们的意义,解释并通过回顾研究所采用的方法来证明其结论的合理性。陈述某一特定结果时,使用一般过去时,如:We also found non-TCC bladder cancer to be more common in females than males (12% vs 6%)。阐释说明研究结果时,使用现在时态,如:Our findings suggest that non-TCC/non-SCC histology is an independent predictor of bladder cancer specific progression and mortality. (*The Journal of Urology*,Vo1:175,issue:6,June,2006)

第十一步,陈述研究结论。这是研究的最后一步。它是作者对自己研究成果的评价,通常使用现在时态,如:Several specific aspects of this study such as...Warrant further discussion.

二、生物医学论文常用时态

1. 一般现在时

①用于不需要考虑谓语动作发生的时间,或不受时间限制的客观存在事实的描述。

> 例:The presence of lead in wine is mainly due to environmental pollution and to the material used in wine making.

②用于发生或存在于写论文之时的感觉、状态或关系等的描述。

> 例:The results of the chemical analysis are given in Table 1.

③用于致谢的表述。
④说明表注和图注的内容、数据、图形和符号用一般现在时。

> 例:表 3 表明,调整年龄后,收缩压和舒张压与钾摄取量之间关系的回归坡度,男性与女性相似。即钾摄取量每上升 10 毫克分子,收缩压平均下降约 1.7~1.8 毫米。
> 译文:Table 3 shows that the age-adjusted regression slopes for systolic and diastolic BP on potassium intake are similar for men and women. Every 10 mmol increase in potassium intake is associated with an average decrease of about 1. 7 to 1. 8 mm systolic pressure.

例:饮食变量包括蛋白质、脂肪、碳水化合物、热卡、酒精和钙(男性)。

译文:Dietary variables are protein, fat, carbohydrate, calories, alcohol, and calcium (in men).

例:数据以标准差(SD)表示。

译文:Data are presented as mean±Standard deviation(SD).

例:MI:心肌梗死。

译文:MI indicates myocardial infarction.

2. 一般过去时

①用于写论文之前作者所做工作的描述。

例:Micro-analytical data were obtained in a Carba 1106 Analyzer.

②用于有确定的过去时间状语的存在状态或发生动作的描述。

例:Thomson and Thomerson firstly determined in wine using the hydrid a generation atomic absorption spectrophotometry(HG-AAS) technique in 1974.

③用于作者感觉是撰写论文前发生的动作或存在的状态。

例:In each of these cases the adsorbed amount reached an equilibrium value after different adsorption time.

④医学研究论文材料与方法部分及结果部分的时态基本相同,一般用过去时。

例：结果

人口统计学数据

确诊时的平均年龄为 47 岁（最小 1 个月，最大 86 岁），43 例（16％）＜ 20 岁,90 例（32％）＞ 60 岁;152 例（55％）为男性。所有患者均为白人。174 例表现出心脏病症状的患者经超声心动图检查诊断为 HCM,新近发现心脏杂音或心电图（ECG)异常 82 例,HCM 家族史 21 例。从首次诊断到最近一次的临床评估或至死亡前的临床评估随访时间为 8.1 年(范围 6 个月～31 年)。

译文：RESULTS

Demographics

Mean age at diagnosis was 47 years (range 1 month to 86 years). Forty-three patients (16％) were younger than 20 years while 90 patients (32％) were 60 years or older; 152 (55％) were men. All patients were white. Circumstances that led directly to the diagnosis of HCM by echocardiography were cardiac symptoms (n ＝ 174), a newly detected heart murmur or abnormal electrocardiogram (ECG) findings (n＝ 82), or family history of HCM (n＝21). Duration of follow-up from initial diagnosis to the most recent clinical evaluation or death was 8.1 years (range,6 months to 31 years).

3. 一般将来时

①用于撰写论文之后发生的动作或存在的状态。

例：Studies on gene therapy will be carried out in the near future.

②用于有确定的将来时间状语的动作或存在的状态。

例：Global energy consumption will be more than double to 30 terawatts by 2050.

③用于作者感觉上是将要发生的动作或存在的状态。

例：The behavior of the ternary tropic block copolymer mesophase samples will be compared with the properties of lamellar block copolymermelts and low molarmass surfactants-water mixture.

4. 现在完成时

①用于以写论文时间为参照点，以前一直在进行的动作或一直存在的状态，强调持续性。

> 例：Polyolefines like polypropylene have recently gained a lot of interest in both science and technology.

②用于以写论文时间为参照点，以前已完成的动作或存在状态，强调动作的完成性或结束性。

> 例：A few block copolymes have been produced commercially for many years.

5. 过去完成时

①用于在过去某一时间之前所发生的动作或存在的状态。

> 例：The world's biggest polluter, the United State, had consumed over 140 billion gallons of transportation fuel by the end of December in the year of 2005.

②用于一个过去的动作之前发生的动作或存在的状态。

> 例：A method for introducing peptides and other biological molecules into a mass spectrameter for analysis had been quite successful before another technique was used as an alternative for introducing and ionizing small biological molecules into a mass spectrameter.

③表示研究实验结果时，有时追述结果之前的情况，则用过去完成时。

> 例：用相同的方法对两名中暑病员（中暑虚脱）进行了治疗。第一名中暑病员是在研究志愿受试者之前进行治疗的。
>
> 译文：Two heat casualties (heat exhaustion) were treated by this method. The first was treated before the volunteers had been studied.

> 例：几乎所有的病人在开始接受全胃肠外营养后不久以及在做出胆道疾病诊断之前，都有肝功检验结果异常。
>
> 译文：In almost all of these patients, the abnormal results of liver function tests had been noted early after the initiation of TPN of these patients.

三、主从复合句的时态处理

在生物医学论文的主从复合句中，从句动作的时态通常受主句谓语动词的时态控制。主句谓语动词的时态为中心时态，从句谓语动词的时态要以该中心时态为基准进行确定。

1. 主句谓语动词的时态为现在或将来时态

当主句谓语动词的时态为现在或将来时态时，从句中的谓语动词的时态可根据实际需要选用。

①从句一般用将来时态，表示未来的情况。

> 例：Simmons estimates that global energy consumption will be more than double to 30 terawatts by 2050.

②从句用现在完成时态，表示截止到现在的情况。

> 例：Energy experts say that this tine world supply of oil has really peaked.

③从句用一般现在时态，表示一种客观事实。

> 例：The results obtained from this study show that unexercised muscles lose their strength quickly.

④从句用一般过去时态，表示其谓语的动作发生在过去。

> 例：The results indicate that the performance of Ni-Al xerogels in 1 mol/L at 50 ℃ was controlled by the R (xerogel) values.

2. 主句谓语动词的时态为过去时态

如果主句谓语采用一般过去时态，从句中谓语动词的时态应该用各种相应的过去时态,而不能用现在时态或将来时态,即使该动作或状态现在或将来仍然存在。

①从句谓语一般用过去时态,表示从句谓语动作与主句谓语动作同时发生。

> 例:We considered that for each temperature,a treatment of 24 h was sufficient to reach the equilibrium.

②从句谓语用过去完成时态,表示从句谓语动作发生在主句谓语动作之前。

> 例:We deduced that the excess of Cu2＋ ions had been removed.

③从句谓语用过去将来时态,表示从句谓语动作发生在主句谓语动作之后。

> 例:Biochemists predicted that biotech innovations would be central in transitioning bioethanol production from com grain to more sustainable energy efficiency,but recalcitrant feedstocks,such as cellulosic biomass (wood chips,com stalks,willow trees,and switchgrass).

④从句表述的内容为客观事实或普遍真理时,从句谓语动词的时态不受主句谓语动词的时态制约。

> 例:The biologists held that the pupa will not attack human beings unless it is cornered.

3. 其他主从复合句的时态制约

与宾语从句类似,主语从句、表语从句和同位语从句中的谓语动词的时态也同样受主句谓语动词时态的制约。

> 例:The experts expressed the hope that greater use of plant-based biomass would be made for energy production and as a chemical feedstock as part of a sustainable energy economy.

第十二章　生物医学论文翻译与写作常用的词语及句型

第一节　标题和摘要翻译中常用的词语及句型

一、标题翻译中常用的词语及句型

Correlation/Association of...with...（……与……的关联性）；

Role（s）of/Effect（s）of...on...（……对……的影响/作用）；

...by targeting... through the... signaling pathway（……靶向……基因通过……信号通路）；

Preliminary comment on...（……的初论）；

（An）Analysis of...（对……的分析/剖析）；

Application of...to...（……在……中的应用）；

A network meta-analysis on...（……的网状 Meta 分析）；

Development of...（……的发展）；

Revelation of...（……的启发/启示）；

Mode of...（……模式）；

Strategies of...（……的策略）；

Evaluation of...（对……的评价）；

Views on...（对……看法）。

二、摘要翻译中常用的词语及句型

①介绍研究目的和对象（或范围）的常用词语。

描述研究目的的常用词语有动词“aim”“seek”；名词“purpose”“aim”“objective”。而描述研究对象（或范围）常用动词不定式“to investigate”“demonstrate”“measure”“survey”“examine/explore”＋宾语（或从句）引出。

例：The present study was designed to investigate the protective use of crude water extract of Morns alba leaves. (*International Journal of Biological Sciences*)

译文：此项研究在于观察桑树叶的水粗提物对⋯⋯的保护作用。

例：The purpose of this study is to demonstrate that NADPH oxidase mediating the ROS production is the major pathway for ROS generation in neutrophils during exercise. (*International Journal of Biological Sciences*)

译文：本研究的目的在于证明 NADPH 氧化酶介导的 ROS 生成是运动中的中性粒细胞中 ROS 生成的主要通路。

②介绍研究材料和方法的常用词语。

介绍研究或试验过程，常用词语有"test study""investigate""examine""experiment""discuss""consider""analyze""analysis"等；说明研究或试验方法，常用词语有"measure""estimate""calculate"等；介绍应用、用途，常用词语有"use""apply""application"等。

例：We used a novel type of microfluidic gene array to examine the expression of 15 human tumor suppressers and oncogenes in ovarian cancer specimens of 53 patients. (*Folic Histochem Cytobiol*)

译文：我们使用一种新型的微流控基因分析来观察 53 位卵巢癌病人样本中 15 种人类抑癌基因和原癌基因的表达。

例：In addition to a gene-based analysis, a molecular pathway analysis was performed to evaluate differences in gene expression in 15 aged mice with age-related hearing loss, and 25 young to middle-aged mice with normal hearing. (*Open Access Bioinformatics*)

译文：除了基因分析外，也进行了分子通路分析来评估有年龄相关听力损失的 15 只老龄鼠和正常听力的 25 只青壮年鼠的基因表达差异。

> 例：The current study focused nn PADI4 expression in various subtypes of esophageal carcinoma（EC）by immunohistochemistry, western blotting and real time PCR.（*International Journal of Biological Sciences*）
>
> 译文：通过免疫组织化学、western 杂交和 RT-PCR 研究了 PADI4 在胃癌的不同亚型中的表达。

③介绍研究结果和结论的常用词语。

陈述论文的论点和作者的观点，常用词语有"suggest""repot""present""expect""describe"等；说明论证，常用词语有"support""provide""indicate""identify""find""demonstrate""confirm""clarify"等；推荐和建议，常用词语有"suggest""suggestion""recommend""recommendation""propose""necessity""necessary""expect"等。

> 例：We found that the human Smarca2 gene（hSmarca2）, like its mouse counterpart（mSmarca2）, also initiated a short transcript from intron 27 of the long transcript.（*Journal of Cancer*）
>
> 译文：我们发现人类 Smarca2 基因（hSmarca2）和其鼠同源基因（mSmarca2）一样，在长转录本的 27 位内含子处启动一个短转录本。

> 例：Results of the study confirmed the prominent wound healing activity of the test extracts.（*International Research Journal of Pharmacy*）
>
> 译文：研究的结果证实了检测提取物中的显著的愈伤活性。

> 例：Our results indicate that there are significant differences in the expression of some of the mTOR-related tumor suppressers and oncogenes which could be associated with the pathogenesis of ovarian cancer.（*Journal of Cancer*）
>
> 译文：研究结果显示一些 mTOR 相关的抑癌基因和原癌基因的表达有显著差异，这可能与卵巢癌的病理相关。

例：These data suggest that the functions of the Smarca2 gene may be very complex, not just simply inhibiting cell proliferation. (*Journal of Cancer*)

译文：这些数据表明，Smarca2 基因的功能可能非常复杂，不只是简单的抑制细胞增殖。

其他常用词语和句型举例如下。

Detailed information has been acquired by the author about...

作者得到了有关……的详细信息。

The research has recorded valuable data about...

本研究记录到了关于……的有价值数据。

The results of the experiment indicate that...

实验结果表明……

The studies we have performed showed that...

我们所做研究表明……

The research we have done suggests that...

我们所做研究表明……

We carried out several studies which have demonstrated that...

我们开展了几项研究，验证了……

The investigation carried out by us has revealed that...

我们所做研究揭示了……

④在摘要中直接提出论文主题的句型或句式举例如下。

In this paper, we present a...approach to...

本文提出了一种针对……的……方法。

In this paper, we describe improved...models for...

本文介绍几种针对……的改进的……模型。

We propose a new...model and...algorithm that enables us to...

我们提出一种新的……模型和……算法，它让我们能够……

We present a...model that enables...

我们提出了一种……模型，它使我们能够……

This paper demonstrates the ability of... to perform robust and accurate...

本文证明了······进行······可靠准确的······的能力。

In this paper we report results of a...approach to...

本文报道了······的······方法的实验结果。

This paper demonstrates that... can effectively... with very high accuracy.

本文证明,······能够有效地准确地······

The purpose/goal/intention/objective/object/emphasis/aim of this paper is...

本文的目的是······

The primary/chief/overall/main object of this study is to survey...

本研究的首要目标是考察······

The chief aim of this paper/research/study/experiment/the present work is...

本文的主要目标是······

⑤描述研究理论基础、研究方案以及实验方法的句型或句式举例如下。

This is a working theory which is based on...

这是一项基于······的实用理论。

The method used in our study is known as...

我们在研究中采用的方法被称为······

The technique we applied is referred to as...

我们采用的技术被称为······

The problem we have outlined deals largely with the study of...

我们所述问题很大程度上涉及对······的研究。

The experiment made by the research group is aimed at obtaining the results...

研究小组所做实验旨在获取有关······的结果。

Included in the experiment were...

实验包括······

A number of experiments were performed to check...

我们开展了大量实验以检查……

Experiments on...were made to measure...

我们进行了针对……的实验,以测量……

We have carried out several sets of experiments to test the validity of...

我们进行了一系列实验以测试……的有效性。

We undertook the experiment to support the hypothesis of...

我们开展此项实验以支持……假设。

⑥用来描述研究意义及研究价值的句型或句式如下。

All our preliminary results throw light on the nature of...

我们的初步研究结果有助于揭示……的本质。

This fruitful work gives explanation of...

我们富有成果的研究工作解释了……

The author's pioneer work has contributed to our present understanding of...

作者的开创性工作有助于理解……

The research work has brought about a discovery of...

研究工作带来一个……的发现。

The research has resulted in a solution of...

研究工作带来一个……问题的解决方案。

Our work involving studies of...prove to be encouraging.

我们涉及……研究的工作,事实证明是鼓舞人心的。

Laboratory studies of...did not furnish any information about...

对……的实验室研究没有提供任何关于……的信息。

第二节　前言写作中常用的词语及句型

(1)用来引出自己研究的重要性和创新性，以及前人研究的不足之处的句型或句式

①However, little information/attention/work/data/research... (or few studies/investigations/researchers/attempts...) (or no/none of these studies) has (have) been done on/focused on/attempted to/conducted/investigated/studied (with respect to)...

②Previous research/studies/records has/have failed to consider/ignored/misinterpreted/neglected to/overestimated/underestimated/misleaded...Thus, these previous results are inconclusive/misleading/unsatisfactory/questionable/controversial.

③Their studies may be more reasonable if they had...considered this situation.

④Their results could be better convinced if they...

⑤Their conclusion may remain some uncertainties...

(2)当研究方法和方向与前人的一样时，用来强调自己的研究的句型或句式

①However, data is still scarce/rare/less accurate, we need to/aim to/have to provide more documents/data/records/studies/increase the dataset. Further studies are still necessary/essential...

②In the current study we tested the hypothesis that...

③This study aim to/This paper reports on/This paper provides results/This paper extends the method/This paper focus on...

④The purpose of this paper is to...

⑤Furthermore/Moreover/In addition, we will also discuss...

（3）用来表示时间的句型

①Over the course of the past 30 years,...has emerged form intuitive...

②Technological revolutions have recently hit the industrial world

③ The advent of... systems for has had a significant impact on the...

④The development of...is explored...

⑤During the past decade,the theory of fuzzy sets has developed in a variety of directions.

⑥ The concept of ×× was investigated quite intensively in recent years.

⑦There has been a turning point in...methodology in accordance with the advent of...

⑧A major concern in...today is to continue to improve...

⑨A ×× is a latecomer in the part representation arena.

⑩At the time of this writing,there is still no standard way of ××.

⑪Although a lot of effort is being spent on improving these weaknesses,the efficient and effective method has yet to be developed.

⑫The pioneer work can be traced to ××.

⑬To date,none of the methods developed is perfect and all are far from ready to be used in commercial systems.

第三节　方法翻译中常用的词语及句型

（1）叙述方法常会用到的词

"carry out""conduct""develop""do""make""perform""operate""receive""undergo""have"等,例句如下。

①Hyperthermia was carried out using a novel water-filtered,infrared-A radiation technique.

②A prospective study was done on 76 patients who underwent...

③Ligation of the common carotid artery was done in one patient,...

④Clinical evaluations were made on the 14 patients including 4 with pharyngitis,7 with tonsillitis...

⑤Fifty-eight operations were performed in 15 men and 7 women.

⑥A group of 98 adult patients suffering from hydro-cephalus were operated on using...

⑦All patients received satisfactory anesthesia for operation.

⑧Patients underwent operations and there were no operative deaths.

⑨Among the 62 survivors,18 had another operation.

⑩This follow-up study was begun in June 1992.

(2)选择受试者的常见句型

①入选的标准是……:Inclusion/Entry criteria were consisted of...

②不得入选的标准包括……:Exclusion criteria included...

③研究对象的选择是根据……:Selection was based on...; were selected based on...

④人选参加本研究的主要标准为……:The major criteria for inclusion in the study were...

⑤……如果有以下任何一条不得参加本项研究:...were excluded, from the study/participation/enrollment if they had any of the following...

⑥……因……被认为不适合:...were considered ineligible for...

⑦……参加本项研究:...were entered into the study.

⑧……选自……:...were recruited from...

⑨……被选入参加研究:...were enrolled at/in...

⑩从……随机挑选……参加研究:... were selected at random from...

(3)表示研究对象分组的例句

> ①……被随机分成……:…were randomized into…;…were randomly allocated to…
>
> ②……被分成……:… were divided into…;… were grouped into…;…were stratified into…

(4)表示材料来源的例句

> ①……来自……:…was from…
>
> ②……由……提供:…was provided by…
>
> ③……购自……:…was purchased from…
>
> ④……是从……获得:…was obtained from…
>
> ⑤……是由……赠送:…was donated by…; was the/a gift of/from…;…was a donation from…
>
> ⑥用骨分析器(由夏威夷西门子奥斯汀公司生产):using Osteo Analyzers (Simens-Osteorn,Wahiwas,Hawaii)
>
> ⑦人类免疫缺陷病毒的抗 gp41 小鼠单克隆抗体(由华盛顿州西雅图市遗传所的 Kathy Shriver 博士赠送):mouse monoclonal antibody to gp41 of HIV (a gift from Dr Kathy Shriver,Genctic systems,Seattle,WA,USA)

(5)表示借鉴他人实验方法的例句

> ①……用……方法分离:…was isolated by the procedure of…
>
> ②…… 根据 …… 方法制备:… was prepared according to the method described by…
>
> ③按照以前介绍的方法进行:…was carried out as previously described.
>
> ④用以前介绍的技术分离……:…was separated by the technique described previously.
>
> ⑤用……方法测定……:…was determined by…;…was measured with…
>
> ⑥……与……相似:…was similar to…

（6）表示实验标本制备的例句

> ①从……取……标本：Samples of...were obtained/taken from...
> ②取作……测定……的标本：Samples for...were obtained/taken from...
> ③在……条件下收集……：...was collected/harvested under...conditions.
> ④用……固定……：...was fixed with...
> ⑤……用染色：...was stained with...
> ⑥……被包埋在……：...was embedded in...
> ⑦和以前一样（用以前介绍过的方法）制备……的切片：Sections of...were prepared as before/as previously described.
> ⑧在……超薄切片机上制作切片：Sections were cut on a...ultra-microtome.
> ⑨……被切成……厚的切片：...was sectioned at a thickness of...;...was sliced into sections.
> ⑩……在……中脱水：...was dehydrated in...

（7）表达稀释、培养等的例句

> ①……被稀释到：...was diluted to...
> ②用……在……（温度）保温……小时：...was incubated with...at...for...hours.
> ③……被种植在……培养基中：...was grown in...medium.
> ④取出一份……：An aliquot of...was removed.
> ⑤……被配制成悬浮液，浓度为：...was suspended to/at a concentration of...
> ⑥……被保存在……（温度）：...was stored at...

（8）表示年龄与性别的例句

> ①在某一年龄，如 45 岁：a 45-year-old patient；a patient aged 45 (years)；a patient 45 years of age；at the age of 45 (years)；at age 45.

②在某一年龄以上,如 45 岁以上：over/above/more than the age of 45 years; over/more than 45 years of age;45 years of age and over; 45 years of age or older; older than 45 years; aged over 45 years;aged 45 years and over.

③在某一年龄以下,如 45 岁以下：under/before/below/less than/after the age of 45 (years) ; 45 years of age and under; 45 years of age or less;less than 45 years; younger than 45-year-old.

④年龄范围,如 45 与 55 岁之间：between the age of 45 and 55 (years); from 45 to 55 years of age ; have an age range of 45 to 55 years;aged 45 to 55 years; range in age from 45 to 55 years.

⑤平均年龄,如：with a mean age of 45 ± 3 years; in both age groups (mean…months) ; with an average age of 45.4 years (range 20-60).

⑥性别比例：male-to-female ratio; with female-male ratio of 2： 1;rats of both sexes; mixed-bred dogs of either sex.

(9)表示诊断的例句

①通过……诊断为：…was diagnosed by…

②……被诊断为……：…was diagnosed as…

③被诊断患……：…was diagnosed with…

④根据……做出……诊断：…was diagnosed according to…

⑤对……做出诊断：Diagnosis of… was confirmed/made/established.

⑥……漏诊……：…miss/overlook diagnosis of…

⑦……被误诊为：…was misdiagnosed as…;…was mistaken for…

⑧……是诊断……的依据：…was diagnostic of…

(10)表示治疗的例句

①……通过(用)……治疗：…be treated by/with…

②……因……治疗：…be treated for…

③首选治疗方法是……：The treatment of the first choice is…

④……接受……治疗：…was on…therapy.

⑤门诊治疗：…be treated on an outpatient basis.

⑥……被转诊到……：…was referred to…

(11)描写实验动物的例句

①饲养在……：was bred/fed in…

②用(在……条件下)……饲养……：…was maintained with/under…

③……术前 12 小时禁食：…was fasted 12 hours prior to operation.

④……用……麻醉：…was anesthetized with…

⑤……被关在笼内,随意喂以自来水和……饲料：…was caged,fed ad libitum with tap water and…diet.

⑥……可随意饮水、进食：…was given access to food and water ad libitum.

⑦杂交羔羊,雌雄不分：crossbred lambs of either sex.

⑧本研究采用体重为……雄性新西兰白兔：Male New Zealand white rabbits weighing between…and…were used for the study.

⑨……被断头(放血)处死：…was killed by decapitation/cervical dislocation/exsanguination.

⑩用……处死……：…was sacrificed with…

(12)表示倍数和比例的例句

①1 倍：once/one-fold；2 倍：twice/two-fold；3 倍：three times；2～3 倍：two or three times/2 or 3 times；2.5 倍：two and a half times.

②A 的长度是 B 的 3 倍(A 比 B 长 2 倍)：A is 3 times as long as B；the length of A is 3 times the length of B；A is 3 times longer than B.

③A 增加了 2 倍(A 增加到 3 倍)：A increases 3 times.

④是……的 2 倍：twice as much as…

⑤A 与 B 的比率(AB 比率,AB 比例为)：ratio of A to B；A to B ratio；A：B ratio；A/B ratio；ratio of the two.

（13）表不可数数值的例句

> 总数为：a total of；一系列：a series of；为期：a period of；最大量值（最小量值）：a maximum/minimum of；发病率为：an incidence of；死亡率为：a mortality of；精确率为：an accuracy of；剂量为：a dose of；平均数为：an average of/a mean of；平均持续（缓解）时间为：an average duration（remission）of；随访平均间隔时间为：a median follow-up interval of；平均减少：an average reduction of；直径为：a diameter of.

第四节　结果翻译中常用的词语及句型

（1）表示不同组之间比较存在显著性差异的句型或句式

> ①…is higher/lower/increase/decrease…in/by/with or after the administration of A.
>
> ②…than/compared with B.
>
> ③ Significantly increased/decreased… was observed in A compared with B.
>
> ④Significant differences in…were observed/witnessed between A and B.
>
> ⑤Enhanced/Decreased…in response to A/B was observed…
>
> ⑥A showed significant/better effect on…than/compared with B.
>
> ⑦A significantly decreased/increase/improve…

（2）表示不同组之间存在某种趋势，可以使用如下的句型或句式

> ①A similar trend was observed in…
>
> ②A compared to C additionally trended to…
>
> ③…tend to…in A compared with B.
>
> ④A tendency towards higher/lower…was seen in…

(3)用来表示组之间结果相似或者差异性不显著的句型或句式

①No impact of A/B/(A and B) on…was demonstrated in the presented experiment.

②No effect on…occurred with or after the administration of A/B/(A and B).

③No difference in…was observed/witnessed between A and B.

④There was no difference in…

⑤…in A and B did not differ…

⑥…was not significantly altered by…treatment…

⑦…was similar in all (between) groups and ranged from…to…

(4)用来描述两个因素之间的不同相互关系的句型或句式

表示干预和时间效应：

①A treatment ××× period interaction/An interaction of treatment ×× weeks was observed for…as…(描述指标随时间变化)

②There was an interaction of treatment ×× time for…

在描述结果时,可以尽量将两个相关的结果写在一句话中,用关联词连接,既可以使上下文衔接紧密,又可避免流水账式写法。

①…in A and B did not differ, but…tended to be higher/lower with/in A/B.

②…remained at a relatively low level, although a trend was observed for the increase/decrease in A/B in comparison with B/A.

③A/B were not found to affect/have no effect on…, but tendency to…was observed in B/A.

④Despite/Inspite of no effect on…, A/B significantly increased/improved…

⑤Similar tendencies, albeit not confirmed statistically/although not statistically significant, were observed in the remaining groups in which patients were…

⑥A negative effect of…on…and a positive effect on…were observed.

可以用来描述相关性分析结果的句型或句式：

①…is very negative significant correlated with…

②There is a significant negative correlation between…and…

③Rises in…paralleled increase in…

④…revealed a significant correlation with…

⑤There was an interaction between…and…

可以用来描述生存分析结果的句型或句式：

①Survival curves according to Kaplan-Meier showed：Survival at…years is…%，with 95% CI between…and…；Survival estimate is…% at…years.

②The overall…，…and…year survival rates of…were…%，…% and…%，respectively.

③The overall survival rates of…were calculated by the Kaplan-Meier，with…%，…% and…% at…，…and…years，respectively.

④The survivorship analysis (Kaplan-Meier) showed a …% survival of…after…years.

（5）表与图的表达案例

①……见表（图）……：…is showed/presented in Table (Figure)…

②表（图）说明……：Table (Figure)… shows/indicates demonstrates. /illustrates (that)…

③正如表（图）所示：as showed in Table (Figure)…

④……与……密切相关：…was strongly associated with…

⑤……与……反相关：…was inversely correlated with…

⑥……与……成正比：…was in direct proportion to…

⑦……与……成反比：…was inversely/indirectly proportional to…

⑧……增加……：…was increased to/by…

⑨……减少……：…was decreased/reduced/dropped/lowered/declined by/to…

⑩……与……相比：…was compared to/with…

(6)多数值的表达,常采用并列形式,可用逗号、分号或括号隔开

> ①胰腺炎 5 例和心肌炎 2 例:pancreatitis,5 patients and myocarditis,2 patients
> ② Hbl45g/L,WBC 8.5×109/L: hemoglobin,14.5 g/100 mL;total white blood cell count,8,500/mm³
> ③恶心呕吐 11/14,腹泻 7/14: nausea and vomiting (11 of 14),diarrhoea

(7)表示数量中的一部分,用介词 of、out of、among 等

> ①42 例患者中有 33 例(79%) : in 33 of 42 patients (79%)...
> ②81%(17/21): 81% (17 out of 21 patients)...
> ③26 例患者中有 15 例: Of the 26 patients,15 had...
> ④在 600 例中有 183 例,即 30.5% : Among the 600 subjects,183 (30.5%) had...

(8)直接采用数字形式及符号,如>、<、+、-、×、÷等

> 脾重/体重 × 100:spleen weight/body weight × 100

(9)表达数值范围的例句

> ①在……之间:range from... to...; range between... and...; vary from...to...;vary between...and...; with a range of...to...
> ②从……到……:from...to...

(10)表示比、比例和比率

> ① 男女之比为 15:13:The ratio of male to female is 15:13.
> ② THF 与 allo-THF 之比值:the ratio of THF to allo-THF
> ③ 辅助 T 细胞/抑制 T 细胞之比值:T-helper/T-suppressor ratio
> ④ 72% 比 42% : 72% vs 42%

第五节　讨论写作中常用的词语及句型

(1)用来描述总结的句型或句式

①From the discussion,one may conclude that...

② From the above discussion, the conclusion can be reached that...

③The conclusions drawn are also valid...

④In conclusion to this,it becomes obvious that the problem of ××× lies not only in...

⑤We have attempted to introduce some concepts associated with a theory of ××× based on fuzzy sets.

⑥Considerable more work,hopefully,will be done in this area...

⑦A fuzzy set procedure is proposed to solve ××× selection problems interwoven with imprecise data.

⑧Employing the compositional rule of inference,the assessment of the ××× compatibility in achieving prescribed ×× projectiles in any level of the hierarchy is made possible.

⑨This paper has presented a theoretical and experimental study of the ××× process and ××× concept.

⑩ The experimental research results will hopefully serve as useful feedback information for improvements for ××× work.

⑪The scope of this contribution was to introduce a ××× method.

(2)用来描述在本工作的基础上进一步的研究展望的句型或句式

①Thus,first extension of the approach could be...

②Present some cues for a further approach from ××× theory application to...

③Some improvements to the scheduling aspect of the model may be brought through additional levels in the hierarchy for more detailed representation of the scheduling activity.

（3）用来描述重要性、考虑及关注的句型

①The emphasis is on an implementation of a general approach to rule based decision making.

②Careful evaluation is necessary to ensure.

③Such a formulation does not change further considerations.

④Considerable attention has been paid to...

⑤Attention should be paid to an important finding of this investigation.

⑥Caution should be exercised in this process to avoid...

⑦Primary consideration is given to...components, though others can be accommodated.

⑧After...has been defined by...a carefully analysis is carried out/performed to determine.

⑨A number of factors such as...need to be taken into consideration before making the appropriate decision.

⑩It should be noted that...

⑪It is important to point out that...

（4）其他常用词语和句型

①数据（结果）说明（提示、揭示）：...data/results demonstrate/confirm/suggest/indicate/reveal that...

②实验（结果、发现、调查、事实）提供⋯⋯的基础：...experiments/results/findings/investigation/facts/supply a basis for

③观察结果与理论（观点、提议、假说、以前的研究）一致：The observation results are consistent/in accord/with the theory/idea/proposal/hypothesis/previous studies that...

④⋯⋯与⋯⋯报道（描述、证明）的相似：...is similar to that reported/described/documented by...

⑤结果与⋯⋯相反（不同）：results arc contrasted with/different from...

⑥可能由⋯⋯引起：...may have been caused by...

⑦⋯⋯可能导致⋯⋯（是⋯⋯的原因）：...may lead to/result in/account for...

⑧……与……有关（由于，归因于……）:... is related/due/attributed to...

⑨尽管(即使)……,……应该是(不)可能的:Although/Even if...,it should (not) be possible to...

⑩……和……之间差异的一个解释是……:One interpretation of this difference between...and...is...

⑪在这些前提下……:On the basis of/Based on these premises...

⑫我们认为（相信、预测、提议、假设、建议）……:We think/believe/envision/propose/hypothesize/recommend that...

⑬……可以推测……:...can speculate on...

⑭是否……有待确定:Whether... remains/is yet to be determined.

⑮有必要做进一步的分析(实验)以证实……:Further analysis/experiments will be necessary/needed to confirm...

⑯我们的结论是:We conclude that...

⑰总之(结果):in summary/in conclusion...

⑱……对……具有启迪作用:...have implications for...

⑲存在不足之处:There are several limitations to...

⑳……对于……的可能解释是……:A likely explanation for...is...

㉑考虑到……:Given...

㉒考虑到该点……:When taking this point into consideration...

㉓该研究的重要新发现是……:A major new finding of this study is that...

第六节　过渡词的使用

过渡词是一种关系指引词,一般由副词或起副词作用的短语承担,过渡词能使文章启、承、转、合,融会贯通,连成一体。

①表达递进关系:"interestingly""significantly""in addition to""surprisingly"...

②表达转折关系："however""while""yet""on the contrary""and yet""at the same time""but""for all that""in fact""in contrast""in the real life""in spite of""nevertheless""notwithstanding""normally""on the other hand""still""traditionally""rather""unfortunately"…

③表达因果关系："because""as for""since""therefore""so""as a result""due to""accordingly""consequently""for this reason""hence""in short""otherwise""then""thus""truly"…

④表达总结关系："in a word""in short""briefly""in brief""to sum up""in summary""to summarize""in conclusion""to conclude""together""taken together"…

⑤表达并列关系："and""also""as well""as well as""or""too""both...and...""either...or...""neither...nor...""not only...but also"…

⑥表达结果或强调结果："so""thus""therefore""as a result""so that""then""thereby""hence""so...that""such...that"…

⑦表达或强调需要某种条件："if""unless""on condition that""as/so long as"…

⑧表达时间先后关系："when""while""after""before""until""as soon as""later""afterwards""soon""lately""recently""since""from then on""eventually""in the meantime""then""suddenly""at the same time""next""early this morning""year""century""after a while""in a few days""now""presently""finally""at last""all of a sudden""form now on""at present""immediately""the moment"…

⑨表达特定的顺序关系："first""firstly""second""secondly""third""thirdly""above all""first of all""then""next""finally""in the end""at last""afterward(s)""meanwhile""thereafter""last""finally""eventually"…

⑩表达换一种方式表述的时候,一般用来解释前一句话："in other words""that is to say""to put it another way"…

⑪表达将要进行举例说明："for instance""for example""like""such as"…

⑫表达陈述事实："in fact""actually""as a matter of fact"...

⑬表达强调（某句话的重要性）："certainly""indeed""above all""surely""most important"...

⑭表达额外的描述："additionally""again""also""and then""as can be easily understood""besides""equally important""especially""finally""for the same reason""first""further""furthermore""in addition""last""likewise""moreover""next""second""third""too""evidently""obviously""roughly speaking""broadly speaking"...

⑮表达让步或妥协："after all""although this may be true""at the same time""even though""even so""I admit""naturally""of course"

⑯表达前后举例关系："for example""for instance""incidentally""indeed""in fact""in other words""in particular""in practice""specifically""that is""to illustrate""in this respect""theoretically""as mentioned before""above"...

第七节　生物医学论文中容易误用的词语

论文作者由于母语背景的局限性，英语水平参差不齐，生物医学论文英译写作时问题很多。其中最常见的写作问题有：英文词语误用混用、时态错误、人称错误、英语外来词格式错误等等。有些作者借用翻译软件将中文转换成英文，由于翻译软件选词的局限性和语境的缺乏，转换过来的英文并不能准确反映中文的真实意义，甚至可能产生重大歧义。英文要尽量选用最忠实于原文、最符合语境的词汇。下面将生物医学论文英译中一些容易混淆误用的词语进行收集整理，举例辨析如下。

（1）"affect"和"effect"（影响）

"affect"的含义是根据已存在的某些事情去实施影响。"effect"则意味着把一些事情或情况变成事实存在，译为"使发生/实现"。

例句：Research of body mass controlling behavior might be affected by social factor, family environment and eating process.

> 译文：对身体质量控制行为的研究可能受到社会因素、家庭环境以及进食过程等方面的影响。

> 例：Based on previous research, he effected several important changes.
> 译文：基于前期研究，他完成了几项重要的改革。

(2)"effect"和"impact"(效果)

"effect"表示一种结果或者结局，如"side-effects(副作用)""desired effect(预期效果)""placebo effect(安慰剂效应)"。"impact"最初是指一种碰撞的力量，延伸之意是一种主要效应。因此，"impact"与"effect"的意义不是完全对等的。

> 例：Exercise seems to cause positive changes in the nervous system, and these changes may have a direct effect on cognitive ability.
> 译文：锻炼看来能使神经系统发生积极的变化，而这些变化可能会对认知能力产生直接的影响。

> 例：To obtain genetic stable strain, we evaluated the impact of vitamin supplement on fly fertility.
> 译文：为了获得稳定遗传的株系，我们还研究了维生素添加剂对果蝇生育能力的影响。

(3)"use""employ"和"utilize"(应用)

"use"是一个较为简单和中性的词，表示"使用机体或设备的某种能力"。"employ"含义更丰富，相当于"有益的使用"，或者"有工资待遇的聘用"。"utilize"意味着"转变为实践应用"，暗指某些非预期的过程或用途被发现或使用了。

> 例：Animals use a whole range of acoustic, visual chemical signals in their systems of communication.
> 译文：动物利用听觉、视觉和化学信号等各种各样的方式来进行交流。

例：XPS was employed to investigate the nitrogen content on the modified surfaces to validate the existence of proteins.

译文：XPS（光电子能谱）用于分析修饰表面的氮含量变化，以确证蛋白质的存在。

例：Minerals can be absorbed and utilized by the body in a variety of different forms.

译文：人体可通过多种形式吸收和利用矿物质。

（4）"further"和"farther"（更……）

"further"用于表示"范围或程度更深"的意义。"farther"用于表示"空间或时间上的距离更远"。

例：The treatment needs further verification.

译文：这种疗法需要进一步的确认。

例：The higher the pressure of the bolus, the farther the loaded microspheres travel.

译文：推注的压力越高，载药微球递送的距离越远。

（5）"likely""probable"（形容词）和"likely""probably"（副词）（可能）

"likely"（形容词或副词）表示"可能性较大或看来就要发生"的情况。"probable"（形容词）和"probably"（副词）表示"大概、或许、可能"，语气较缓和。

例：According to research, non-drinkers are more likely to develop the winter snuffles than moderate drinkers.

译文：据研究，不喝酒的人比适度喝酒的人冬天更容易感冒。

例：Eating and drinking too much is likely to give one stomach trouble.

译文：暴食暴饮容易得胃病。

> 例：The migraine occurrence probably was relative to the strength of the L-Arg/NO iteral movement.
> 译文：偏头痛的发作可能与 L-Arg/NO 通路活动增强有关。

（6）"ensure"和"insure"（保证）

"ensure"意味着"确保一个想要得到的结局发生"；"insure"意思是"采取预防措施，避免损失"。

> 例：This medicine will ensure you a good night's sleep.
> 译文：这药能保证你睡一夜好觉。

> 例：He insured himself against failure by treating only people he was sure he could cure.
> 译文：他仅仅治疗有把握治好的患者，以使自己免于失败。

（7）"alternate"和"alternative"（交替出现）

"alternate"表示依次随后发生，或在时间/空间上的交替出现。"alternative"是可供选择或替代的，或者相互排斥的两者或两者以上中选其一。

> 例：They were streaked with alternate bands of color.
> 译文：它们都带有各种色彩相间的条纹。

> 例：New ways to treat arthritis may provide an alternative to painkillers.
> 译文：关节炎的新疗法可能是止痛药之外的另一种选择。

（8）"whereas""while"和"but"（表对比）

大多数句子仅需要使用"but"以便与前面句子阐述情况进行简单的对比。"whereas"表示进行一个强烈的、平行的对比（相当于 while on the contrary）。"while"通常是表示一个温和的、平行的对比。

> 例：A baby can only receive sense impressions, but it cannot understand them.
> 译文：婴儿只能接受感官方面的印象，但是不能理解。

例：The positive expression rate of MMP-2 in HCC was related to the invasion，whereas that didn't show correlation to the tumor pathological differentiation，sex and AFP levels.

译文：MMP-2 阳性表达率与 HCC 组织侵袭性有关，但与 HCC 病理分化程度、患者性别、患者术前 AFP 水平无关。

例：A particular version of the gene protects against this inappropriate autoimmune response，while a different version of the gene makes it more likely to happen.

译文：基因的某种特殊表型可保护机体免受这种异常的自身免疫反应，然而基因的另外一种表型也有可能诱发异常的自身免疫反应。

(9)"percent""percentage"和"percentage point"（百分数）

"percent"表示某个百分比或百分数的数值，"percentage"是描述百分比或百分数的抽象概念，"percentage point"作为一个词组，表示百分点。

例：A survey of 100 winter-swimmers in different age groups indicates that 80 percent originally suffered from diseases of some kind.

译文：对 100 名不同年龄段的冬泳者做的调查表明，其中 80％的人原来都患有某种疾病。

例：The percentage of congenital deaf children will decrease.
译文：先天性聋哑儿童的百分比将下降。

例：They also estimate the consumer price index will jump two percentage points from around two percent now.

译文：他们估计消费物价数将从现在的大约 2％上升 2 个百分点。

(10)"e. g."和"i. e."（即……）

"e. g."是拉丁语"exempli gratia"的缩写，含义是"举例"。"i. e."是拉丁语"id est"的缩写，特指那些预期的东西。

> 例：You must avoid taking sweet foods, e. g. cake, chocolate, and ice cream.
>
> 译文：你必须避免吃甜食，诸如蛋糕、巧克力和冰淇淋。

> 例：It weighs ten pounds, i. e. about 4.5 kg.
>
> 译文：它重 10 磅，即大约 4.5 千克。

（11）"etc"和"et al"（等）

"etc"来源于拉丁语"et cetera"，相当于英语的"and so forth"或"and the like"。"et al"来源于拉丁语"et alii"或"et alia"，相当于英语的"and others"，可用于指代人，常见于参考文献以及词条的引用中。

> 例：Harmful elements such as Pb, As, Cu, Cr, Cd, etc, surpass the ejection limits.
>
> 译文：有害元素 Pb、As、Cu、Cr、Cd 等超过排放标准。

（12）"due to"和"because of"（由于）

"due to"可作形容词或介词使用。作为形容词，必须修饰一个名词或代名词；如果作为介词，其意与"because of"或"owing to"相等，且能修饰一个整句。但在句子开头或在一个独立句子中，可使用"because of"而非"due to"。

> 例：Two hundred and three cases underwent different types of pancreaticojejunostomy due to malignant tumor were analyzed retrospectively.
>
> 译文：回顾性分析 203 例因恶性肿瘤行胰管空肠吻合术的患者临床资料。

> 例：Because of easy conducting and saving time, pancreaticojejunostomy is a valuable method in pancreaticoduodenectomy.
>
> 译文：由于操作简便和省时，胰管空肠吻合术是胰十二指肠切除术中胰肠吻合的一种良好方法。

（13）"that"和"which"（限制性和非限制性）

通常，"that"引导一个限制性分句，给出一个整句含义的关键信息；"which"

在作为限制性分句使用时,作用与"that"大致相同,但"which"之前一定不能用逗号。

> 例:Only those patients which had undergone laparoscopic chole-cystectomics were retrospectively analyzed in this study.
>
> 译文:本研究仅回顾性分析施行了腹腔镜胆囊切除术的患者。

> 例:This is the house that Jack built.
>
> 译文:这栋房子是 Jack 所建。

"which"在引导一个非限制性的分句时,给出的仅仅是顺便的或者附加的信息,此时使用"which"之前要有逗号。

> 例:Those patients,which had undergone laparoscopic cholecys-tectomics,were retrospectively analyzed in this study.
>
> 译文:那些施行了腹腔镜胆囊切除术的患者,本研究对他们进行了回顾性分析。

> 例:The house,which Jack built,will be razed next week.
>
> 译文:Jack 所建造的那所房子,下个星期将被拆除。

(14)"compare with"和"compare to"(比较)

"compare with"指 A 与 B 比较,指出两者的差异或好坏。而"compare to"是把 A 物比作 B 物,指出 A 物和 B 物的相似处。

> 例:Scrum protein level was decreased in NS rats compared with control rats.
>
> 译文:NS 组大鼠血清蛋白水平低于正常对照组大鼠。

> 例:He compared the girl to the moon in the poem.
>
> 译文:他在诗中把那姑娘比作月亮。

(15)"between"和"among"(之中)

"between"用于两个实体之间,"among"则用于两个以上的实体之间。

> 例：There was no difference between these two groups in cause of liver cirrhosis and liver function tests ($P > 0.05$).
>
> 译文：两组间在肝硬化病因和肝功能方面的差异无统计学意义（$P > 0.05$）。

> 例：Decayed tooth are very common among teenagers.
>
> 译文：龋齿在青少年中间很常见。

所谓差之毫厘，谬以千里，生物医学论文的遣词造句也需要精雕细琢，这样才能准确、科学地反映论文的主旨。学科的发展只有融入世界的潮流才能取得真正的飞跃。

第十三章　生物医学论文翻译与写作常用的软件及其使用方法

对于以中文为母语的我们来说，生物医学论文的翻译必须借助一些工具和手段，除了灵活到位的翻译技巧，翻译软件的辅助也是重要手段。在社会日益信息化的今天，人们甚至无须记忆太多词汇，尤其是专业词汇繁杂，记忆每一个单词是比较困难的，但是我们可以借助一些常用的翻译网站和翻译软件来达到查词、检漏、验证的目的。

现在的翻译软件，主要分为在线翻译软件和本地翻译软件。在线翻译软件，即在线翻译词典，需要我们访问对应的翻译网站，而后输入要查找的单词或句子；本地翻译软件即离线词典，只要下载安装了相关的离线词典，在未联网的情况下，运行该软件就可以取词翻译。

常见的在线翻译软件有百度翻译、Google（谷歌）翻译、金山词霸在线翻译、有道在线翻译、必应在线翻译以及医学翻译中经常使用的 CNKI（中国知网）翻译助手等。这类翻译工具的作用是利用计算机程序将一种自然语言（源语言）转换为另一种自然语言（目标语言）。其原理是依托海量的互联网数据资源和自然语言处理技术，在数百万篇文档中查找各种模式，以求得最佳翻译。这种在大量文本中查找各种范例的过程称为"统计机器翻译"。由于译文是由机器生成的，因此并不是所有的译文都是完美的，这就可能会导致翻译的准确性下降。因此我们在使用此类翻译软件时，应仅以该翻译结果为一个参考，注意反复验证后方可使用。在词汇翻译方面，在线翻译工具的准确性是较高的；但是在句子翻译上还需谨慎，因为各国语序和语法不尽相同，各类翻译软件翻译出来的结果常常会令人啼笑皆非。

就本地翻译软件来说，常用的有爱词霸、百度词典、有道词典等。专业功能比较强大的一些翻译软件有火云译客、谷歌翻译器、Lingoes（灵格斯）、Babylon-Pro、SDL Trados Studio（塔多思）、ICAT 辅助翻译工具、MemoQ、Wordfast 等。本章接下来将介绍 6 种翻译软件：SDL Trados Studio、MemoQ、Wordfast、Lingoes（灵格斯）、雅信 CAT 和雪人 CAT。主要从软件的基本信息、功能、优点、安装和操作技巧等方面来进行介绍以及分析。

第一节　SDL Trados Studio（塔多思）

一、软件简介

　　Trados（塔多思）的命名主要取自"translation（翻译，TRA）"、"documentation（记录，DO）"和"software（软件，S）"三个单词。从这三个英语单词的具体含义，不难看出"Trados"想达到的功能和用途。

　　SDL Trados Studio 是一种电脑桌面级计算机辅助翻译软件，主要基于翻译记忆库和术语库技术来进行快速翻译，为快速创建、编辑和审校高质量翻译提供了集成的工具。超过 80％ 的翻译供应链均采用了此软件，据估计"塔多思"可以将翻译项目的完成速度提高近 40％。此外，SDL Trados Studio 的界面十分清晰，无论是什么类型的文件，原文和译文都能够清楚地显示在页面的两侧。且该软件的用户可以自定义操作环境，如自定义键盘快捷方式、页面布局、字体颜色和文本大小等，有较好的用户体验。

　　因为所特有的"翻译记忆（Translation Memory）"这一核心技术，到目前为止，SDL Trados Studio 是世界上唯一适合专业翻译领域的计算机辅助翻译技术，已经成为翻译界的标准工具。大量的实践证明，在应用"塔多思"的一系列软件解决方案后，用户的翻译工作效率提高了 30％～80％，翻译成本却可以降低 30％～60％。全球四万多的企业级用户都是"塔多思"的忠实粉丝，其中包括我们所熟知的一些企业或组织，如微软、Cisco、Intel、HP、Compaq、DELL、Oracle、SAP、宏碁（Acer）、德国大众、上海大众、西门子、朗讯、北方电讯、Wal-Mart（沃尔玛）、联合国、欧盟、国际货币基金组织、雅虎、新浪、深圳华为、深圳中兴、上海贝尔阿尔卡特、广州石化等，几乎占据了翻译软件领域 70％以上的市场份额。

二、软件功能介绍

　　"塔多思"提高工作效率的主要功能如下。

　　①Auto Suggest™：输入时提供智能建议，从键入时的子翻译单元匹配建议中受益，显著提高翻译速度和提升工作效率。

　　②Perfect Match 2.0：经过审核的翻译自动添加。应用 PerfectMatch 技术使经过审核的翻译自动生成译文。这意味着用户不需要重复审核相同的句子。

　　③上下文匹配：使准确性更上一层楼。可识别位置和上下文来提供"超出 100％"匹配，从而获得最佳译文。

　　④Quick Place™：可最大限度地提高效率。所有格式、标记、非译元素和数字都触手可及。Quick Place 可以根据原文内容提供智能建议，帮助保持文件的

完整性。

⑤MultiTerm：提高质量和一致性。确保术语的准确对高质量的翻译十分重要。SDL MultiTerm 模块的集成使用户得以利用行业专门术语库，使翻译更加准确，连接自动化翻译功能可翻译更多内容。

⑥QA Checker："塔多思"的自动化实时检查会突出显示潜在错误，包括标点符号、术语和不一致的地方。

⑦处理所有主要文件格式：无论操作者提供什么格式，都可以轻松处理项目文件，包括 HTML、XML、SGML、XLIFF、Interleaf/Quicksilver、MicrosoftWord、Microsoft Excel、Microsoft PowerPoint、OpenOffice、StarOffice、Clipboard、Adobe PageMaker 6.5、Adobe InDesign、Adobe FrameMaker 7 和众多新文件格式（包括 InDesign CS6、QuarkXPress 6. x、通用分隔文本文件）。

三、软件优点

①基于翻译记忆的原理，"塔多思"是目前世界上最好的专业翻译软件，已经成为专业翻译领域的标准工具，具有专业的技术支持及开发中心，支持 57 种语言之间的双向互译。

②"塔多思"后台是一个非常强大的神经网络数据库，保证系统及信息安全。

③完善的辅助功能，如时间、度量、表格、固定格式的自动替换等，能够帮助操作者大大提高工作效率。

四、软件实际操作

①安装："塔多思"是专业化的翻译软件，专业软件正版只能找厂家买，厂家会提供正版用户指导。官网网址为：http://www. translationzone. com/products/trados-studio/。跟随提示安装即可，在某些情况下会提示安装失败，具体原因可能是：VC 运行库及 net 运行库安装不正确。这种情况需要单独安装这两个软件来解决。

②使用步骤。

本节以 SDL Trados Studio 2014 为例，使用了 Office 2007 的 Ribbon 界面（见下图）。

a. 建立一个项目。直接点击"主页"界面上的"新建项目"即可，然后按照向导，添加源文件语种和目标翻译语种，可以同时添加几个目标语种。

b. 建立翻译记忆库。这是"塔多思"的核心。点击向导界面上的"新建"，创建一个记忆库。这步必须做，否则，就失去了"翻译记忆"的意义。

c. 开始进行翻译。点击"文件"选项卡，找到刚添加的文件双击，即可在翻译界面上打开文件进行翻译。这时还不能发现软件的优势所在，只能一字一句地翻译。每完成一个单元，使用"Ctrl＋Enter"来进入下一单元，这一操作就是

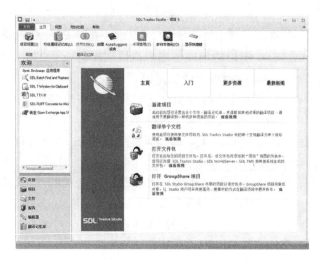

把刚翻译完的内容保存到记忆库。下面如有重复或者类似的句段,软件就会自动完成翻译或者给出翻译建议。

　　d. 执行翻译检查。先按 F8 键开始翻译检查,凡是在顶端提示了红叉的,都必须改正,警告的则可以视情况忽略,否则,将不能输出译文,检查完成后点击输出译文即可。

五、注意事项

　　①"塔多思"最适合做工程类和技术类文章翻译,对于几乎没有重复语句的文档,如小说、政治、文化类文档,则无法提高效率。

　　②导出译文时,如果提示错误,则不能导出译文,可以新建项目,然后使用"Perfect Match"来进行重新匹配输出译文。

第二节　MemoQ

一、软件介绍

　　MemoQ 是一款功能强大的计算机辅助翻译工具,因其操作简单而备受广大用户的喜爱。其强大的功能主要体现在该软件程序将翻译编辑、资源管理、翻译记忆、术语库等功能全部都集成到了一个系统中,使用户可以很方便地在这些功能间切换。此外,MemoQ 还具有长字符串相关搜索等功能,并且能兼容 SDL Trados Studio、STAR Transit 等的翻译文件。MemoQ 最主要的组成部分包括 Translation Memory、LiveDocs、Corpora、Term Base 以及 Translation Editor(执行文字处理器的功能)。其中,Translation Editor 又包括 AutoPick 和

Muses 两个功能。

二、软件功能

MemoQ 中经常使用的一些强大功能如下。

①翻译记忆库：翻译记忆库是一种重复利用现有翻译的方法。翻译记忆库储存成对的句段：一种是源语言，另一种则是其译文。在用户翻译过程中，翻译工作区会查看翻译记忆库是否包含与用户正在翻译内容相似的句子。如果存在这样的句子，它会作为翻译建议显示出来。工作区还会显示现有句子和已有句子的不同之处。

②回收文件：除了传统翻译方法，用户可以直接使用之前的翻译文档，这和翻译记忆库的使用类似。MemoQ 的 LiveDocs 功能允许用户创建文档语料库。LiveDocs 语料库包含文档对（对齐文档）、双语文档、单语文档以及二进制（非文本）文件。一个对齐文档包括源语言文档及其译文。当用户将一个对齐文档添加到语料库，MemoQ 会将添加的文档对齐，通过数学方法对齐源语言句子和目标语言句子。对齐完成后，文档对就添加到了语料库中。MemoQ 会立即显示文档内容的匹配。MemoQ 的自动对齐算法非常准确，但偶尔也会有不匹配的句对。当用户遇到不匹配（不对齐）的句对时，可以在对齐编辑器中打开文档对，在文档对中纠正对齐后，MemoQ 会自动显示正确的匹配。

③沉浸式编辑：沉浸式编辑可以提高翻译的质量。它包括 Predictive Typing 和 AutoPick 模块。Predictive Typing 可以为用户提示术语库中的术语、不可译的内容、自动翻译内容和 Muses。当用户在翻译窗格中输入译文时，Muses 可以根据翻译记忆库和语料库为用户提供子句段的翻译建议。用户可以使用 AutoPick 将原单元格的数字、标签和日期插入到目标单元格中。

④术语库和术语提取：当用户使用翻译记忆库或 LiveDocs 语料库时，可以建立一个所有句子的数据库。更确切地说，是所有句段的数据库。因为翻译的单元可以是一个段落甚至是一个短语。如果用户想要创建一个出现在句段中的词汇表，可以使用术语库。术语库包含多语的术语条目，还可以包含更多数据信息。MemoQ 的翻译编辑器自动高亮显示术语库中包含的术语，并以列表形式显示其翻译：用户用键盘输入或者鼠标点击，将列表中的术语插入译文。

如果用户在翻译前没有术语库，可以让 MemoQ 通读原文档，挑选出术语候选列表。

⑤文本分析：在翻译环境中，文本的数据分析同样也很重要，它可以帮助用户预测工作量。翻译环境的一个重要部分就是生产率。如果翻译环境中的一个翻译单元花费的时间少于传统文字处理器，同时保证翻译质量，用户的生产率就会提高。MemoQ 的数据模块可以分析文本，并估计用户可以通过翻译记忆库

和 LiveDocs 语料库节省多少时间。

三、软件优点

①该软件界面友好,利用软件工效学方便翻译人员对各种功能的使用,大大提高了翻译人员的工作效率。

②该软件不仅可利用翻译记忆库和术语库,而且可使用独特的杠杆原理充分利用子句段(或片段)提高一致性和生产率。

③该软件可以翻译 SDL Trados Studio、STAR Transit 和其他 XLIFF 工具提供的稿件。

四、软件实际操作

①安装及激活:MemoQ 的安装和激活详见 Kilgray 官网上的"MemoQ installation and activation guide。"网址:https://www.memoq.com/。

②改变用户界面语言:MemoQ 的默认界面语言是英语。用户也可以改变软件的用户界面语言。

③使用 MemoQ 进行翻译,在 MemoQ 中,翻译是以项目形式开展的。一个翻译项目包括以下部分。

a. Translation Documents(翻译文件)可添加大量文档,一般可达几百个。

b. LiveDocs Corpora(在线文档语料库),包括双语文档,源语言—目标语言文档,单语文档和二进制文件(可以添加一个到两个远程或本地文件)。

c. Translation Memories(翻译记忆库)可以添加大量文件,包括远程或本地文件,一般可添加五到六个。

d. Term Bases(术语库)可以添加大量文件,包括远程或本地文件,一般可添加五到六个。

e. Settings(设置)和 light resources(轻资源):分句规则、自动翻译规则、翻译记忆库设置、质量保证设置等。

f. Muses,即在翻译时提供子句段的翻译建议。一般可以添加一个或两个本地的 Muses。

用户可以将资源,如翻译记忆库、术语库、分句规则、自动翻译规则等存储在本地计算机上,或者通过网络从 MemoQ 服务器进行访问。用户可以将这些资源分配给多个项目。MemoQ 会记录存储在计算机上的翻译记忆库、术语库和其他资源,这些资源可以应用在任何一个项目中,或者在多个项目中同时使用。

在 MemoQ 中,翻译过程包括以下步骤。

第一,创建项目。选择翻译文档及想要使用的翻译记忆库和术语库。当用户创建完项目后,MemoQ 会将源文档的翻译内容导入工作区,确保文档导入的格式与源文档保持一致。用户在创建项目时,也可以创建新的翻译记忆库和术语库。创建完项目后,用户在需要时也可以改变内容和设置。

第二,翻译。用户在一个简称为"translation grid"的特殊文字处理器中输入翻译。在 MemoQ 中,每个翻译文档都有一个独立的翻译窗格。在 MemoQ 窗口中以独立的标签显示。在翻译过程中,MemoQ 会自动查找分配给项目的翻译记忆库、LiveDocs 语料库和术语库。在项目中,用户可以同时编辑多个文档,但无法一次处理多个项目。

第三,交付。翻译完成后,用户可以命令 MemoQ 导出译文。软件通过使用导入文档时获取的格式信息,在硬盘上保存与源文档格式相同的翻译文档。在翻译过程中,用户可以随时导出文本。甚至在导出翻译文本后,用户还可以继续处理项目。

第三节　Wordfast

一、软件介绍

Wordfast 是伊夫・商博良于 1999 年在法国巴黎创立研发的,它为广大自由译者、语言服务供应者以及跨国公司提供了翻译记忆独立平台的解决方案。2009 年 1 月,Wordfast 发布了 Wordfast 翻译工作室(Wordfast Translation Studio),它包括 Wordfast 经典版和 Wordfast 专业版两种。

①Wordfast 经典版:Wordfast 经典版是一个免费软件,最初基于微软 Word 的翻译记忆工具。通过口口相传,在译者最常使用的翻译记忆软件中,Wordfast 经典版位居第二。

②Wordfast 专业版:Wordfast 专业版是一个独立、基于 Java 的翻译记忆工具,也是独立的多平台(Windows、苹果操作系统、Linux)翻译记忆工具。它自带过滤器,可处理多种文件格式,并提供基本的自由译者所需的批量分析(可分析多达 20 个文件)。

③其他产品包括:Wordfast 专业豪华版、Wordfast 服务器和 Wordfast 网络版(测试版)。

二、软件功能

(1)支持的源文件格式

Wordfast 经典版可以处理以下格式:DOC、XLS、PPT、RTF 以及带标签的 RTF 与 HTML。但它不直接支持 OpenOffice 格式,因为微软 Word 的当前版本没有针对 OpenOffice 文档的导入过滤器。

(2)支持的翻译记忆和词汇表格式

Wordfast 经典版与 Wordfast 专业版的翻译记忆格式,都是简单的制表符分隔的文本文件,可以在文本编辑器中打开并编辑。Wordfast 还可以导入和导出 TMX 文件,与其他主要商业机翻工具进行翻译记忆交流。单个翻译记忆中最多可存储 1 百万个单位。翻译记忆和词汇表的语序可以颠倒,这样可以随时切换源语和目标语。

Wordfast 可以利用基于服务器的翻译记忆,从机器翻译工具(包括谷歌在线翻译工具)中检索数据。Wordfast 的词汇表格式是简单的制表符分隔文本文件。Wordfast 专业版还可以导入 TBX 文件。词汇表的最大记录值是 25 万条,但只有前 3.2 万条可以在搜索过程中显示。

三、软件优点

①具有一套执行特定高级功能(如文本提取与对齐)的免费工具。

②用户可以利用公共的超大翻译记忆内容,也可以设立一个私人工作组,与合作译者共享翻译记忆。

③Wordfast 是一种计算机辅助翻译软件(CAT),它融合了两种技术:语段切分和翻译记忆库。

四、软件实际操作

①下载和安装。下载安装可参看官网:https://www.wordfast.net/。

②使用说明。

a. 打开 Wordfast,菜单栏显示六项内容,分别是:File(文件)、Edit(编辑)、Translation Memory(翻译记忆库)、Terminology(术语)、Window(窗口)、Help(帮助)。

b. 开始翻译前,要创建或者打开一个项目,因为项目中规定了用户所要进行翻译的源语言和翻译过后产生的目标语言。如用户选择创建项目,会弹出如下对话框。

其中,项目名称无要求,但必须要填写,下面的源语种和目标语种　定要进行正确的设置,否则翻译出来的内容就不是用户所预期的内容。完成设置以后点确定,刚刚新建的项目就已经存在于列表中了。

③选中刚刚新建的项目,点击确定,会出现下面的界面(见下图)。

图上是参数选择界面,用户可以选择需要关联的语料库和术语库,即 Translation Memory 和 Terminology。Translation Memory 下有两个选择项,一个是 Local,一个是 Remote。其中 Local 是本地语料库,也就是本机电脑上存放的语料库资源,对于那些已经建好库的,用户可以直接在 Local TM List 中选择需要用到的语料库,也可以使用 Add TM 添加 List 中没有的其他语料库。用户需要找对语料库存放的路径并注意语料库中的源语言和目标语言与当时创建

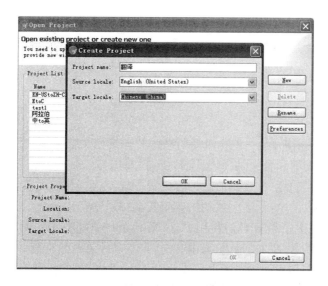

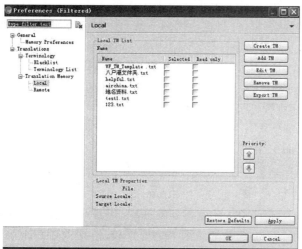

项目时所选择的一致即可,下面本节模拟没有语料库的使用。

　　④单击 Create TM,在出现的对话框中选择语料库的存放路径和名字,并且选择和项目一致的源语言和目标语言,点击确定。选中这个语料库,里面有两个复选框,一个是 Selected,一个是 Read Only。选择 Selected 的时候用户能够对语料库进行修改和入库操作;选择 Read Only 时我们只能够使用语料库中的内容而不能对内容进行修改。

　　⑤点击确定后,即可进行翻译。

第四节　Lingoes(灵格斯)

一、软件介绍

　　Lingoes(灵格斯)是一款相对简明易用的词典和文本翻译软件,支持多个国家语言的词典查询和全文翻译,且支持屏幕取词、划词、剪贴板取词、索引提示和真人语音朗读功能,并提供海量词库免费下载,专业词典、百科全书、例句搜索和网络释义一应俱全,是新一代的词典与文本翻译专家。

　　Lingoes 提供了最直观的使用方法,帮助用户快速查询包括英语、法语、德语、西班牙语、俄语、中文、日语、韩语在内的 60 多种语言的翻译结果。使用 Lingoes 创新的屏幕取词功能,用户只需将鼠标移动到屏幕中的任何有单词的位置,按下 Ctrl 键,Lingoes 就能智能识别出该单词的内容及其所属的语言,即时显示出相应的翻译结果,并且这一切都不会干扰用户当前正在进行的工作。

二、软件功能

　　Lingoes 创新地引入了跨语言内核设计及开放式的词典管理方案,并拥有当前主流商业词典软件的全部功能。

　　①超过 60 种语言互查互译。Lingoes 提供了多个国家语言的词典翻译功能,支持任意语种之间的互查互译。

　　②超过 22 种语言全文翻译。Lingoes 提供的文本翻译服务,集成了全球最先进的全文翻译引擎,包括 Systran、Promt、Cross、Yahoo、Google 以及 Altavista 等,令文本翻译从此变得非常简单,用户可以自由选择它们来翻译自己的文本,并将不同引擎的翻译结果进行比较,以帮助用户理解那些用不熟悉语言编写的文本。

　　③Ctrl 键屏幕取词,多国语言"即指即译"。使用 Lingoes 的屏幕取词功能,可以翻译屏幕上任何位置的单词。用户只需按下 Ctrl 键,系统就会自动识别光标所指向的单词,即时给出翻译结果。屏幕取词已经支持英语、法语、德语、俄语、西班牙语、中文、日语和韩语。

　　④联机词典及维基百科。无须在本地安装大量词库,用户通过网络使用 Lingoes 的联机词典服务,一样可以获得快速详尽的翻译结果。Lingoes 还为使用者提供了维基百科全书联机查询。

　　⑤单词及文本朗读功能。基于最新的 TTS 语音朗读引擎,Lingoes 提供了单词和文本朗读功能,使用户可以快速获得单词的发音,便于学习和记忆。

　　⑥换算功能。Lingoes 的附录系统中内置了"汇率换算""度量衡换算""国

际电话区号""国际时区转换""万年历""科学计算器""元素周期表""简繁体汉字转换"等一系列实用小工具和常用资料。

三、软件优点

①可编程附录系统，提供各种实用的工具和资料。Lingoes 创新的附录系统，把类似 Vista 侧边栏/Yahoo Widget 的概念引入到词典附录中来，将附录系统变成一个应用平台，通过 HTML ＋ Javascript 编程，设计出各种实用的工具来。

②开放式的词库管理方式，让用户可以根据自己的需要下载安装词库，并自由设定它们的使用和排列方式。

③免费下载海量词库。Lingoes 提供了数千部各语种和学科的词典供用户免费下载使用，且每天都在不断增加和更新中。目前 Lingoes 已内置了一些常用的词典，包括英汉/汉英词典、法汉/汉法词典、德汉/汉德词典、日汉/汉日词典、俄汉词典和韩英词典。

四、软件实际操作

（1）安装 Lingoes

版本：2.8.1 Portable（官方发布的绿色便携版本）。下载网址：http://xi-azai.zol.com.cn/detail/33/322385.shtml，无须安装即可使用，便于携带，可以拷贝到 U 盘上到处运行。

使用词典需要先安装"Lingoes 词霸"。下载词典到本地硬盘后，双击词典文件即可自动安装。用户也可以从 Lingoes 的"词典管理"对话框中点击"安装"按钮，然后选择词典文件进行安装。在安装好词典后，用户还可以选择是否将其加入"屏幕取词组"和"索引词典组"中。

①加入"屏幕取词组"：在屏幕取词的时候，Lingoes 将搜索屏幕取词组中的词典，并在取词窗口中显示该词典的匹配结果。

②加入"索引词典组"：在输入单词的时候，Lingoes 将搜索索引组中的词典，并在索引栏提示最接近的单词和词典项。

（2）使用操作

①查询单词。

词典查询功能作为 Lingoes 最核心的功能，具有索引提示、查找词条和词组、单词变形识别、相关词匹配等专业查询技能。用户只需要输入单词，然后按下 Enter 键（或点击"查询"按钮），软件就会自动在"词典安装列表"的词典中帮用户进行查找，并返回正确的翻译结果。

②匹配各种变形字符。

在大多数表音的语言文字中，会有很多像 ÄäÖöÜüß 这样带音调的特殊字符,如法文 Français 中的 ç,德文 Äbtissin 中的 Ä,要在普通的键盘中输入这些字符非常困难,Lingoes 提供了一个最简单有效的方法,用户只要输入该变音字符对应的基本英文字母,如 Ä→A、ö→o、ç→c、ß→ss、Française→Francaise,Lingoes 就可以帮用户找到正确的结果。这种方法对当前所有拉丁文系语种、世界语、越南语、汉语拼音都有效。

③浏览内容。

在内容显示区,用户可以通过各种方式来浏览查询结果:

a. 拖动窗口滚动条来滚动窗口和翻页。

b. 按下 Up、Down、Left、Right 键来滚动窗口,PgUp、PgDn 键上下翻页。Home 键滚动窗口到页首,End 键滚动窗口到页尾。

c. 通过鼠标滚轮来滚动窗口。

d. 要快速定位到某部词典的解释区,点击"指南面板"结果项中的词典名即可。

④使用工具栏。

在内容显示区,用户可以通过工具栏按钮来进行朗读、复制、打印等操作。

⑤索引功能提示。

Lingoes 的索引提示功能,能跟随你的查词输入,同步在"索引组"词典中搜寻最匹配的词条,辅以简明解释,帮用户快速找到想要的词条。

要使用索引提示功能,用户需要在"索引组"中添加用于索引匹配的词典。用户可以在"词典"→"索引组"管理窗口中,根据需要添加用于索引的词典,还可以调整索引词典的查找顺序等。

索引提示的自动匹配技术,是将用户输入的单词与"索引组"中的所有的词典进行匹配,计算出一个最接近用户输入的单词,然后在索引列表显示并定位,同时还给出该单词对应的解释,辅助用户找到正确的词条。用户还可以通过Up、Down 键来浏览列表中的其他单词。

⑥例句搜索。

Lingoes 通过与 Jukuu. com 合作,为用户提供了高质量的双语例句搜索服务,包括上千万条双语例句,拥有中英、中日和日英三种双语语言,并针对常用例句提供了整句朗读功能。Jukuu.com 收集的例句覆盖了法律、计算机、医学、生物、体育、机械、地理、文学、社会等专业学科,以及日常用语、新闻报道、文学作品、成语俚语等生活相关表达。帮用户快速找到写作、邮件、聊天等场合最佳用语表达。

用户只需要安装所需语种的例句词典,就可以使用例句搜索功能。

第五节　雅信 CAT

一、软件介绍

雅信 CAT 是专业辅助翻译平台雅信 CATS2.0 中的一个模块,是为专业翻译人员量身打造的辅助工具。与机器自动翻译系统(machine translation,MT)不同,雅信 CAT 专业版是一种计算机辅助翻译系统(computer aided translation,CAT),主要采用翻译记忆(translation memory,TM)和灵活的人机交互技术,可以大幅提高翻译效率、节省翻译费用及保证译文质量。适用于需要精确翻译的小团体和个人。它能够帮助译员优质、高效、轻松地完成翻译工作。

系统附带七十多个专业词库、七百多万的词条资源。最新的 3.5 版本具有库管理功能,可以随时对语料库进行管理,包括增加、删除、修改语料库和充实、丰富语料库。库管理分词库管理和语料库(记忆库)管理。

采用计算机辅助翻译具有极高的翻译效率成长速度,在使用雅信 CAT3.5 三个月后,普通翻译人员的翻译速度将接近人工翻译速度的理论极限——10000字/人/天。东方雅信 CAT4.0,除继承了雅信 CAT 在翻译记忆和人机交互方面的所有优点外,还增强了快速建库平台(雅信 CAM)功能,另外,增加了项目管理平台(雅信 CAP),使雅信使用起来更加方便、快捷。东方雅信 CAT4.0 可处理大容量数据库,尤其在处理大型翻译项目方面,优势更为突出,效率提高更为显著。

二、软件功能

雅信 CAT 具有以下四大系统功能。

①雅信辅助翻译:是一套专业的辅助翻译系统,它提倡让人和计算机优势互补,由译者把握翻译质量,计算机提供辅助,节省译者查字典和录入的时间,系统还具有自学功能,通过翻译记忆不断积累语料库,减少重复劳动,它能够帮助译者优质、高效、轻松地完成翻译工作,一个熟练的用户速度可提高一倍以上。

②库维护:是对用户积累的资源进行集中管理,可增加、删除、修改语料库,充实、丰富语料库,并使语料库更精确、更实用。库维护分别对词库和语料库(记忆库)进行管理。

③CAP(项目管理):是对翻译项目进行科学管理的工具,可在译前提供待译文档统计数据,保证译文质量和术语统一。在翻译前,用户可以先对项目做译前分析,从记忆库中提取本次项目可以参考的词库、记忆库,并且产生分析结果(主要内容为本项目的工作量和记忆库中可直接利用的句子数量)和片段预测结果

（对本项目中的文字直接进行统计处理，可预报单词、词组或句子出现的频次。对高频次的片段可在统一定义后添加到词库或记忆库中），大大简化了项目的组织和管理。提取出的参考语料库可通过各种方法分发（比如磁盘、局域网或电子邮件附件），便于灵活地组织翻译项目。

④CAM 快速建库：对于以前翻译的历史资料，可以利用 CAM 快速建立记忆库，以便在翻译时参考使用。这样，对于刚开始使用系统的用户来讲，可以大大缩短记忆库积累的时间。

三、软件优点

（1）优秀的记忆机制

相同的句子、片段只需翻译一次。系统采用先进的翻译记忆（TM）技术，自动记忆用户的翻译结果。翻译过程中，系统通过独创的搜索引擎，瞬间查找记忆库，对需要翻译的内容进行快速分析、对比，相同的句子无须翻译第二遍。历史素材的重复利用，不但提高了翻译效率，而且达到了翻译结果的准确和统一，同时还降低了成本、节省了时间。

对相似的句子、片段，系统自动给出翻译建议和参考译例，用户只需稍加修改即可完成翻译过程，甚至可选择自动匹配替换，直接得到翻译结果，避免重复劳动，提高工作效率。用户可以通过网络共享资源。不但用户翻译过的内容无须重复翻译，别人翻译过的内容也可以利用，还可利用系统中的 CAM 模块自动建库，把以往翻译过的内容转换为可供系统使用的记忆库。

（2）与 Microsoft Office 无缝对接

翻译过程是针对流行的 Office 文档开发的，实现了与 Microsoft Office 的无缝对接。用该系统进行翻译就像在 Office 中添加了翻译功能一样方便，用户主要的工作界面就是 Office 本身，翻译结果和原文版面、格式完全相同。翻译、排版一次完成，一举两得。在翻译过程中，系统自动提供整句参考译文、片段译文、智能联想、语法提示及每个单词的解释，就像从大到小的一系列积木，由用户将其组成通顺的译文。这样可大大减少不必要的机械劳动，突出了人在翻译过程中的主导作用。

（3）项目管理化，建立标准翻译机制

对于文字量较大的翻译项目，使用雅信 CAT4.0 可以在翻译之前，通过"项目管理"结合已有的翻译记忆库自动对需要翻译的文件进行分析，估计翻译工作量、时间和费用。同时生成翻译项目统一的语汇表，可由项目负责人对项目中要用到的语汇统一定义，保证译文中语汇前后一致。项目组可定期汇总语料库，资源共享，减少重复劳动。若网络版在局域网工作的小组更可通过服务器，实时更新语料库，达到资源完全共享，减少重复翻译的过程，进行项目化管理。

(4)方便的例句搜索,提高翻译准确度

如果个别词义拿不准,可使用系统翻译平台的快速搜索引擎,对选定的任意词、词组的组合进行例句搜索,在例句库中查找包含被选定语汇的典型例句,作为翻译参考。

(5)语料库丰富,近百个专业库任意切换

系统翻译平台随系统提供了庞大的专业词库,词汇量达 1000 余万条,涉及 70 多个常用的专业。用户可随意选择单个或多个专业。

(6)翻译结果以双语形式保存,方便校对和复用

翻译后的句子以原文、译文双语对照的形式保存,校对和修改非常方便。校对后的双语文档,可以直接生成为记忆库供重复使用。系统的定时存盘功能,可以保护用户的劳动成果。

四、软件实际操作

本小节以雅信 CAT 3.5 为例进行安装及操作的指导。

①安装和注册。安装与注册请参照雅信官方网站指南。

②使用教程。

a. 启动雅信 CAT3.5:双击桌面上的雅信 CAT3.5 图标,即可启动系统。

b. 设置语言:在"系统设置"界面选择"语言方向"为"汉英",点击"确认"按钮,即可进入主界面。

提示:若在此前没有打开 Word,则雅信 CAT 会自动将 Word 启动。启动雅信 CAT3.5 时,主界面由翻译交互窗体与 Word 两部分组成。翻译交互窗体则由原文区、译文区和参考例句区三个面板组成。

c. 打开 Word 文档:在 Word 中,通过菜单或工具栏,打开待翻译的文档。

d. 翻译句子:在 Word 中,将光标置于起始句的句首,再单击雅信 CAT 工具栏的图标,开始翻译。系统会自动选取当前句放到原文区中,将参考译文在相应的字或词下列出,并用 a、b、c 等小写字母来表示顺序,作为快捷键提示符。

e. 输入或编辑译文方法:在原文区中单击原文或参考译文,它将插入译文区的光标处。用户也可以在译文区输入或编辑译文。

鼠标点取:用鼠标指向某个字或词,稍停留一会儿,词义框就会自动弹出,并显示对应的词义。在词义框中单击想要的词条,该词条就会插入译文区里的光标处。

快捷键选取(推荐使用):用 Alt 键+快捷键提示符,即可将所需单词释义在词义框中列出。输入所需释义的序号数字,然后按回车键确认,该释义将被插入译文区中光标所在的位置。

f. 将译文写入 Word:点击工具栏上的"确认"按钮或按 Ctrl+L、点击工具栏上的"确认并继续"按钮或按 Ctrl+回车键,都可以将译文写入 Word。

g. 启动智能提示：在"系统设置"界面、"选项"页面、"功能显示"框中选中"译文区智能提示"复选框。在译文区中直接录入英文单词的前缀或汉字拼音的前几个字母，系统会自动将以其为前缀的字或词在下拉框中列出，供用户选择，以提高录入速度。

h. 添加术语：在译文区中选中术词的词义；在原文区中，按住 Ctrl 键，同时用鼠标点击需要添加的词（或片段），这个词（或片段）将变成高亮且被选中；松开 Ctrl 键，点击工具栏上的"添加词条"按钮即可。

i. 查询相同或相似句：点击"翻译一句"或"确认并继续"进行翻译后，系统将在参考例句区，显示达到匹配率的相同句或相似句，匹配率最高的将显示在译文区中。

j. 提交译稿：提交译稿是指清除 Word 中已经翻译过的原文。点击主菜单→WORD→清除原文菜单项，即可将 Word 中的已经翻译过的原文清除。在弹出的对话框中选择"是"按钮。

k. 退出雅信：如果想退出雅信 CAT 并关闭 Word，最安全有效的方式是先关闭 CAT 翻译窗体，然后再关闭 Word。

第六节　雪人 CAT

一、软件介绍

雪人 CAT（snowman computer assisted translation）是佛山市雪人计算机有限公司自行研发的计算机辅助翻译软件，是一种充分将计算机的超强计算能力、记忆能力和人的创造力相结合的人机互动的辅助翻译软件，由译员把握翻译质量，计算机提供辅助。它能够辅助译员优质、高效、轻松地完成翻译工作，帮助企业及个人充分利用资源、降低成本、成倍提高工作效率，适用于需要精确翻译的机构和个人。目前的软件版本有中英版、中韩版、中俄版、中法版、中西版、中德版等。

二、软件功能

①原文译文左右表格对照翻译功能：雪人 CAT 支持左右表格排列的"对照模式"和"单句模式"两种输入模式，两者之间可以随时切换。原文、译文以左右对照的表格方式排列，这种界面简洁高效，条理清晰，对表格和审稿、校稿尤其方便。

②单句模式实时预览翻译功能："单句模式"界面嵌入 Word，可实时预览原文、译文和混合预览。自动的取词翻译，点击可输入译文，减少击键次数。这种

界面直观、整体性强,对样式复杂的文档尤显方便。

③在线词典嵌入和在线搜索功能:雪人 CAT 中可嵌入 Bing、有道、句库、词都、词霸等上十个在线词典。鼠标在原文划选生词,立即显示在线词典的查询结果。点击左侧的各在线词典列表,即可切换到其他的在线词典继续查询该词。通过"定义新词"按钮,可以很方便地将查询的结果保存到自己的词典中。同时,雪人 CAT 中也嵌入了 Google、Wikipedia(维基百科)、百度、Hudong(互动百科)、csres(工标网)等一些翻译人员常用的工具网站。鼠标在原文划选词语后,不但能从"在线词典"中查询结果,点击屏幕下方的"在线搜索"页签,即可显示从 Google、Wikipedia 等网站搜索到的相关结果。

④双语对齐功能:无论是在网上看到的双语文章,还是译者自己翻译好的文章;无论是一篇中文、一篇英文分开的,还是中英文混排的文章,雪人 CAT 都可以自动一句一句地帮助译者对齐,还可以直接读入其他 CAT 软件的译稿,制作成自己的记忆库。

⑤基于 EBMT 技术的自动替换翻译功能:雪人软件采用 EBMT(example-based machine translation,基于实例的机器翻译)和 TM(translation memory,翻译记忆)两种技术相结合,充分发挥翻译记忆库的作用。单纯的 TM 技术存在着精确匹配率不高,模糊匹配时产生译文质量较差等的缺点。雪人 CAT 采用先进的 EBMT 技术,通过类比、推理、学习等方法,可以根据记忆库中已有的例句,自动替换翻译出其他相似的句子。

⑥质量检查功能:雪人 CAT 的质量检查功能可以帮助译员从一些细微但极其重要,且往往令人疲于应付的翻译的"小事"中解脱出来,使译稿质量更有保障。质量检查的项目具体包括:术语检查;未识别词和措辞的拼写检查;样式码检查;数字、符号、网页地址、电子邮件等非译成分的检查;标点符号的检查;未翻译的句子、句子长度的译文长度比对检查;一句多译的检查等。

三、软件优点

(1)简单易用、速度快

雪人 CAT 简化了记忆翻译的概念,将繁杂的功能整合在高效易用的界面中,使用户可以在很短的时间内掌握使用方法。记忆库搜索大于 50 万句/秒,在百万级以上的记忆库中搜索、匹配无须任何等待。

(2)可以自定义语法规则和自动进行词频统计

无论是英语还是汉语,都有一定的语法规则可循。雪人 CAT 提供了强大的"用户自定义语法规则翻译"功能,用户可以在规则词典中预先将这些规律定义成语法规则,这样就能进一步增强取词和翻译的准确性。

在翻译前,雪人 CAT 会首先频统出文章中的高频词,并对它们进行翻译,翻译时其译文就会自动出现;对于统计出的陌生词汇,可点击下方的"在线查词"

按钮，利用在线词典查找结果。词频统计不但可以从待译文中提取高频语，还可以从记忆库中提取，并将它们定义在词典中。

（3）可以导出与原文格式一致的稿件

导出的译文格式与原文的风格严格保持一致，省去了再次排版的麻烦。翻译人员只需要专注于翻译本身。还可以将译文导出段落格式的双语对照、表格格式的双语对照，方便其他没有雪人 CAT 软件的人审校。

四、软件实际操作

①安装。请参照官方网站的安装与购买指南，免费版仅支持 TXT 格式。
②使用操作。

打开雪人 CAT 翻译软件，由于没有新建项目，所以显示是空白的。创建项目后，会弹出"项目设置"窗口，在"项目设置"窗口的第一个标签，即"项目设置"标签里面，可以勾选"相似句子使用自动翻译"，并把"记忆库最小匹配度"设置为"0.6"。（注意：勾选了"相似句子使用自动翻译"这个选项之后，自动替换翻译功能才能生效，即在翻译的时候，遇到相似句，按下 F6 键就可以自动翻译此句）。

设置好之后，用户可以在第二个及第三个标签中分别添加用户词典及记忆库，这里添加的词典及记忆库在软件里是看不到的，只有在屏幕取词或遇到相应的相似句时才会显示出来，所以不能对它们进行修改及合并操作。这种方式添加的词典及记忆库占用系统资源少，运行速度快，所以比较适合添加一些自己平时积累的、高质量的词典及记忆库，可以添加多个。

③文本翻译。

按上面的步骤设置好之后，点"确定"，然后右击软件左侧的"项目文件"，选择"导入文件"，把准备好的文件导进来即可进行翻译。也可以直接点击工具栏的"导入原文"或者在"项目管理"中选择"导入原文"来导入要进行翻译的文档。

软件默认进入的是对照模式，这种界面简洁高效、条理清晰，方便对表格和审稿、校稿的处理。当然，如果用户习惯单句模式的话也可以切换到单句模式进行翻译。在"单句模式"中，可以预览原文和进行自动的取词翻译，点击即可输入。这种界面直观、整体性强，适用于处理样式复杂的文档、公式、化学式等。如果是标准版，在"单句模式"中就可以使用下面的加粗、斜体、加下划线、上下标等工具对译文进行操作。由于免费版只支持文本文档的翻译，不支持样式码，所以在免费版本中进行加粗等操作，导出译文时是不能生效的。

附录 1　常见医学职务及职称

产科医生	obstetrician
传染病科医师	doctor for infectious disease
儿科医师、儿科专家	pediatrician;
	pediatrist
耳鼻喉科医师、耳鼻喉科专家	otolaryngologist
放射科医师	radiologist
副教授	associate professor
副主任护师	co-chief superintendent nurse
妇科医师	gynecologist
挂号员	registrar
护理部主任	superintendent of nursing department
护师	senior nurse
护士	nurse
护士长	head nurse
会计	accountant
技师	technologist
技术员	technician
检验士	laboratory technician
讲师	lecturer
矫形外科医师	orthopedist
教授	professor
精神科医师	psychiatrist
科主任	head/chief of the department
口腔科医师、口腔科专家	stomatologist
理疗科医师	physiotherapist;
	physiotherapeutist
临床护理专家	clinical specialist
流行病学家	epidemiologist
麻醉师	anesthetist
门诊部主任	head of out-patient department
泌尿外科医师、泌尿外科专家	urological surgeon;
	urologist

内科医师	internist
内科主任	physician-in-chief
皮肤科医师	dermatologist
全科医生	general practitioner(GP)
神经科医师	neurologist
神经外科医师、神经外科专家	neurosurgeon;
	neurosurgical doctor
外科医师	surgeon
外科主任	surgeon-in-chief
危重病人注册护士	critical care registered nurse(CCRN)
卫生学家	hygienist
X 线技士	X-ray technician
心脏外科医师	cardiac surgeon
胸科医师	chest physician
胸外科医师	thoracic surgeon;
	surgeon of thoracic surgery
牙科医师	dentist
眼科医师、眼科学家	eye doctor;
	oculist;
	ophthalmologist
验光师	optometrist
药剂师	pharmacist
药剂士	assistant pharmacist
夜班总护士长	night nursing supervisor
医师(尤指内科医师)	physician
营养医师、饮食学家	dietician
院长	director/superintendent of the hospital
整形外科医师	plastic surgeon
主管护师	supervisor nurse
主任护师	chief superintendent nurse
主治医师	visiting/attending doctor/physician
助教	assistant
住院医师	resident doctor;
	house staff
注册护士	registered nurse(RN)
总护士长	chief head nurse
总住院医师	chief resident doctor

附录 2 常见医学院、医院科室名称

白血病科	Leukemia Unit
病案统计室	History and Statistic Service;
	Records and Statistics Room
病毒学科	Unit of Virology
病毒学研究所	Institute of Virology
病理解剖学教研室	Department of Pathologic Anatomy;
	Department of Pathoanatomy
病理科	Department of Pathology
病理生理学教研室	Department of Pathophysiology
病理室	Laboratory of Pathology
病理学教研室	Department of Pathology
病房	Ward
产房(分娩室)	Delivery Room
产科	Department of Obstetrics
超声检查科	Department of Ultrasonography
超声诊断室	Ultrasonic Diagnosis Room
出院处	Discharge Office
传染(病)科	Department of Infectious Diseases Service
创伤外科	Department of Traumatology
电疗室	Electrotherapy Room
电子显微镜室	Laboratory of Electron Microscopy
毒理学教研室	Department of Toxicology
儿科	Department of Pediatrics
儿科系	Faculty of Pediatrics
儿肾内科	Division of Pediatric Nephrology
儿童传染科	Division of Pediatric Infectious Diseases
儿外科	Division of Pediatric Surgery
耳鼻喉科	Department of Otorhinolaryngology;
	Otolaryngology
法医病理学教研室	Department of Forensic Pathology
放射科	Department of Roentgenology;
	X-Ray Department

放射医学教研室	Department of Radiation Medicine
放射治疗科	Department of Radiation Therapy;
	Department of Radiotherapy
放射治疗室	Radiotherapy Room
放射治疗中心	Radiotherapy Center
肺功能室	Laboratory of Lung Function
肺内科	Department of Pneumology
分析化学教研室	Department of Analytical Chemistry
分子生物学实验室	Laboratory of Molecular Biology
分子遗传学实验室	Laboratory of Molecular Genetics
妇产科	Department of Obstetrics and Gynecology
妇科	Department of Gynecology
肝病科	Liver Unit
肝病实验室	Liver Laboratory
肝胆外科	Department of Hepatobiliary Surgery
肝炎科	Hepatitis Unit
肝移植科	Liver Transplantation Unit
肛肠外科	Department of Anorectal Surgery
高山病实验室	Laboratory of Mountain Sickness
高压氧治疗室	Unit for Hyperbaric Oxygen Therapy
隔离病室	Isolation Ward
工业卫生学教研室	Department of Industrial Hygiene
公共卫生系	Faculty of Public Health
供应室	Supply Room
骨髓移植中心	Bone Marrow Transplantation Center
挂号处	Registration Office;
	Registry
海医系	Faculty of Naval Medicine
航空生理学教研室	Department of Aviation Physiology
航空生物动力学教研室	Department of Aviation Biodynamics
核医学科	Department of Nuclear Medicine
核医学实验室	Laboratory of Nuclear Medicine
颌面外科	Department of Maxillofacial Surgery
候诊室	Reception Room;
	Waiting Room
呼吸内科	Department of Respiratory Diseases
护理系	Faculty of Nursing
护理部	Nursing;
	Nursing Department
护士办公室	Nurses'Office

化疗科	Chemotherapy Unit
化学教研室	Department of Chemistry
换药室	Dressing Room
肌电图室	Electromyography Room
基础护理系教研室	Department of Basic Nursing
激光室	Laser Unit
急诊室	Emergency Room
计算机应用教研室	Department of Computer Application
寄生虫病科	Division of Parasitic Diseases
寄生虫学教研室	Department of Parasitology
检验科	Department of Clinical Laboratories
舰艇卫生学教研室	Department of Warship Hygiene
矫形外科	Department of Orthopaedics
解剖学教研室	Department of Anatomy
军队卫生教研室	Department of Military Hygiene
康复中心	Rehabilitation Center
口腔病理科	Department of Oral Pathology
口腔颌面外科	Department of Oral Maxillofacial Surgery
口腔科	Department of Stomatology
口腔内科	Department of Oral Medicine
口腔修复科	Department of Oral Prosthetics
口腔医学系	Faculty of Stomatology
老年病科	Department of Gerontology
冷冻治疗室	Cryotherapy Unit
理疗科	Department of Physical Medicine;
	Department of Physical Therapy;
	Department of Physiotherapy
临床护理学教研室	Department of Clinical Nursing
临床免疫科	Department of Clinical Immunology
临床免疫实验室	Laboratory of Clinical Immunology
临床研究室	Clinical Research Unit
流行病学研究室	Department of Epidemiology
麻醉科	Department of Anesthesiology;
	Department of Anesthesia
门诊部	Out-patient Department(OPD)
门诊手术室	Minor Operation Room;
	Out-patient Operating
泌尿科	Department of Urology
泌尿外科	Department of Urological Surgery
免疫病理实验室	Laboratory of Immunopathology

免疫学教研室	Department of Immunology
内分泌科	Department of Endocrinology
内镜检查室	Endoscopy Room
内科	Department of Internal Medicine;
	Department of Medicine
男性科	Department of Andrology
脑电图室	Electroencephalograph Room
配膳科	Diet-Preparation Room
皮肤科	Department of Dermatology
普通外科	Department of General Surgery
潜水生理学教研室	Department of Diving Physiology
染色体检查室	Laboratory of Chromosome
热疗室	Thermotherapy Unit
人类病理学教研室	Department of Human Pathology
烧伤科	Department of Burns
神经科学教研室	Department of Neurosciences
神经内分泌室	Neuroendocrine Laboratory
神经内科	Department of Neurology
神经生物学教研室	Department of Neurobiology
神经外科	Department of Neurosurgery
肾内科	Department of Nephrology
生化室	Laboratory of Biochemistry
生理学教研室	Department of Physiology
生物电子学教研室	Department of Bio-Electronics
生物化学教研室	Department of Biochemistry
生物数学教研室	Department of Biomathematics
生物物理教研室	Department of Biophysics
生物系	Faculty of Biology
生物学教研室	Department of Biology
手术室	Operating Room;
	Operating Theatre
兽医系	Faculty of Veterinary Medicine
输血处	Blood Transfusion Service
输血中心	Blood Transfusion Center
数学教研室	Department of Mathematics
碎石中心	Lithotripsy Center
太平间(停尸间)	Mortuary;
	Morgue
体疗室	Unit of Physical Exercise Therapy
统计学科	Statistics Unit

外科	Department of Surgery
微生物学教研室	Department of Microbiology
微循环室	Laboratory of Microcirculation
卫生勤务教研室	Department of Medical Services
卫生统计学教研室	Department of Health Statistics
卫生学教研室	Department of Hygienics
胃肠外科	Department of Gastrointestinal Surgery
胃电图室	Electrogastrograph Room
问讯处	Information Desk;
	Inquiry Office
X 线室	X-ray Room
无机化学教研室	Department of Inorganic Chemistry
物理教研室	Department of Physics
细胞学室	Laboratory of Cytology
显微外科	Unit of Microsurgery
消化内科	Department of Gastroenterology;
	Section of Digestive Diseases
消化实验室	Gastroenterology Laboratory
消毒室	Disinfection Room
心电图室	Electrocardiograph Room
心肺内分泌室	Laboratory of Cardiopulmonary Endocrinology
心功能室	Laboratory of Heart Function
心理学教研室	Department of Psychology
心血管内科	Department of Cardiovascular Diseases;
	Department of Cardiovasology
心血管外科	Department of Cardiovascular Surgery
心脏内科	Department of Cardiology
信息科	Department of Medical Information
胸外科	Department of Chest Surgery;
	Department of Thoracic Surgery
胸心血管外科	Department of Thoracic and Cardiovascular Surgery
血管外科	Department of Vascular Surgery
血库	Blood Bank
血流动力学实验室	Haemorrheology Laboratory
血液内科	Division of Haematology
血液透析室	Hemodialysis Room
血液透析中心	Hemodialysis Center
牙体病科	Department of Endodontics
牙周病科	Department of Periodontology
眼科	Department of Ophthalmology

药房	Department of Pharmacy;
	Dispensary;
	Dispensing Room;
	Pharmacy
药剂学教研室	Department of Pharmaceutics
药理学教研室	Department of Pharmacology
药学系	Faculty of Pharmacy
医学教育教研室	Department of Medical Education Service
医院图书馆	Hospital Library
婴儿室	Nursery
营养科	Department of Nutriology
营养室	Nutrition Service
院部办公室	Administration Office of the Hospital
针灸治疗室	Unit for Acupuncture and Moxibustion
针灸科	Department of Acupuncture and Moxibustion
整容科	Department of Cosmetic Surgery
整形外科	Department of Plastic Surgery
正畸科	Department of Orthodontics
植物化学教研室	Department of Phytochemistry
中药房	Department of Chinese Pharmacy
中医科(中医内科)	Department of Traditional Chinese Medicine
中医外科	Department of Traditional Chinese Surgery
肿瘤病毒研究室	Department of Tumor Virus Research
肿瘤科	Department of Oncology;
	Division of Oncology
肿瘤研究所	Institute of Oncology
住院部	In-patient Department
住院处	Admission Office
注射室	Injection Room
组织胚胎学教研室	Department of Histology and Embryology